实用临床护理常规

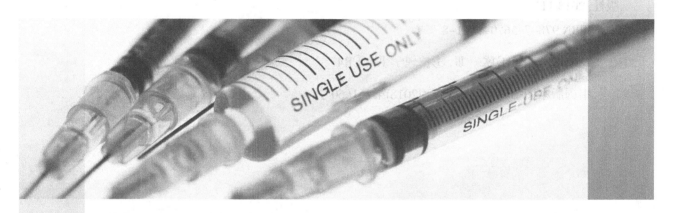

主编 冀云涛 梁翠娥 景 华 等

SHIYONG
LINCHUANG HULI CHANGGUI

U0338643

中国海洋大学出版社
CHINA OCEAN UNIVERSITY PRESS
·青岛·

图书在版编目（CIP）数据

实用临床护理常规 / 冀云涛等主编. — 青岛:中国海洋大学出

版社, 2018.11

ISBN 978-7-5670-1471-8

Ⅰ.①实… Ⅱ.①冀… Ⅲ.①护理学 Ⅳ.①R47

中国版本图书馆CIP数据核字(2018)第261660号

出版发行	中国海洋大学出版社			
社　　址	青岛市香港东路23号		**邮政编码**	266071
出 版 人	杨立敏			
出 版 人	http://www.ouc-press.com			
电子信箱	369839221@qq.com			
订购电话	0532-82032573（传真）			
责任编辑	矫恒鹏		**电　　话**	0532-85902349
印　　制	济南大地图文快印有限公司			
版　　次	2018年11月第1版			
印　　次	2018年11月第1次印刷			
成品尺寸	210mm×285mm			
印　　张	11			
字　　数	373千			
印　　数	1～1000			
定　　价	108.00元			

发现印装质量问题，请致电15020003333，由印刷厂负责调换。

前　言

随着社会经济文化的提高，人民的生活水平的不断改善，人们对护理治疗的要求越来越高。为更好地提供高质量的护理，让患者满意、让社会满意，护理人员就必须要掌握扎实的医学护理基础知识、熟练的专业技能、规范的技术操作，做到默契的医护配合，这是保证患者安全和医疗护理质量的关键。

本书在力求内容覆盖面广、信息量大的同时，注重内容的先进性，旨在为读者提供新理论、新方法和新的临床护理实践。全书重点介绍了临床常见病、多发病的护理要点，首先介绍了临床护理基本操作、常见症状护理和急诊科护理，然后对常见危重症的护理及介入护理做了相关介绍。本书资料新颖，覆盖面广，图文并茂，科学实用。本书也可作为医学院校学生和基层医生学习之用。

在编写过程中，我们虽力求做到写作方式和文笔风格的一致，但由于参编人数较多，加上编者经验有限，因此难免有一些疏漏和缺点错误，特别是现代医学发展迅速，科学技术日新月异，本书阐述的某些观点、理论可能需要修改，望广大读者提出宝贵意见和建议。

编　者
2018 年 8 月

目　　录

第一章

常见症状护理

第一节　发热护理

发热（fever）是在致热源作用下或因各种原因引起体温调节中枢功能紊乱，使机体产热增多，散热减少，体温升高超出正常范围。可分为感染性发热和非感染性发热两大类。感染性发热较常见，由病原体引起；非感染性发热可由病原体之外的各种物质引起，目前越来越引起人们的关注。

发热过程包括 3 个时期：①体温上升期，其特点是产热大于散热，主要表现为皮肤苍白、疲乏无力、干燥无汗、畏寒，甚至寒战；②高热持续期，其特点是产热和散热趋于平衡，主要表现为面色潮红、口唇干燥、皮肤灼热、全身不适等；③体温下降期，其特点是散热大于产热，体温恢复到正常水平，主要表现为大汗、皮肤潮湿等。

将发热患者在不同时间测得的体温数值分别记录在体温单上，再将各体温数值点连接起来成体温曲线，该曲线的不同形态称为热型（fever type）。某些发热性疾病具有独特的热型，细致观察有助于疾病诊断。常见热型及常见疾病对照见表 1 - 1。

表 1 - 1　常见热型及常见疾病对照表

热型	发热特点	常见疾病
稽留热	体温持续在 39~40℃达数天或数周，24 小时波动范围不超过 1℃	大叶性肺炎、伤寒、斑疹伤寒、流行性脑脊髓膜炎
弛张热	体温在 39℃以上，24 小时内温差达 1℃以上，体温最低时仍高于正常	败血症、风湿热、重症肺结核、化脓性炎症等
间歇热	体温骤然升高至 39℃以上持续数小时或更长，然后下降至正常或正常以下，经过一个间歇，体温又升高，并反复发作，即高热期和无热期交替出现	疟疾、急性肾盂肾炎
回归热	体温急剧上升至 39℃以上，持续数日后又骤然下降，但数日后又再出现	回归热、霍奇金病
波状热	体温逐渐上升达 39℃或以上，发热数日后逐渐下降，数日又再发热	布鲁菌病
不规则热	发热无规律，且持续时间不定	结核病、支气管肺炎、流行性感冒、癌性发热

一、观察要点

1. 监测体温变化。一般每日测 4 次体温，高热时应 4 小时测量 1 次，待体温恢复正常 3 天后，改为每日 1 次或 2 次。注意发热热型、程度及经过等。体温超过 38.5℃，遵医嘱给予物理降温或药物降温，60 分钟后复测体温，并做好记录和交班。

2. 注意水、电解质平衡。了解血常规、血细胞比容、血清电解质等变化。在患者大量出汗、食欲不佳及呕吐时，应密切观察内环境变化。

3. 观察末梢循环情况。高热而四肢末梢厥冷、发绀等提示病情加重。

4. 并发症观察。注意有无抽搐、休克等情况的发生。

二、护理措施

1. 降温。可选用物理或化学降温方法。物理降温有局部和全身冷疗两种，局部冷疗采用冷毛巾、冰袋、化学制冷袋，通过传导方式散热；全身冷疗应用温水或乙醇擦浴达到降温目的。药物降温通过机体蒸发散热达到降温目的，使用时应注意药物剂量，尤其是年老体弱及有心血管疾病者应防止虚脱或休克现象的发生。

2. 休息与活动。休息可减少能量的消耗，有利于机体康复。高热患者需卧床休息，低热者可酌情减少活动，适当休息。有谵妄、意识障碍的患者应加床档，防止坠床。保持室内温湿度适宜，空气新鲜，定时开窗通风。

3. 补充营养和水分。提供富含维生素、高热量、营养丰富、易消化的流食或半流食。鼓励患者多饮水，以每日3 000mL为宜，以补充高热消耗的大量水分，并促进毒素和代谢产物的排出。

4. 口腔和皮肤护理。每日酌情口腔护理2～3次或晨起、进食前后漱口。注意皮肤清洁卫生，穿棉质内衣，保持干燥。对于长期高热者，应协助其改变体位，防止压疮、肺炎等并发症出现。

5. 用药护理。遵医嘱正确应用抗生素，保证按时、足量、现用现配。

6. 心理护理。注意患者心理变化，及时进行疏导，保持患者心情愉快，处于接受治疗护理最佳状态。

三、指导要点

（1）指导患者了解发热的处理方法，告诉患者忌自行滥用退热药及消炎药。

（2）指导患者注意休息，有利于机体康复。

（3）指导患者食用易消化、高碳水化合物的饮食，多饮水。

（4）保持口腔清洁，着宽松、棉质、透气的衣服，以利于排汗。

（5）指导患者积极配合治疗和护理。

第二节　呼吸困难护理

呼吸困难（dyspnea）是指患者主观感觉空气不足、呼吸不畅，客观表现为呼吸用力，严重时可出现张口呼吸、鼻翼扇动、端坐呼吸、甚至发绀，辅助呼吸肌参与呼吸运动，并且伴有呼吸频率、深度及节律异常。

一、分类

根据发生机制及临床特点，将呼吸困难归纳为以下5种类型。

1. 肺源性呼吸困难。主要是呼吸系统疾病引起的通气、换气功能障碍导致缺氧和（或）二氧化碳潴留。临床上分为：①吸气性呼吸困难，其特点为吸气时呼吸困难显著，重者出现胸骨上窝、锁骨上窝和肋间隙凹陷，即"三凹征"；常伴有干咳及高调哮鸣，多见于喉水肿、气管异物、肿瘤或痉挛等引起上呼吸道机械性梗阻；②呼气性呼吸困难，其特点是呼吸费力，呼气时间延长，常常伴有哮鸣音，多见于支气管哮喘、慢性阻塞性肺疾病等；③混合性呼吸困难，吸气和呼气均感费力，呼吸频率增快，呼吸变浅，常常伴有呼吸音减弱或消失，常由重症肺炎、大量胸腔积液和气胸所致。

2. 心源性呼吸困难。最常见的病因是左心衰竭，亦见于右心衰竭、心包积液等。临床常表现为：①劳力性呼吸困难，常在体力活动时发生或加重，休息后缓解或消失，为左心衰竭最早出现症状；②夜间阵发性呼吸困难，患者在夜间已入睡后因突然胸闷、气急而憋醒，被迫坐起，呼吸深快。轻者数分钟后症状逐渐缓解，重者可伴有咳嗽、咳白色泡沫痰、气喘、发绀、肺部哮鸣音，称为心源性哮喘；③端坐呼吸，患者呼吸困难明显，不能平卧，而被迫采取高枕卧位、半卧位或坐位。

3. 中毒性呼吸困难。是指药物或化学物质抑制呼吸中枢引起的呼吸困难，如酸中毒时出现深而大的呼吸困难等。

4. 神经精神性呼吸困难。常引起呼吸变慢、变深，并伴有节律异常，如吸气突然终止、抽泣样呼吸等。精神性呼吸困难常见于癔症患者。

5. 血源性呼吸困难。重症贫血可因红细胞减少，血氧不足而引起气促，尤以活动后加剧；大出血因缺血及血压下降，红细胞急剧减少，血氧下降，刺激呼吸中枢而引起的呼吸困难。

二、观察要点

（1）动态观察患者呼吸情况和伴随症状判断呼吸困难类型。

（2）有条件可监测血氧饱和度，动脉血气变化若血氧饱和度降低到94%以下或病情加重，应及时处理。

（3）密切观察呼吸困难改善情况如发绀是否减轻，听诊肺部湿啰音是否减少。

三、护理措施

1. 体位。患者采取身体前倾坐位或半卧位，可使用枕头、靠背架或床边桌等支撑物，以自觉舒适为原则。避免过厚盖被或穿紧身衣服而加重胸部压迫感。

2. 保持呼吸道通畅。指导并协助患者进行有效的咳嗽、咳痰；每1~2小时协助翻身1次，并叩背使痰液排出；饮水、口服或雾化吸入祛痰药可湿化痰液，使痰液便于咳出或吸出。

3. 氧疗和机械通气的护理。根据呼吸困难的类型、严重程度不同，进行合理氧疗和机械通气。监测和评价患者的反应，安全管理机械通气系统，预防并发症，满足患者的基本需要。

4. 休息与活动。选择安静舒适、温湿度适宜的环境，合理安排休息和活动量，调整日常生活方式。若病情许可，改变运动方式和有计划地增加运动量，如室内走动、室外散步、快走、慢跑、打太极拳等，逐步提高活动耐力和肺活量。

5. 呼吸训练。如指导患者做缓慢深呼吸、腹式呼吸、缩唇呼吸等，训练呼吸肌，延长呼气时间，使气体能完全呼出。

6. 心理护理。呼吸困难引起患者烦躁不安、恐惧，而这些不良情绪反应又可进一步加重病情。因而医护人员应评估患者的心理状况，安慰患者，使其保持情绪稳定，增强安全感。

四、指导要点

（1）指导患者采取舒适卧位，合理安排休息与活动。

（2）指导患者保持呼吸道通畅，合理氧疗和机械通气。

（3）指导患者做缓慢深呼吸、腹式呼吸、缩唇呼吸等。

（4）指导患者积极配合治疗和护理。

第三节　水肿护理

水肿是指液体在组织间隙过多积聚使组织肿胀，临床上最常见心源性水肿和肾源性水肿。心源性水肿最常见的病因是右心衰竭，特点是水肿首先出现在身体低垂部位，如卧床患者腰骶部、会阴或阴囊部，非卧床患者的足踝部、胫前。用指端加压水肿部位，局部可出现凹陷，称为压陷性水肿。重者可延及全身，出现胸腔积液、腹腔积液。肾源性水肿可分为两大类：①肾炎性水肿：从颜面部开始，重者波及全身，指压凹陷不明显；②肾病性水肿：一般较严重，多从下肢部位开始，常为全身性、体位性和凹陷性，可无高血压及循环瘀血的表现。

一、观察要点

（1）监测尿量：记录 24 小时出入液量，若患者尿量 <30mL/h，应立即报告医生。

（2）监测体重：于每天同一时间、着同一服装、用同一体重计，晨起排尿后，早餐前测量患者体重。

（3）观察水肿程度的变化，以及胸腔、腹腔和心包积液等。

（4）监测生命体征，尤其血压。

（5）观察有无急性左心衰竭和高血压脑病的表现。

（6）密切监测实验室检测结果如尿常规、肾小球滤过率、血尿素氮、血肌酐、血浆蛋白、血电解质等。

二、护理措施

1. 休息与体位。休息有利于增加肾血流量，提高肾小球滤过率，促进水钠排出，减轻水肿。下肢水肿明显者，卧床休息时可抬高下肢；轻度水肿者应限制活动，重度水肿者应卧床休息，伴胸腔积液或腹腔积液者宜采取半卧位；阴囊水肿者可用吊带托起。

2. 饮食护理。

（1）钠盐：限制钠盐摄入，每天摄入量以 2～3g 为宜。告知患者及家属限制钠盐摄入的重要性以提高其依从性。限制含钠量高的食物如腌或熏制品等。注意患者口味，提高烹饪技术以促进食欲，如可适当使用醋、葱、蒜、香料、柠檬、酒等。

（2）液体：液体摄入量视水肿程度及尿量而定。若 24 小时尿量达 1 000mL 以上，一般不需严格限水，但不可过多饮水。若 24 小时尿量小于 500mL 或有严重水肿者应严格限制水钠摄入，重者应量出为入，每天液体入量不应超过前一天 24 小时尿量加上不显性失水量（约 500mL）。液体入量包括饮水、饮食、服药、输液等形式或途径进入体内的水分。

（3）蛋白质：低蛋白血症所致水肿者，若无氮质血症，可给予 1.0g/（kg·d）的优质蛋白，优质蛋白是指富含必需氨基酸的动物蛋白如鸡蛋、鱼、牛奶等，但不宜高蛋白饮食，因为高蛋白饮食可致尿蛋白增加而加重病情。有氮质血症的水肿患者，应限制蛋白质的摄入，一般给予 0.6～0.8g/（kg·d）的优质蛋白。慢性肾功能衰竭患者需根据肾小球滤过率来调节蛋白质摄入量，肾小球滤过率 <50mL/min 时应限制蛋白摄入量。

（4）热量：补充足够的热量以免引起负氮平衡，尤其低蛋白饮食的患者，每天摄入的热量不可低于 126kJ/kg，即 30kcal/kg。

（5）维生素：注意补充机体所需的各种维生素。

3. 皮肤护理。严密观察水肿部位、肛周及受压处皮肤有无发红、水疱或破溃现象。保持床褥清洁、柔软、平整、干燥，严重水肿者使用气垫床。定时协助或指导患者变换体位，膝部及踝部等骨隆突处可垫软枕以减轻局部压力。使用便盆时动作应轻巧，勿强行推、拉，防止擦伤皮肤。嘱患者穿柔软、宽松的衣服。用热水袋保暖时水温不宜过高，防止烫伤。心力衰竭患者常因呼吸困难而被迫采取半卧位或端坐位，其最易发生压疮的部位是骶尾部，应予以保护；保持会阴部清洁干燥，男患者可用托带支托阴囊部。

4. 用药护理。遵医嘱使用利尿剂，密切观察药物的疗效和不良反应。长期使用利尿剂应监测酸碱平衡和血清电解质情况，观察有无低钾血症、低钠血症、低氯性碱中毒。低钾血症通常表现为肌无力、腹胀、恶心、呕吐以及心律失常；低钠血症可出现无力、恶心，肌痛性痉挛、嗜睡和意识淡漠；低氯性碱中毒表现为呼吸浅慢、手足抽搐、肌痉挛、烦躁和谵妄。利尿剂应用过快过猛（如使用大剂量呋塞米）还可导致有效血容量不足，出现恶心、直立性眩晕、口干、心悸等症状。呋塞米等强效利尿剂具有耳毒性，可引起耳鸣、眩晕以及听力丧失，应避免与链霉素等具有相同不良反应的氨基糖苷类抗生素同时使用。

5. 心理护理。水肿可引发患者焦虑、恐惧等不良情绪反应，不利于疾病的康复。因此医护人员应评估患者的心理状况，安慰患者，使其保持情绪稳定，增强安全感，树立战胜疾病的信心。

三、指导要点

（1）指导患者合理休息，定时更换体位，注意保护受压处。
（2）指导患者进低盐、富含优质蛋白和多种维生素、易消化的饮食。
（3）教会患者通过正确测量每天出入液量、体重等评估水肿变化。
（4）向患者详细介绍有关药物的名称、用法、剂量、作用和不良反应，并告诉患者不可擅自加量、减或停药，尤其是使用肾上腺糖皮质激素和环磷酰胺等免疫抑制剂时。

第四节　咯血护理

咯血（hemoptysis）是指喉及喉以下呼吸道任何部位出血经口排出的过程。分为大量咯血（＞500mL/d，或1次＞300mL）、中等量咯血（100～500mL/d）、少量咯血（100mL/d）或痰中带血。常见原因是肺结核、支气管扩张症、肺炎和肺癌等。

一、观察要点

（1）患者的生命体征、神志、尿量、皮肤及甲床色泽，及时发现休克征象。
（2）咯血颜色和量，并记录。
（3）止血药物的作用和不良反应。
（4）窒息的先兆症状如咯血停止、发绀、自感胸闷、心慌、大汗淋漓、喉痒有血腥味及精神高度紧张等情况。

二、护理措施

1. 休息。宜卧床休息，保持安静，避免不必要的交谈。静卧休息，可使少量咯血自行停止。大咯血患者应绝对卧床休息，减少翻身，协助患者取患侧卧位，头侧向一边，有利于健侧通气，对肺结核患者还可防止病灶扩散。

2. 心理护理。向患者做必要的解释，使其放松身心，配合治疗，鼓励患者将积血轻轻咯出。

3. 输液护理。确保静脉通路通畅，并正确计算输液速度。

4. 记录。准确记录出血量和每小时尿量。

5. 备齐急救药品及器械。如止血剂、强心剂、呼吸中枢兴奋剂等药物。此外应备开口器、压舌板、舌钳、氧气、电动吸引器等急救器械。

6. 药物应用。
（1）止血药物：注意观察用药不良反应。高血压、冠心病患者和孕妇禁用垂体后叶素。
（2）镇静药：对烦躁不安者常用镇静药，如地西泮5～10mg肌内注射。禁用吗啡、哌替啶，以免抑制呼吸。
（3）止咳药：大咯血伴剧烈咳嗽时可少量应用止咳药。

7. 饮食。大咯血者暂禁食，小咯血者宜进少量凉或温的流质饮食，避免饮用浓茶、咖啡、酒精等刺激性饮料。多饮水及多食富含纤维素食物，以保持大便通畅。便秘时可应用缓泻剂以防诱发咯血。

8. 窒息的预防及抢救配合。
（1）咯血时嘱患者不要屏气，否则易诱发喉头痉挛。如出血引流不畅形成血块，可造成呼吸道阻塞。应尽量将血轻轻咯出，以防窒息。

（2）准备好抢救用品如吸痰器、鼻导管、气管插管和气管切开包。

（3）一旦出现窒息，应立即开放气道，上开口器立即清除口腔、鼻腔内血凝块，用吸引器吸出呼吸道内的血液及分泌物。

（4）迅速抬高患者床尾，取头低足高位。

（5）如患者神志清醒，鼓励患者用力咳嗽，并用手轻拍患侧背部促使支气管内瘀血排出；如患者神志不清则应迅速将患者上半身垂于床边并一手托扶，另一手轻拍患侧背部。

（6）清除患者口、鼻腔内的瘀血。用压舌板刺激其咽喉部，引起呕吐反射，使其能咯出阻塞咽喉部的血块，对牙关紧闭者用开口器及舌钳协助。

（7）如上述措施不能使血块排出，应立即用吸引器吸出瘀血及血块，必要时立即行气管插管或气管镜直视下吸取血块。给予高浓度氧气吸入。做好气管插管或气管切开的准备与配合工作，以解除呼吸道阻塞。

三、指导要点

（1）告知患者注意保暖，预防上呼吸道感染。

（2）告知患者保持呼吸道通畅，注意引流与排痰。

（3）向患者讲解保持大便通畅的重要性。

（4）告知患者不要过度劳累，避免剧烈咳嗽。

（5）告知患者注意锻炼身体，增强抗病能力，避免剧烈运动。

第五节　恶心与呕吐护理

呕吐是胃内容物返入食管，经口吐出的一种反射动作，分为恶心、干呕和呕吐3个阶段，亦有呕吐可无恶心或干呕的先兆。恶心是一种可以引起呕吐冲动的胃内不适感，常为呕吐的前驱感觉，亦可单独出现，主要表现为上腹部特殊不适感，常常伴有头晕、流涎、脉搏缓慢、血压降低等迷走神经兴奋症状。呕吐可将胃内有害物质吐出，是机体的一种防御反射，具有一定保护作用，但大部分并非由此引起，且频繁而剧烈的呕吐可引起脱水、电解质紊乱等并发症。

一、分类

恶心与呕吐的病因很多，按发病机制可归纳为：

1. 反射性呕吐。

（1）胃炎、消化性溃疡并发幽门梗阻、胃癌。

（2）肝脏、胆囊、胆管、胰、腹膜的急性炎症。

（3）胃肠功能紊乱引起的心理性呕吐。

2. 中枢性呕吐。主要由中枢神经系统疾病引起，如颅内压升高、炎症、损伤等。

3. 前庭障碍性呕吐。如迷路炎和梅尼埃病等。

二、观察要点

1. 呕吐的特点。观察并记录呕吐次数，呕吐物的性质、量、颜色和气味。

2. 定时监测生命体征、记录，直至稳定。血容量不足时可出现心率加快、呼吸急促、血压降低，特别是直立性低血压。持续性呕吐致大量胃液丢失而发生代谢性碱中毒时，患者呼吸变浅、变慢。

3. 注意水、电解质平衡。准确测量并记录每天的出入液量、尿比重、体重。观察患者有无失水征象，依失水程度不同，患者可出现软弱无力、口渴、皮肤黏膜干燥和弹性减低，尿量减少、尿比重升高，并可有烦躁、神志不清甚至昏迷等表现。

4. 监测各项化验指标。了解血常规、血细胞比容、血清电解质等变化。

三、护理措施

1. 呕吐处理。遵医嘱应用止吐药及其他治疗，促使患者逐步恢复正常的体力和饮食。

2. 补充水分和电解质。口服补液时，应少量多次饮用，以免引起恶心、呕吐。若口服补液未能达到所需补液量，需静脉输液以恢复机体的体液平衡状态。剧烈呕吐不能进食或严重水电解质失衡时，则主要通过静脉补液给予纠正。

3. 生活护理。协助患者进行日常活动。患者呕吐时应帮助其坐起或侧卧，使其头偏向一侧，以免误吸。吐毕给予漱口，更换污染衣物、被褥，开窗通风以去除异味。

4. 安全护理。告知患者突然起身可能出现头晕、心悸等不适。

5. 应用放松技术。常用深呼吸、交谈、听音乐、阅读等方法转移患者的注意力，以减少呕吐的发生。

6. 心理护理。耐心解答患者及家属提出的问题，消除其紧张情绪，特别是与精神因素有关的呕吐患者；消除紧张、焦虑会促进食欲和消化能力，增强对治疗的信心及保持稳定的情绪均有益于缓解症状。必要时使用镇静药。

四、指导要点

（1）指导患者呕吐时采取正确的体位。

（2）指导患者深呼吸，即用鼻吸气，然后张口慢慢呼气，反复进行。

（3）指导患者坐起时动作缓慢，以免发生直立性低血压。

（4）指导患者保持情绪平稳，积极配合治疗。

第六节　腹泻护理

腹泻是指正常排便形态改变，频繁排出松散稀薄的粪便甚至水样便。腹泻的发病机制为肠蠕动亢进、肠分泌增多或吸收障碍，多由饮食不当或肠道疾病引起，其他原因有药物、全身性疾病、过敏和心理因素等。小肠病变引起的腹泻，粪便呈糊状或水样，可含有未完全消化的食物成分，大量腹泻易导致脱水和电解质丢失，部分慢性腹泻患者可发生营养不良。大肠病变引起的腹泻粪便可含脓血、黏液，病变累及直肠时可出现里急后重。

一、观察要点

（1）观察排便情况及伴随症状。

（2）动态观察体液平衡状态：严密观察患者生命体征、神志、尿量的变化；有无口渴、口唇干燥、皮肤弹性下降、尿量减少、神志淡漠等脱水表现；有无肌肉无力、腹胀、肠鸣音减弱、心律失常等低钾血症的表现；监测生化指标的变化。

（3）观察肛周皮肤排便频繁时，观察肛周皮肤有无损伤、糜烂及感染。

（4）观察止泻药和解痉镇痛药的作用和不良反应。

二、护理措施

1. 休息与活动。急性起病、全身症状明显的患者应卧床休息，注意腹部保暖。

2. 用药护理。腹泻治疗以病因治疗为主，应用止泻药时应观察患者的排便情况，腹泻控制后应及时停药；应用解痉镇痛药如阿托品时，注意药物不良反应如口干、视物模糊、心动过速等。

3. 饮食护理。食少渣、易消化的食物。避免生冷、多纤维、刺激性食物。急性腹泻应根据病情和医嘱，给予禁食、流质、半流质或软食。

4. 肛周皮肤护理。排便后应用温水清洗肛周，保持清洁干燥，必要时涂无菌凡士林或抗生素软膏保护肛周皮肤，促进损伤处愈合。

5. 补充水分或电解质。及时遵医嘱给予液体、电解质和营养物质，以满足患者的生理需要量，补充额外丢失量，恢复和维持血容量。一般可经口服补液，严重腹泻、伴恶心与呕吐、禁食或全身症状显著者，经静脉补充水分和电解质。注意输液速度的调节，老年人易因腹泻发生脱水，也易因输液速度过快引起循环衰竭，故老年患者尤其应及时补液并注意输液速度。

6. 心理护理。慢性腹泻治疗效果不明显时，患者往往对预后感到担忧，故应注意患者心理状况的评估和护理，鼓励患者配合检查和治疗，稳定患者情绪。

三、指导要点

（1）指导患者正确使用热水袋。
（2）指导患者进食少渣、易消化的食物。
（3）指导患者排便后正确护理肛周皮肤。
（4）指导患者积极配合治疗和护理过程。

第七节　便秘护理

便秘是指正常排便形态改变，排便次数减少，排出过干、过硬的粪便，且排便不畅、困难。便秘的主要发病机制是肠道功能受到抑制。其原因为：器质性病变，排便习惯不良，中枢神经系统功能障碍，排便时间受限制，强烈的情绪反应，各类直肠、肛门手术，药物不合理使用，饮食结构不合理，饮水量不足，滥用缓泻剂、栓剂、灌肠，长期卧床，活动减少等。

一、观察要点

（1）排便情况及伴随症状。
（2）患者生命体征、神志等变化，尤其老年患者。
（3）缓泻剂的作用和不良反应。

二、护理措施

1. 合理膳食。多进食促进排便的食物和饮料，如水果、蔬菜、粗粮等高纤维食物；餐前提供开水、柠檬汁等热饮，促进肠蠕动，刺激排便反射；适当提供易致轻泻的食物如梅子汁等促进排便；多饮水，病情允许情况下每日液体摄入量应不小于2 000mL；适当食用油脂类食物。

2. 休息与活动。根据患者情况制订活动计划如散步、做操、打太极等。卧床患者可进行床上活动。

3. 提供适当的排便环境。为患者提供单独隐蔽的环境及充裕的排便时间，如拉上围帘或用屏风遮挡；避开查房、治疗、护理和进餐时间，以消除紧张情绪，保持心情舒畅，利于排便。

4. 选取适宜排便姿势。床上使用便盆时，除非有禁忌，最好采取坐姿或抬高床头，利用重力作用增加腹内压促进排便。病情允许时让患者下床上厕所排便。即将手术患者，在手术前有计划地训练其在床上使用便盆。

5. 腹部环形按摩。排便时用手沿结肠解剖位置自右向左环形按摩，可促使降结肠的内容物向下移动，并增加腹内压，促进排便。指端轻压肛门后端也可促进排便。

6. 用药护理。遵医嘱给予口服缓泻药物，对于老年人、儿童应选择作用缓和的泻剂，慢性便秘的患者可选用蓖麻油、番茄叶、大黄等接触性泻剂。使用缓泻剂可暂时解除便秘，但长期使用或滥用又常成为慢性便秘的主要原因。常用的简易通便剂有开塞露、甘油栓等。

7. 灌肠。以上方法均无效时，遵医嘱给予灌肠。

8. 帮助患者重建排便习惯。选择适合自身的排便时间，理想的是早餐后效果最好，因进食刺激大肠蠕动而引起排便反射；每天固定时间排便，并坚持下去，不随意使用缓泻剂及灌肠等方法。

9. 心理护理。应尊重和理解患者，给予心理安慰与支持，帮助其树立信心，配合治疗和护理。

三、指导要点

（1）帮助患者进行增强腹肌和盆部肌肉的运动，以增加肠蠕动和肌张力，促进排便。

（2）指导患者重建正常排便习惯。

（3）指导患者合理膳食，多食水果、蔬菜、粗粮等富含纤维食物。

（4）鼓励患者根据个体情况制订合理的活动计划。

第八节　疼痛护理

疼痛是一种复杂的主观感受，是近年来非常受重视的一个常见临床症状之一，也称第 5 生命体征。疼痛的原因包括：温度刺激、化学刺激、物理损伤、病理改变和心理因素等。疼痛对全身产生影响，可致精神心理方面改变如：抑郁、焦虑、愤怒、恐惧；致生理反应如：血压升高、心率增快、呼吸频率增快、神经内分泌及代谢反应、生化反应；致行为反应，如：语言反应、躯体反应等。

个体对疼痛的感受和耐受力存在很大的差异，同样性质、强度的刺激可引起不同个体产生不同的疼痛反应。疼痛阈是指使个体所能感觉到疼痛的最小刺激强度。疼痛耐受力是指个体所能耐受的疼痛强度和持续时间。对疼痛的感受和耐受力受客观和主观因素的影响。其中客观因素包括个体的年龄、宗教信仰与文化、环境变化、社会支持、行为作用以及医源性因素；主观因素包括以往的疼痛经验、注意力、情绪及对疼痛的态度等。

一、观察要点

（1）患者疼痛时的生理、行为和情绪反应。

（2）疼痛的部位、发作的方式、程度、性质、伴随症状、开始时间以及持续时间等。

（3）评估工具的使用：可根据患者的病情、年龄和认知水平选择相应的评估工具。

二、护理措施

1. 减少或消除引起疼痛的原因。若为外伤所致的疼痛，应酌情给予止血、包扎、固定、处理伤口等；胸、腹部手术后，患者会因咳嗽或呼吸引起伤口疼痛，术前应教会患者术后深呼吸和有效咳嗽的方法。

2. 合理运用缓解或解除疼痛的方法。

（1）药物镇痛：是治疗疼痛最基本、最常用的方法。镇痛药物种类很多，主要分 3 种类型：①阿片类镇痛药，如吗啡、哌替啶、芬太尼等；②非阿片类镇痛药，如水杨酸类、苯胺类、非甾体类药物等；③其他辅助类药物，如激素、解痉药、维生素类药物等。镇痛药物给药途径以无创给药为主，可以选择口服、经直肠给药、经皮肤给药、舌下含服给药法，亦可临时采用肌内注射法、静脉给药法、皮下注射给药法，必要时选择药物输注泵。

对于癌性疼痛的药物治疗，目前临床上普遍采用世界卫生组织（World Health Organization，WHO）所推荐的三阶梯镇痛疗法，逐渐升级，合理应用镇痛剂来缓解疼痛。三阶梯镇痛疗法的基本原则是：口服给药、按时给药、按阶梯给药、个体化给药、密切观察药物不良反应及宣教。其内容包括：①第一阶梯，使用非阿片类镇痛药物，适用于轻度疼痛患者，主要给药途径是口服，常用的药物有阿司匹林、对乙酰氨基酚、布洛芬等；②第二阶梯，使用弱阿片类镇痛药物，适用于中度疼痛患者，常用的药物有可待因、右旋丙氧酚、曲马朵等；除了可待因可以口服或肌内注射外，其他均为口服；③第三阶梯，使用强阿片类镇痛药物，主要用于重度和剧烈癌痛患者；常用药物有吗啡、美沙酮、氧吗啡等，加非阿片类镇痛药物，可酌情加用辅助药；给药途径上，吗啡和美沙酮均可以口服或肌内注射，氧吗啡采用口服给药。患者自控镇痛泵（Patient Control Analgesia，PCA）在患者疼痛时，通过由计算机控制的微量泵主动向体内注射设定剂量的药物，符合按需镇痛的原则，既减轻了患者的痛苦和心理负担，又减少了医务人员的操作。

（2）物理镇痛：常应用冷、热疗法如冰袋、冷湿敷或热湿敷、温水浴、热水袋等。此外，理疗、按摩及推拿也是临床上常用的物理镇痛方法。高热、有出血倾向疾病、结核和恶性肿瘤等患者慎用物。

（3）针灸镇痛：根据疼痛部位，针刺相应的穴位，使人体经脉疏通、气血调和，以达到镇痛的目的。

（4）经皮神经电刺激疗法：经皮肤将特定的低频脉冲电流输入人体，可以产生无损伤性镇痛作用。

3. 提供心理－社会支持。积极指导家属理解支持患者，并鼓励患者树立战胜疾病的信心。

4. 恰当运用心理护理方法及疼痛心理疗法。心理护理方法包括：减轻心理压力、转移注意力和放松练习。转移注意力和放松练习可减少患者对疼痛的感受强度，常用方法有：参加活动、音乐疗法、有节律地按摩、深呼吸和想象。疼痛的心理疗法是应用心理性的原则和方法，通过语言、表情、举止行为，并结合其他特殊的手段来改变患者不正确的认知活动、情绪障碍和异常行为的一种治疗方法。

5. 采取促进患者舒适的措施。提供良好的采光和通风房间、舒适整洁的床单位、适宜的温湿度等促进患者舒适。

三、指导要点

（1）指导患者准确描述疼痛的性质、部位、持续时间、规律，并选择适合自身的疼痛评估工具。

（2）指导患者客观地向医务人员讲述疼痛的感受。

（3）指导患者正确使用镇痛药物，如用药的最佳时间、用药剂量等，避免药物成瘾。

（4）指导患者学会应对技巧以缓解疼痛。

第九节　意识障碍护理

意识障碍是指人体对外界环境刺激缺乏反应的一种精神状态。大脑皮质、皮质下结构、脑干网状上行激活系统等部位损害或功能抑制即可导致意识障碍。其可表现为觉醒下降和意识内容改变，临床上常通过患者的言语反应、对针刺的痛觉反应、瞳孔对光反应、吞咽反射、角膜反射等来判断意识障碍的程度。

以觉醒度改变为主的意识障碍包括：①嗜睡，患者表现为睡眠时间过度延长，但能唤醒，醒后可勉强配合检查及回答问题，停止刺激后继续入睡；②昏睡，患者处于沉睡状态，正常外界刺激不能唤醒，需大声呼唤或较强烈的刺激才能觉醒，醒后可做含糊、简单而不完全的答话，停止刺激后很快入睡；③浅昏迷，意识大部分丧失，无自主运动，对声、光刺激无反应，对疼痛刺激尚可出现痛苦表情或肢体退缩等防御反应，角膜反射、瞳孔对光反射、眼球运动和吞咽反射可存在；④中度昏迷，对周围事物及各种刺激均无反应，对剧烈刺激可有防御反应，角膜反射减弱、瞳孔对光反射迟钝、无眼球运动；⑤重度昏迷，意识完全丧失，对各种刺激全无反应，深、浅反射均消失。

以意识内容改变为主的意识障碍包括：①意识模糊，患者表现为情感反应淡漠，定向力障碍，活动减少，语言缺乏连贯性，对外界刺激可有反应，但低于正常水平；②谵妄，是一种急性脑高级功能障碍，患者对周围环境的认识及反应能力均有下降，表现为认知、注意力、定向与记忆功能受损，思维推理迟钝，语言功能障碍，错觉、幻觉，睡眠觉醒周期紊乱等，可表现为紧张、恐惧和兴奋不安，甚至冲动和攻击行为。

其他特殊类型的意识障碍如去皮质综合征、无动性缄默症和植物状态等。

一、观察要点

（1）严密观察生命体征、瞳孔的大小及对光反应。

（2）应用格拉斯哥昏迷评分量表（Glasgow Coma Scale，GCS）了解昏迷程度，发现变化立即报告医师，并做好护理记录。

（3）观察有无恶心、呕吐及呕吐物量与性状，准确记录出入液量，预防消化道出血和脑疝发生。

二、护理措施

1. 日常生活护理。卧按摩床或气垫床，保持床单位整洁、干燥，减少对皮肤的机械性刺激，定时给予翻身、叩背，预防压疮；做好大小便护理，保持外阴清洁，预防尿路感染；注意口腔卫生，对不能经口进食者应每天口腔护理 2~3 次，防止口腔感染；对谵妄躁动者加床档，必要时做适当的约束，防止坠床、自伤、伤人；慎用热水袋，防止烫伤。

2. 保持呼吸道通畅。取侧卧位或平卧头偏向一侧，开放气道，取下活动性义齿，及时清除气管内分泌物，备好吸痰用物，随时吸痰，防止舌后坠、窒息、误吸或肺部感染。

3. 饮食护理。给予富含维生素、高热量饮食，补充足够的水分；鼻饲者应定时喂食，保证足够的营养供给；进食时到进食后 30 分钟抬高床头可防止食物反流。

4. 眼部护理。摘除隐形眼镜交家属保管。患者眼睑不能闭合时，遵医嘱用生理盐水滴眼后，给予涂眼药膏并加盖纱布。

三、指导要点

指导患者及其家属进行相应的意识恢复训练，如呼唤患者或与患者交谈、让患者听音乐等。

第十节　膀胱刺激征护理

尿频、尿急、尿痛合称膀胱刺激征，是膀胱、尿道、前列腺炎症的特征性表现。

一、病因

（1）炎症刺激：泌尿、生殖系统炎症、理化因素所引起的炎症。膀胱内肿瘤、结石等因素所引起的炎症。

（2）精神、神经因素。

二、分诊要点

1. 收集资料。

（1）询问病史：详细见图 1 - 1。

（2）检查、用药、治疗情况：腹部 X 线片、B 超、肾盂造影、膀胱镜检结果；实验室检查结果；抗生素、化疗药使用情况；外院或既往治疗情况。

2. 分诊检查。生命体征；肾区有无叩痛、压痛；输尿管、膀胱有无压痛。

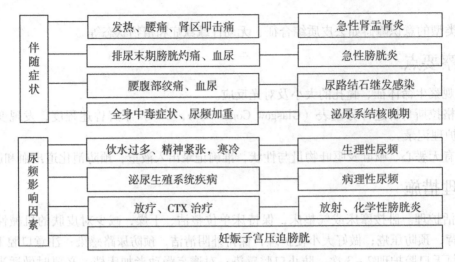

图 1－1　膀胱刺激征伴随症状及影响因素

三、观察及处理

（1）急性重症肾盂肾炎、泌尿系统梗阻，晚期出现寒战、高热等全身中毒症状：①及时补充液体；②遵医嘱及时使用对症药物各抗生素；③观察膀胱刺激征和全身症状的改善情况。

（2）交代患者多饮水，注意休息，每天清洗会阴部。

（3）严格做好中段尿标本的采集。

第十一节　血尿护理

血尿是指尿中红细胞数异常增高。每升尿液中含有 1mL 以上血液，则可见肉眼血尿。

一、病因

1. 泌尿系统疾病。占 95%～98%，包括肾和尿路炎症、结石、肿瘤、机械性损伤、血管病变和先天畸形。

2. 全身性疾病。出血性疾病，感染性疾病，代谢性疾病和免疫因素，药物、毒物、放射线损伤。

3. 炎症。泌尿系统邻近器官炎症的刺激、肿瘤的侵蚀。

4. 其他。特发性血尿和运动性血尿。

二、分诊要点

1. 收集资料。

（1）快速观察：患者呼吸、循环、意识情况，判断患者有无休克等急救指征。

（2）询问病史：见图 1－2。

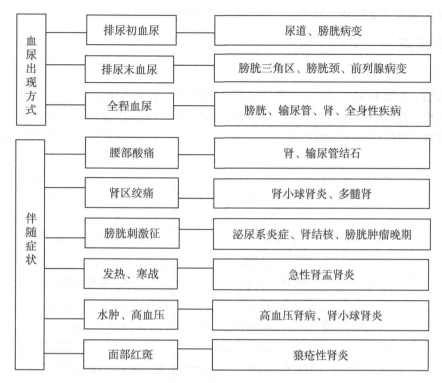

图1-2 血尿伴随症状

（3）检查、用药、治疗情况：X线片、B超、静脉肾盂造影（IVP）、计算机断层扫描（CT）、肾动脉造影结果；实验室检查结果；用药情况：细胞毒性药物；外院诊断、治疗、处理。

2. 分诊检查。基本生命体征，重点是血压；腹部触诊、腰部叩诊；皮肤、黏膜；是否有双下肢及水肿程度。

三、观察及处理

1. 患者出血量大时处理方法如下。

（1）监测生命体征，密切观察精神志变化、周围末梢循环情况。

（2）开通大静脉双管快速补液。

（3）急查血常规、血型、配血以备输血。

2. 止血药的使用。观察用药效果及不良反应。判断为上尿路出血时，不宜大剂量使用止血药，以免凝血血块阻塞尿路；用药时特别要观察尿色、尿量变化。

3. 其他。协助患者正确留取标本，及时追查结果；做好各项检查及急诊手术的准备：如膀胱镜，剖腹探查前准备。

第十二节 黄疸护理

黄疸是多种原因引起胆红素代谢障碍，导致血液中胆红素，表现为皮肤、黏、巩膜和其他组织、体液黄染。

一、病因

1. 溶血致胆红素生成过多。遗传性红细胞增多症、新生儿溶血、不同血型输血后。

2. 肝细胞损害影响胆红素的生物转化。病毒性肝炎、肝硬化、钩端螺旋体病。

3. 胆管阻塞破损胆红素循环。肝肿瘤、胆结石、先天性胆管闭锁。

二、分诊要点

1. 收集资料。

（1）快速观察：患者精神、意识、表情、面色，判断是否有急救指征。

（2）询问病史：发病急、缓；病程长、短；持续性黄疸、间隔性黄疸、反复性黄疸；黄疸的颜色深浅。慢性肝胆病、遗传性疾病、酗酒史、妊娠期、输血史、某些药物或毒物接触史、旅游史、疫区居住史（图1-3）。

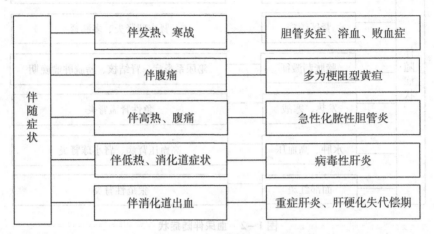

图1-3 黄疸伴随症状

（3）检查、用药、治疗情况：X线片、B超、CT、胆管造影、肝穿刺活检结果；实验室检查结果；用药情况；外院诊断、治疗、处理经过。

2. 分诊检查。基本生命体征；腹部体征；皮肤黏膜、巩膜。

三、观察及处理

1. 急性溶血性黄疸者。密切观察腹痛、尿色、尿量变化，同时，配合医生迅速控制溶血，静脉滴注激素和免疫抑制药；正确使用利尿药，适当应用碳酸氢钠碱化尿液，预防和治疗肾功能衰竭。

2. 急性重型肝炎并发消化道出血者。注意生命体征的变化，及时开通静脉作抗休克处理。

3. 其他有药物治疗者。止痛药、退热药等对症药物的使用和效果观察。

4. 怀疑急性病毒性肝炎者。做适当隔离。

第十三节　腹腔积液护理

腹腔积液是指腹腔内游离液体增多，液体量 >100mL。腹腔积液是许多疾病发展到严重阶段的表现之一。

一、病因

1. 心管疾病。充血性心力衰竭，静脉和淋巴回流障碍等。

2. 肝脏病变。病毒性肝炎、硬化、肝癌。

3. 肾脏病变。肾炎、肾病综合征。

4. 营养代谢障碍及内分泌疾病。低蛋白的血症、甲状腺功能减低。

5. 腹膜病变。炎症、肿瘤。

二、分诊要点

1. 收集资料。

（1）快速观察腹腔积液程度，患者有无心悸、呼吸困难表现，判断是否腹腔积液造成呼吸、循环系统的压迫。

（2）询问病史：见图 1-4。

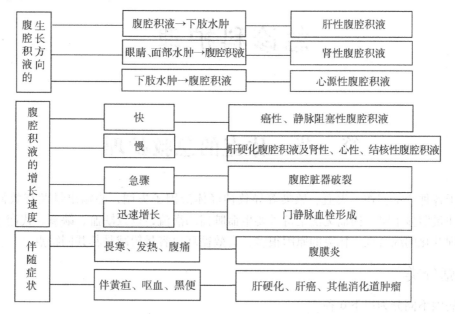

图 1-4　腹腔积液部位、增长速度及伴随症状

（3）检查、用药、治疗情况：X 线片、B 超、CT、核磁共振（MRI）报告；腹腔积液常规、生化的结果；相关专科疾病的用药情况；外院或本院的处理、治疗。

2. 分诊检查。生命体征；腹部形状；其他体征如肝蒂、蜘蛛痣、颈静脉充盈。

三、观察及处理

（1）腹腔积液严重，出现呼吸、心悸等不适时：患者取半卧位并监测或密切观察生命体征。

（2）使用利尿药时，严格记录体重、腹围、症状、出入量、电解质情况。

（3）并发寒战、腹痛时对症用药。

（4）原发病的观察和处理。

第二章

急诊科护理

第一节　休克的急救护理

休克是由于各种严重创伤、失血、感染等导致神经体液因子失调，心输出量及有效循环血容量不足，微循环灌注量明显下降，因而无法维持重要生命脏器的灌流，以致缺血、缺氧、代谢紊乱等引起一系列病理、生理变化的综合征。休克的原因很多，有效循环血容量锐减是其共同特点。

一、休克分类

休克可因病因不同分为以下6种。

（1）低血容量休克：包括失血、失液、烧伤、过敏、毒素、炎性渗出等。

（2）创伤性休克：创伤后除血液丢失外，组织损伤大量液体的渗出，毒素的分解释放、吸收，以及神经疼痛因素等，都可导致休克。

（3）感染性休克：多见于严重感染，体内毒素产物吸收所致等。

（4）心源性休克：见于急性心肌梗死，严重心肌炎，心律失常等。

（5）过敏性休克：为药物或免疫血清等过敏而引起。

（6）神经源性休克：见于外伤，骨折和脊髓麻醉过深等。

二、休克病理机制

各种原因引起的休克虽各有特点，但最终导致的生理功能障碍大致相同，有效循环血容量不足是重要因素，心输出量下降是直接过程，血管床的容积扩大，微循环瘀血，器官功能障碍是最终结果。

休克的分期：

（1）休克早期：又称缺血性缺氧期。此期实际上是机体的代偿期，微循环受休克动因的刺激，使儿茶酚胺、血管紧张素、加压素、血栓素（TXA）等体液因子大量释放，导致末梢小动脉、微循环、毛细血管前括约肌、微静脉持续痉挛，使毛细血管前阻力增加，大量真毛细血管关闭，故循环中灌流量急剧减少。上述变化使血液重新分布，以保证心脏等重要脏器的血供，故具有代偿意义。随着病情的发展，某些血管中的微循环动静脉吻合支开放，使部分微循环血液直接进入微静脉（直接通路）以增加回心血量。此期患者表现为精神紧张，烦躁不安，皮肤苍白、多汗，呼吸急促，心率增速，血压正常或偏高，如立即采取有效措施容易恢复，若被忽视，则病情很快恶化。

（2）休克期：又称瘀血期或失代偿期。此期系小血管持续收缩，组织明显缺氧，经无氧代谢后大量乳酸堆积，毛细血管前括约肌开放，大量血液进入毛细血管网，造成微循环瘀血，血管通透性增强，大量血浆外渗，此外，白细胞在微血管上黏附，微血栓形成，使回心血量明显减少，故血压下降，组织细胞缺氧及血管受损加重。除儿茶酚胺，血管加压素等体液因素外，白三烯（LTS）纤维连接素

（Fn）、肿瘤坏死因子（TNF）、白介素（TL）、氧自由基等体液因子均造成细胞损害，也为各种原因休克的共同规律，被称为"最后共同通路"。临床表现为表情淡漠，皮肤黏膜发绀，中心静脉压降低，少尿或无尿，及一些脏器功能障碍的症状。

（3）休克晚期：又称弥漫性血管内凝血（DIC）期。此期指在毛细血管瘀血的基础上细胞缺氧更重，血管内皮损伤后胶原暴露，血小板聚集，促发内凝及外凝系统，在微血管形成广泛的微血栓，细胞经持久缺氧后胞膜损伤，溶酶体释放，细胞坏死自溶，并因凝血因子的消耗而播散出血，同时，因胰腺、肝、肠缺血后分别产生心肌抑制因子（MDF）、血管抑制物质（VDM）及肠因子等物质，最终导致重要脏器发生严重损伤，功能衰竭，此为休克的不可逆阶段。

三、主要临床表现

（1）意识和表情：休克早期，脑组织血供尚好，缺氧不严重，神经细胞反应呈兴奋状态，患者常表现为烦躁不安。随着病情的发展，脑细胞缺氧加重，患者的表情淡漠，意识模糊，晚期则昏迷。

（2）皮肤和肢端温度：早期因血管收缩口唇苍白，四肢较冷、潮湿。后期因缺氧或瘀血口唇发绀，颈静脉萎缩，甲床充盈变慢。

（3）血压是反映心输出压力和外周血管的阻力，不能代表组织的灌流情况。在休克早期，由于外周血管阻力增加，可能有短暂的血压升高现象，此时舒张压升高更为明显，心输出量低，收缩压相对减低，因而脉压减小，这是休克早期较为恒定的血压变化，只有代偿不全时，才出现血压下降。

（4）脉搏：由于血压低，血容量不足，心搏代偿增快，以维持组织灌流，但由于每次心搏出量都较少，这样更加重心肌缺氧，心肌收缩乏力，所以在临床常常是脉搏细弱。

（5）呼吸：多由缺氧和代谢性酸中毒引起呼吸浅而快，晚期由于呼吸中枢受抑制，呼吸深而慢甚至不规则。

（6）尿量：早期是肾前性，尿量减少反映血容量不足，肾血灌注不足，后期有肾实质性损害，不但少尿，重者可发生无尿。

以上为各类休克共同的症状和体征，临床上战创伤休克突出的表现有"5P"。即皮肤苍白（Pallor）、冷汗（Prespiration）、虚脱（Prostration）、脉搏细弱（Pulselessness）、呼吸困难（Pulmonary Dificiency）。

四、病情评估

评估的目的是根据临床各项资料，及早发现休克的前期表现及病情的变化情况，为休克的早期诊治争取有利时机。

1. 病情判断。

（1）病史收集：重点了解休克发生的时间、程度、受伤史、伴随症状；是否进行抗休克治疗；目前的治疗情况等。

（2）实验室检查。

1）测量红细胞计数，血红蛋白和血细胞比容，可了解血液稀释或浓缩的程度。

2）测量动脉血气分析和静脉血二氧化碳结合力，帮助了解休克时酸碱代谢变化的过程和严重程度。

3）测定动脉血乳酸含量，反映细胞内缺氧的程度，也是判断休克预后的一个重要指标，正常值为1.3mmol/L。

4）测定血浆电解质，有助于判断休克时机体内环境与酸碱平衡是否稳定。

5）测定肝、肾功能，有助于了解休克状态下肝肾等重要脏器的功能。

6）测定血小板计数，凝血酶原时间与纤维蛋白原以及其他凝血因子等，有助于了解是否有发生DIC的倾向。

（3）失血量的估计可通过以下3种方法估计。

1）休克指数：脉率／收缩压，正常值0.5左右。休克指数为1，失血量约1 000mL；指数为2，失血量约 2 000mL。

2）收缩压 10.7kPa（80mmHg）以下，失血量为 1 500mL 以上。

3）凡有以下一种情况，失血量约 1 500mL 以上：①皮肤苍白、口渴；②颈外静脉塌陷；③快速输入平衡液 1 000mL，血压不回升；④一侧股骨开放性骨折或骨盆骨折。

（4）休克程度估计：临床上可将休克分为轻、中、重三度（表 2-1）。

表 2-1　休克的程度估计

休克程度	估计出血量（mL）（占全身血容量%）	皮肤温度	肤色	口渴	神志	血压（mmHg）	脉搏（次/分钟）	血细胞比容	中心静脉压	尿量（mL）
休克前期	760（<15%）	正常	正常	轻清楚	正常或增高	正常或略快	0.42	正常	正常或略少	
轻度休克	1 250（15%～25%）	发凉	苍白	轻	神志清楚，精神紧张	90～100/60～70	100～120	0.38	降低	少尿
中度休克	1 750（25%～35%）	发凉	苍白	口渴	神志尚清楚，表情淡漠	60～90/40～60	>120	0.34	明显降低	5～15
重度休克	2 250（35%～45%）	冷湿	发绀	严重口渴	意志模糊甚至昏迷	40～60/15～40	>120	<0.3	0	0

（5）休克早期诊断：休克早期表现为：①神志恍惚或清醒而兴奋；②脉搏 >100 次/分，或异常缓慢；③脉压 2.6～4.0kPa（<20～30mmHg）；④换气过度；⑤毛细血管再充盈时间延长；⑥尿量 <30mL/h（成人）；⑦直肠与皮温差 3℃以上。若以上一项须警惕，两项以上即可诊断。

有明确的受伤史和出血征象的伤员出现休克，诊断为休克并不困难。对伤情不重或无明显出血征象者，可采用一看（神志、面色），二摸（脉搏、肢温），三测（血压），四量（尿量），等综合分析。

2. 临床观察。

（1）神志状态：反映中枢神经系统血流灌注情况，患者神志清楚，反应良好表示循环血量已能满足机体需要。休克早期可表现为兴奋状态，随着休克程度的加重，可转为抑制状态，甚至昏迷。

（2）肢体温度、色泽：肢体温度和色泽能反映体表灌流的情况，四肢温暖，皮肤干燥，轻压指甲或口唇时局部暂时苍白而松压后迅速转为红润，表示外周循环已有改善，黏膜由苍白转为发绀，提示进入严重休克；出现皮下瘀斑及伤口出血，提示 DIC 的可能。

（3）体温不升或偏低：但发生感染性休克时，体温可高达 39℃。

（4）脉搏：休克时脉搏细速出现在血压下降之前，是判断早期休克血压下降的可靠依据。

（5）呼吸浅而快，伴有酸中毒时呼吸深而慢。晚期可出现进行性呼吸困难。

（6）尿量：观察尿量就是观察肾功能的变化，它是反映肾脏毛细血管灌注的有效指标，也是反映内脏血流灌注情况的一个重要指标。早期肾血管收缩，血容量不足，可出现尿量减少；晚期肾实质受损，肾功能不全，少尿加重，甚至出现无尿。

（7）血压与脉压，观察血压的动态变化对判断休克有重要作用。休克早期由于外周血管代偿性收缩，血压可暂时升高或不变，但脉压减小；失代偿时，血压进行性下降。脉压是反映血管痉挛程度的重要指标。脉压减小，说明血管痉挛程度加重，反之，说明血管痉挛开始解除，微循环趋于好转。

五、治疗

由于休克可危及生命，应紧急采取有效的综合抢救措施以改善血管的组织灌流，防止生命攸关的器官发生不可逆的损害，其治疗原则必须采取综合疗法，尽早去除病因，及时、合理、正确地选用抗休克药物，以尽快恢复有效循环血量，改善组织灌流，恢复细胞功能。

1. 紧急处理和急救。对心跳、呼吸停止者立即行心肺复苏术。对严重的战创伤者采取边救治边检查边诊断或先救治后诊断的方式进行抗休克治疗。同时采取：

（1）尽快建立 2 条以上静脉通道补液和血管活性药。

（2）吸氧，必要时气管内插管和人工呼吸。

（3）监测脉搏、血压、呼吸、中心静脉压、心电图等生命体征及测量指标。

（4）对开放性外伤立即行包扎、止血和固定。

（5）镇痛，肌内注射或静注吗啡 5～10mg，但严重颅脑外伤，呼吸困难，急腹症患者在诊断未明时禁用。

（6）尽快止血：一般表浅血管或四肢血管出血，可能采用压迫止血或止血带方法进行暂时止血，待休克纠正后再行根本性止血；如遇内脏破裂出血，可在快速扩容的同时积极进行手术止血。

（7）采血标本送检，查血型及配血。

（8）留置导尿管监测肾功能。

（9）全身检查，以查明伤情，必要时进行胸、腹腔穿刺和做床旁 B 超，X 线摄片等辅助检查明确诊断，在血压尚未稳定前严禁搬运患者。

（10）对多发伤原则上按胸、腹、头、四肢顺序进行处置。

（11）确定手术适应证，作必要术前准备，进行救命性急诊手术，如气管切开，开胸心脏按压，胸腔闭式引流，剖腹止血手术等。

（12）适当的体位，取休克位即头和腿部各抬高 30°，以增加回心血量及减轻呼吸时的负担，要注意保暖。

（13）向患者或陪伴者询问病史和受伤史做好抢救记录。

2. 液体复苏。

（1）复苏原则：休克液体复苏分为 3 个阶段，根据各阶段的病理、生理特点采取不同的复苏原则与方案。

第一阶段为活动性出血期，从受伤到手术止血约 8 小时，此期的重要病理生理特点是急性失血（失液）。治疗原则主张用平衡盐液和浓缩红细胞复苏，比例为 2.5:1，不主张用高渗盐液，全血及过多的胶体溶液复苏，不主张用高渗溶液是因为高渗溶液在增加有效循环血容量同时，使组织间液、细胞内液减少，这对组织细胞代谢是不利的，不主张早期用全血及过多的胶体是为了防止一些小分子蛋白质在第二期进入组织间，引起过多的血管外液体扣押，同时对后期恢复不利，如患者大量出血，血色素很低，可增加浓缩红细胞的输注量。

第二阶段为强制性血管外液体扣押期，历时 1～3 天。此期的重要病理生理特点是全身毛细血管通透性增加，大量血管内液体进入组织间，出现全身水肿，体重增加。此期的治疗原则是在心肺功能耐受情况下积极复苏，维持机体足够的有效循环血量。同样此期也不主张输注过多的胶体溶液，特别是清蛋白。此期关键是补充有效循环血量。

第三阶段为血管再充盈期，此期集体功能逐渐恢复，大量组织间液回流入血管内。此期的治疗原则是减慢输液速度，减少输液量。同时在心肺功能监护下可使用利尿剂。

（2）复苏液体选择：一个理想的战创伤复苏液体应满足以下几个要素：①能快速恢复血浆容量，改善循环灌注和氧供；②有携氧功能；③无明显不良反应，如免疫反应等；④易储存、运输，且价格便宜。

1）晶体液：最常用的是乳酸钠林格液，钠和碳酸氢根的浓度与细胞外液几乎相同，平衡盐溶液和生理盐水等也均为常用。

扩容需考虑 3 个量，即失血量，扩张血管内的容积，丢失的功能细胞外液，后者必须靠晶体纠正，休克时宜先输入适量的晶体液以降低血液黏稠度，改善微循环。但由于晶体液的缺陷在于它不能较长时间停留在血管内以维持稳定的血容量，输入过多反可导致组织水肿，故应在补充适量晶体液后应补充适量的胶体液如清蛋白、血浆等。

2）胶体液：常用的有 706 羧甲淀粉，中分子右旋糖酐，全血，血浆，清蛋白等，以全血为最好。全血有携氧能力，对失血性休克改善贫血和组织缺氧特别重要。补充血量以维持人体血细胞比容 0.30 左右为理想，但胶体液在血管内只维持数小时，同时用量过大可使组织间液过量丢失，且可发生出血倾向，常因血管通透性增加而引起组织水肿。故胶体输入量一般为 1 500 ~ 2 000mL。中度和重度休克应输一部分全血。右旋糖酐 40 也有扩容，维持血浆渗透压，减少红细胞凝聚及防治 DIC 的作用。但它可干扰血型配合和凝血机制，对肾脏有损害，且可引起变态反应，故不宜大量应用，每天 500 ~ 1 000mL 即可。晶体液和胶体液他们有各自的优势，也有自己的不足（表 2 - 2）。

表 2 - 2　几种复苏液体的优劣

种类	常见液体	适应证	优点	不足
晶体液	生理盐水林格氏液 7.5% NaCl 溶液	低血容量休克，脱水　失血性休克	等渗，易储存，价格便宜　小量高效，有增加心肌收缩作用，作用时间长于生理盐水	输入量多，为失血量的 3 倍，易致血液稀释，水肿、凝血功能障碍，过量使用有高氯血症危险
高渗盐胶体混合液	高渗盐右旋糖酐（HSD）、高渗盐羟乙基淀粉	失血性休克	小量高效，有增加心肌收缩力作用，作用时间长于生理盐水，高渗盐羟乙基淀粉小量高效	过量使用有高氯血症危险，影响凝血功能，有过敏反应，影响配血
胶体液	清蛋白、右旋糖酐、6%羟乙基淀粉、明胶基质液	失血性休克	扩容作用强，1:1 替代血液，作用时间较长	清蛋白过量使用，漏入组织，影响组织功能；其他影响凝血功能，有过敏反应，影响配血
血液		出血	携氧	储存，血型，交叉配血，输血反应，感染，免疫原性
血代	血红蛋白溶液、氟碳代血液	出血	易储存，无血型	仅在实验阶段

（3）液体补充量：常为失血量的 2 ~ 4 倍，不能失多少补多少。晶体与胶体比例 3:1。中度休克应输全血 600 ~ 800mL，当血球比积低于 0.25 或血红蛋白低于 60g/L 时应补充全血。

（4）补液速度：原则是先快后慢，第一个 30 分钟输入平衡液 1 500mL，右旋糖酐 500mL，如休克缓解可减慢输液速度，如血压不回升，可再快速输注平衡液 1 000mL，如仍无反应，可输全血 600 ~ 800mL，或用 7.5% 盐水 250mL，其余液体在 8 小时内输入。在抢救休克患者时，不仅需要选择合适的液体，还需以适当的速度输入，才能取得满意的效果，然而，快速输液的危险性易引起急性左心衰竭和肺水肿，故必须在输液的同时监测心脏功能，常用的方法是监测中心静脉压（CVP）与血压或肺动脉楔压（PAWP）。

（5）监测方法：临床判断补液量主要靠监测血压、脉搏、尿量、中心静脉压、血细胞比容等。有条件应用 Swan-Ganz 导管行血流动力学监测。循环恢复灌注良好指标为尿量 300mL/h；收缩压 > 13.3kPa（100mmHg）；脉压 >4kPa（30mmHg）；中心静脉压为 0.5 ~ 1kPa（5.1 ~ 10.2mmHg）。

3. 抗休克药物的应用。

（1）缩血管药物与扩血管药物的应用：缩血管药物可以提高休克伤员的血压，以受体兴奋为主的去甲肾上腺素 3mg 左右或间羟胺（阿拉明）10 ~ 20mg，加在 500mL 液体内静脉滴注，维持收缩压在 12 ~ 13.3kPa（90 ~ 100mmHg）为宜，如组织灌注明显减少，仅为权宜之计，仅用于血压急剧下降，危及生命时，应尽快输血输液恢复有效血容量。

扩血管药物可在扩容的基础上扩张血管以增加微循环血容量，常用的有异丙肾上腺素、多巴胺、妥拉唑啉、山莨菪碱、硝普钠等，尤其适用于晚期休克导致心力衰竭的伤员。

血管活性药物必须在补足血容量的基础上使用，应正确处理血压与组织灌注流量的关系。血管收缩剂虽可提高血压，保证心脑血流供应，但血管收缩本身又会限制组织灌流，应慎用。血管扩张剂虽使血管扩张血流进入组织较多，但又会引起血压下降，影响心脑血流供应。在使用时应针对休克过程的特点灵活应用。例如使用适量的间羟胺等既有 α 受体，又有 β 受体作用的血管收缩剂，维持灌流压，同时使用小剂量多巴胺维持心、脑、肾血流量是较为合理而明智的。

（2）肾上腺皮质激素：肾上腺皮质激素可改善微循环，保护亚细胞结构，增强溶酶体膜的稳定性，并有抗心肌抑制因子的作用，严重休克时主张大剂量、早期、静脉、短期使用肾上腺皮质激素。常用甲泼尼龙，每次 200～300mg；地塞米松，每次 10～20mg；氢化可的松，每次 100～200mg，隔 4～6 小时静脉注射 1 次。应注意的是大剂量糖皮质激素会使机体抗感染能力下降，延迟伤口愈合，促进应激性溃疡的发生，故应限制用药时间，一般为 48～72 小时，有糖尿病或消化道溃疡出血危险者应慎用。

（3）盐酸钠洛酮：盐酸钠洛酮具有阻断 β 内啡呔的作用，可使休克时血压回升，起到良好的抗休克作用。此外，它还能稳定溶酶体膜，抑制心肌抑制因子，增加心输出量。其主要的不良反应为疼痛，一定程度上限制了休克的治疗。

4. 纠正酸中毒和电解质紊乱。酸中毒贯穿于休克的始终，因此，应根据病理生理类型结合持续监测的血气分析，准确掌握酸中毒及电解质的异常情况，采取措施。

（1）代谢性酸中毒：$HCO_3^- > 5mmol/L$ 时，常非单纯补液能纠正，应补充碱性药物，常用的药物为碳酸氢钠，乳酸钠和氨丁三醇。

（2）呼吸性酸中毒并发代谢性酸中毒：一般暂不需要处理，若同时伴有血中标准碳酸盐（standard carbonate，SB）和 pH 增高时则需要处理。对气管切开或插管的患者，可延长其外管以增加呼吸道的无效腔，使 PCO_2 增至 4kPa（30mmHg）以上以降低呼吸频率。

（3）呼吸性酸中毒：常为通气不足并发症进行性充血性肺不张所致。应早清理气道以解除呼吸道梗阻，及早行气管切开术，启用人工呼吸器来维持潮气量 12～15mL/kg，严重时应采用呼气末正压呼吸（positive end expiratory pressure，PEEP）。

休克时酸中毒主要是乳酸聚积引起的乳酸性酸中毒，故二氧化碳结合力作为判定酸中毒和纠正酸中毒的指标可能更为合理，也可采用碱剩余计算补碱量，计算公式如下。

所需补碱量 =（要求纠正的二氧化碳结合力 – 实测的二氧化碳结合力）×0.25×千克体重

所需补碱量 =（2.3 – 实测碱剩余值）×0.25×千克体重

由于缺氧和代谢性酸中毒，容易引起细胞内失钾，尽管血钾无明显降低，但机体总体仍缺钾，因此应在纠酸的同时补钾。

5. 对症治疗。

（1）改善心功能：由于各类休克均有不同程度的心肌损害，除因急性心肌梗死并发休克者外，当中心静脉压和肺动脉楔压升高时可考虑使用洋地黄强心药，并应注意合理补液，常用药为毛花甙 C（西地兰）0.2～0.4mg 加入 25% 葡萄糖液 20mL 内，静脉缓慢推注。

（2）DIC 的防治：DIC 的治疗原则以积极治疗原发病为前提，改善微循环应尽早使用抗凝剂以阻止DIC 的发展。常用的药物为肝素。此药物可阻止凝血酶原转变为凝血酶，从而清除血小板的凝集作用，DIC 诊断一经确定，即应尽早使用，用量为 0.5～1mg/kg，加入 5% 葡萄糖液 250mL 中，静脉滴注每 4～6 小时 1 次。以便凝血时间延长至正常值的 1 倍（20～30 分钟）为准。

（3）氧自由基清除剂：休克时组织缺氧可产生大量氧自由基（OFR），它作用于细胞膜的类脂，使其过氧化而改变细胞膜的功能，并能使中性白细胞凝聚造成微循环的损害。在休克使用的 OFR 清除剂有：超氧化物歧化酶（SOD），过氧化氢酶（CAT），维生素 C 和 E，谷胱甘肽与硒等。

（4）抗休克裤：它能起到"自身输血"作用，自身回输 750～1 000mL 的储血，以满足中枢循环重要脏器的血供。同时还有固定骨折、防震、止痛及止血的作用，一般充气维持在 2.7～5.3kPa（20～40mmHg）即可，是战时现场休克复苏不可缺少的急救设备。

（5）预防感染：休克期间人体对感染的抵抗力降低，同时还可以发生肠道细菌易位，肠道内的细菌通过肠道细菌屏障进入人体循环引起全身感染等。对严重挤压伤或多处伤，并发胸腹部损伤者应在抢救开始即开始早期大剂量应用抗生素，预防损伤部位感染。

六、监护

1. 一般情况监护。观察患者有无烦躁不安，呼吸浅快，皮肤苍白，出冷汗，口渴，头晕，畏寒，休克的早期表现，加强体温，脉搏，呼吸，血压的监护，尤其要重视脉压的变化。

2. 血流动力学监测。

（1）心电监测：心电改变显示心脏的即时状态。在心功能正常的情况下，血容量不足及缺氧均会导致心动过速。

（2）中心静脉压（CVP）监测：严重休克患者应及时进行中心静脉压的监测以了解血流动力学状态。中心静脉压正常值为 $0.49 \sim 1.18kPa$（$5 \sim 12cmH_2O$），低于 $0.49kPa$（$5cmH_2O$）时常提示血容量不足；$>1.47kPa$（$15cmH_2O$）则表示心功能不全，静脉血管床收缩或肺静脉循环阻力增加；$>1.96kPa$（$20cmH_2O$）时，提示充血性心力衰竭。在战伤休克情况下，应注意中心静脉压和动脉压以及尿量三者的关系，决定血容量补足与否，扩容速度快慢，右心排血功能，是否应该利尿。中心静脉压是休克情况下补液或脱水的重要指标。

（3）肺动脉楔压（PAWP）及心排量（CO）监测：肺动脉楔压有助于了解肺静脉，左心房和左心室舒张末期的压力以此反映肺循环阻力的情况；有效的评价左右心功能。为使用心肌收缩药，血管收缩剂或扩张剂等心血管药物治疗提供依据及判断疗效。肺动脉楔压正常值为 $0.8 \sim 2kPa$（$6 \sim 15mmHg$），增高表示肺循环阻力增高。肺水肿时，肺动脉楔压大于 $3.99kPa$（$30mmHg$）。当肺动脉楔压升高，即使中心静脉压无增高，也应避免输液过多，以防引起肺水肿。

心排出量一般用漂浮导管，测出心血排量。休克时心排量通常降低，但在感染性休克有时较正常值增高。

（4）心脏指数监测：心脏指数指每单位体表面积的心输出量可反映休克时周围血管阻力的改变及心脏功能的情况。正常值为 $3 \sim 3.5 L/(min \cdot m^2)$。休克时，心脏指数代偿性下降，提示周围血管阻力增高。

3. 血气分析监测。严重休克由于大量失血，使伤员处于缺氧及酸中毒状态，如伴有胸部伤，可以导致呼吸功能紊乱。因此，血气分析监测已成为抢救重伤员不可缺少的监测项目。随着休克加重，会出现低氧血症，低碳酸血症，代谢性酸中毒，可以多种情况复合并发出现，故而需多次反复监测血气分析才能达到治疗的目的。

4. 出凝血机制监测。严重休克时，由于大量出血，大量输液，大量输注库存血，常导致出血不止，凝血困难，出现DIC。故应随时监测凝血酶原时间，纤维蛋白原及纤维蛋白降解产物等，帮助诊断。

5. 肾功能监测。尿量反映肾灌注情况的指标，同时也反映其他血管灌注情况，也是反映补液及应用利尿，脱水药物是否有效的重要指标。休克时，应动态监测尿量，尿比重，血肌酐，血尿素氮，血电解质等，应留置导尿管，动态观察每小时尿量，抗休克时尿量应 $>20mL/h$。

6. 呼吸功能监测。呼吸功能监测指标包括呼吸的频率，幅度，节律，动脉血气指标等，应动态监测。使用呼吸机者根据动脉血气指标调整呼吸机使用。

7. 微循环灌注的监测。微循环监测指标如下：①体表温度与肛温，正常时两者之间相差 $0.5℃$，休克时增至 $3℃$，两者差值越大，预后越差；②血细胞比容，末梢血比中心静脉血的血细胞比容大3%以上，提示有周围血管收缩，应动态观察其变化幅度；③甲皱微循环，休克时甲皱微循环的变化为小动脉痉挛，毛细血管缺血，甲皱苍白或色暗红。

七、预防

（1）对有可能发生休克的伤病员，应针对病因，采取相应的预防措施。活动性大出血者要确切止血；骨折部位要稳妥固定；软组织损伤应予包扎，防止污染；呼吸道梗阻者需行气管切开；需后送者，应争取发生休克前后送，并选用快速而舒适的运输工具，运送途中注意保暖。

（2）充分做好手术患者的术前准备，包括纠正水与电解质紊乱和低蛋白血症；补足血容量；全面了解内脏功能；选择合适的麻醉方法。

（3）严重感染患者，采用敏感抗生素，静脉滴注，积极清除原发病灶，如引流排脓等。

第二节　急腹症的急救护理

一、疾病介绍

急腹症是以急性腹痛为突出表现，需要早期诊断和紧急处理的急性腹部疾患的总称，包括内、外、妇、儿、神经、精神等多学科或各系统的疾病。外科急腹症具有起病急、变化多、进展快、病因复杂的特点，因此，及时、准确地对急腹症做出诊断和救护是非常重要的，一旦延误诊断，抢救不及时，就会给患者带来严重的危害，甚至危及生命。

1. 定义。急腹症是指腹腔内、盆腔和腹膜后组织和脏器发生了急剧的病理变化，从而产生以腹部的症状和体征为主，严重时伴有全身反应的腹部疾患的总称。

2. 病因。

（1）功能紊乱：是指神经－体液调节失常而出现的脏器功能紊乱，临床表现为急性腹痛，但往往查不到形态学的改变。

（2）炎症病变：炎症是机体对于损伤的一种以防御保护为主的生物学反应，常有较明显的局部症状，全身则出现发热、白细胞计数增加以及随之而来的各系统功能变化。常见病包括：急性阑尾炎、急性腹膜炎、急性胆囊炎、输卵管炎、盆腔炎等。

（3）梗阻性疾病：梗阻是指空腔脏器及管道系统的通过障碍。急腹症中，以梗阻为主要病理变化的疾病如肠梗阻、胆管梗阻、尿路梗阻等。

（4）穿孔病变：穿孔是指空腔脏器穿破。常见的有急性胃十二指肠溃疡穿孔，肠穿孔、异位妊娠和卵巢破裂等。

（5）出血性疾病：腹内各脏器破裂出血。其机制主要是血管破裂，或毛细血管损伤而发生的渗血等。

3. 发病机制。腹痛的主要发病机制包括腹内空腔脏器阻塞、腹膜刺激、血管功能不全、黏膜溃疡、胃肠蠕动改变、包膜牵张、代谢异常、神经损伤、腹壁损伤或腹外脏器病变等。按病理生理机制主要分为3大类：内脏性腹痛、躯体性腹痛、牵涉痛，前两者是腹痛的基本原因。

（1）内脏性腹痛：大多由于空腔脏器或实质性脏器的包膜受牵张所致，其神经冲动由内脏传入纤维传入大脑中枢，产生痛感。内脏传入纤维为很细的无髓神经细胞纤维，传导速度慢，定位不准确，多为钝痛，伴反射性恶心、呕吐等特点。早期轻重不一，轻者可仅表现为含糊的不适感，重者可表现为剧痛或绞痛，可为持续性疼痛，也可为阵发性或间断性疼痛。如受累脏器与运动有关，疼痛多为间断性或阵发性、绞痛或痉挛性疼痛。为大多数内科疾病所致的急性腹痛的发病机制。

（2）躯体性腹痛：是由壁腹膜受到缺血、炎症或伸缩刺激产生的痛感。由有髓传入纤维传导疼痛刺激至同一脊神经节段，与体表分布区相一致。因此，躯体性腹痛多可定位疼痛刺激的部位，疼痛剧烈，主要是锐痛、刀割样痛、持续性疼痛，咳嗽或活动可能会引起疼痛加重，疼痛持续时间较长。躯体性原因引起的腹痛体检时可出现压痛或触痛、反跳痛、肌紧张。阑尾炎的典型表现涉及内脏和躯体痛，早期表现为脐周痛（内脏性疼痛），但当炎症扩展至腹膜（躯体性疼痛）时，疼痛可准确定位在右下腹部。

（3）牵涉痛：又称放射痛或感应痛，是由于有些内脏传入纤维和躯体传入纤维共同使用同一神经元，使2个似乎不相干的部位同时感觉有疼痛。如胆管疾病（如胆囊炎）引起右肩背部牵涉痛；膈肌刺激（如脾破裂）产生肩痛；胸内疾病如急性下壁心肌梗死可伴上腹痛、恶心、呕吐等症状。

4. 临床表现。

（1）腹痛：是急腹症的主要临床症状，其临床表现、特点和程度随病因或诱因、发生时间、始发部位、性质、转归而不同。

1）炎性腹痛：起病慢，腹痛由轻逐渐加重，以后呈持续性疼痛，有固定的压痛点，有的伴有全身症状，如体温升高，白细胞计数升高。主要是炎性物质渗出，刺激腹膜引起。此类多见于急性阑尾炎、急性胆囊炎和急性胆管炎、急性胰腺炎等疾病。

2）穿孔性腹痛：起病急，腹痛突然加重，呈持续性疼痛。同时伴有压痛、反跳痛、腹肌紧张等腹膜刺激征，肠鸣音减弱。全身症状有体温升高，脉搏增快，白细胞升高。临床上以急性阑尾炎、胃十二直肠穿孔最重，肠穿孔中毒症状较重，而疼痛较轻，更要重视。

3）腹腔内出血：常见于外伤性肝、脾及宫外孕破裂等病。特点是病情急而重，危及生命，以失血性休克为主，表现为头晕、烦躁、面色苍白、脉搏细速，血压下降甚至血细胞检查示急性贫血。若腹穿抽出不凝血，则为实质性脏器破裂出血，应该立即准备急诊手术。

4）急性梗阻：呈阵发性腹痛，间歇期仍有隐痛，伴有频繁呕吐。腹部检查主诉明显，但体征不明显。早期体温、血常规一般无变化。胆管梗阻伴有黄疸、发热；尿路梗阻伴有尿潴留、肾积水；肠梗阻肛门停止排便、排气。

5）缺血性腹痛：内脏急性缺血可产生剧烈腹痛，一般为持续性绞痛，阵发性加剧，有明显的腹膜刺激征，有时还可以扪及腹部包块。缺血性腹痛的原因主要有2类：①血管栓塞：如肠系膜动脉急性栓塞；②内脏急性扭转造成缺血：多见于肠扭转、肠套叠、卵巢囊肿蒂扭转等。

（2）伴随症状。

1）恶心、呕吐：早期为反射性，是内脏神经受刺激所致。如阑尾炎早期，胃、十二指肠溃疡穿孔等。由于胃肠道通过障碍导致呕吐，称为逆流性呕吐，一般表现较晚、较重，如晚期肠梗阻。也有因毒素吸收，刺激中枢所致，晚期出现呕吐。呕吐物的性质对诊断有重要参考价值。

2）大便情况：询问有无排气及大便，大便性状及颜色。如腹痛发作后停止排气、排便，多为机械性肠梗阻。反之，若出现腹泻或里急后重，可能是肠炎或痢疾。柏油样便常为上消化道出血，小儿果酱样便应考虑肠套叠。

3）其他：绞痛伴有尿频、尿急、尿痛或血尿，多考虑泌尿系统感染或结石；腹痛伴有胸闷、咳嗽、血痰或伴有心律失常，应考虑胸膜、肺部炎症或心绞痛等；伴寒战、高热，可见于急性化脓性胆管炎症、腹腔脏器脓肿、大叶性肺炎、化脓性心包炎等；伴黄疸，可见于急性肝、胆管疾病，胰腺疾病，急性溶血等；伴休克，常见于急性腹腔内出血、急性梗阻性化脓性胆管炎症、绞窄性肠梗阻、消化性溃疡急性穿孔、急性胰腺炎、急性心肌梗死等；伴肛门坠胀感、阴道不规则流血、停经等见于妇科急腹症。

（3）辅助检查：如超声波，胸腹X线检查，心电图，血、尿、便三大常规检查，将结果综合分析，做出鉴别，以达到分诊准确，同时为医生的进一步诊断奠定基础。

1）血、尿、便的常规检查有助于诊断：是每个腹痛患者皆需检查的项目。血白细胞总数及中性粒细胞增高提示炎症病变，尿中出现大量红细胞提示泌尿系统结石、肿瘤或外伤，有蛋白尿和白细胞则提示泌尿系统感染，脓血便提示肠道感染，血便提示狭窄性肠梗阻、肠系膜血栓栓塞、出血性肠炎等。

2）血液生化检查：血清淀粉酶增高提示为胰腺炎，是腹痛鉴别诊断中最常用的血生化检查。血糖与血酮的测定可用于排除糖尿病酮症酸中毒引起的腹痛。血清胆红素增高提示胆管疾病。肝、肾功能及电解质的检查对判断病情亦有帮助。

3）X线检查：腹部X线平片检查在腹痛的诊断中应用最广。膈下发现游离气体，胃肠道穿孔几乎可以确定。肠腔积气扩张、肠中多处液平面则可诊断肠梗阻。输尿管部位的钙化影可提示输尿管结石。腰大肌影模糊或消失的提示后腹膜炎症或出血。X线钡餐造影或钡灌肠检查可以发现胃、十二指肠溃疡，肿瘤等，但疑有肠梗阻时应禁忌钡餐造影。胆囊、胆管造影，内镜下的逆行胰胆管造影及经皮穿刺胆管造影对胆系及胰腺疾病的鉴别诊断甚有帮助。

4）B超检查：主要用于检查胆管和泌尿系结石、胆管扩张、胰腺及肝脾肿大等。对腹腔少量积液、腹内囊肿及炎性肿物也有较好的诊断价值。

5）内镜检查：可用于胃肠道疾病的鉴别诊断，在慢性腹痛的患者中常有此需要。

6）CT检查：CT对急腹症的诊断与B超相似，且不受肠内气体干扰，常应用于某些急腹症的诊断和鉴别诊断。

7）腹腔穿刺：腹痛诊断未明而发现腹腔积液时，可考虑做腹腔穿刺检查。穿刺所得液体应送常规及生化检查，必要时还需做细菌培养。

8）心电图：对年龄较大者，应做心电图检查，以了解心肌供血情况，排除心肌梗死和心绞痛。

5. 治疗要点。根据患者病情的轻重缓急而采取不同的救治方法。通过检查探明病因，标本兼治（表2-3）。

表2-3 各类急腹症临床特点及处理原则比较

疾病原因	临床特点	处理原则
血管堵塞、腹腔大出血、脏器穿孔、急性胰腺炎	突然发作的剧烈持续性疼痛、腹肌紧张迅速出现休克	积极液体复苏，支持治疗，纠正休克尽快手术（急性胰腺炎多采用非手术治疗）
梗阻类疾病（肠梗阻、胆管梗阻、尿路结石梗阻）	剧烈的阵发性疼痛，伴有胃肠道症状	积极配合诊断，可允许一定时间的观察治疗。但是梗阻如果血运受到影响，则很快发展到坏死、休克（绞窄性梗阻），需尽快手术胆管、尿路结石可先给予止痛剂、解痉剂等保守治疗，观察
腹腔各部位炎症	炎症变化从几小时至几天，没有治疗，腹痛会逐渐加剧，部位更加局限，并有发热。白细胞计数升高，进一步发展出现腹膜炎	在诊断明确之前，或决定手术之前，不要给予止痛剂。积极抗感染治疗，根据病情发展情况决定是否手术
糖尿病酮症酸中毒、铅中毒等	有时会有腹痛	对症病因治疗而无需手术

（1）一般处理。

1）体位：在无休克的情况下，急腹症患者宜采用半卧位或斜坡卧位，可使腹肌松弛，改善呼吸、循环，减轻腹胀，控制感染等。并发休克者需采用休克卧位。

2）饮食：未明确诊断的患者，应当禁食。对病情较轻，确定采用非手术治疗者，可给流质或易消化的半流质饮食，但需要严格控制进食量。对于胃肠穿孔，已出现肠麻痹等病情较重者，必须禁食。疑有空腔脏器穿孔、破裂或腹胀明显者，应禁食水并放置胃肠减压管。

3）纠正水、电解质紊乱和酸碱失衡：防止休克，建立静脉通路，补充血容量，并应用抗生素防治感染，为手术治疗创造条件。

4）观察期间应避免使用掩盖病情变化的药物和处置：严禁使用麻醉类镇痛药物。禁用泻药及做灌肠处理，以免刺激肠蠕动，使炎症扩散或诱发穿孔。必要时可用解痉剂来缓解疼痛。

5）对症治疗：根据不同病因、病情，采用相应的对症处理。

（2）非手术治疗适应证。

1）急性腹痛好转或疼痛>3天而无恶化。

2）腹膜刺激征不明显或已局限。

3）有手术指征但患者不能耐受手术者，在积极采用非手术治疗的同时，尽量创造条件，争取尽早手术。

非手术治疗必须在严密观察病情及做好手术准备的情况下进行，若经短期非手术治疗后急腹症的症状、体征未见缓解反而加重者，应及时采用手术疗法。

（3）手术治疗的适应证。

1）诊断明确，需立即处理者。如急性化脓性阑尾炎、异位妊娠破裂等。

2）诊断不明，但腹痛和腹膜炎体征加剧，全身中毒症状加剧者。

3）腹腔内脏器大出血。

4）急性肠梗阻疑有绞窄坏死者。

二、护理评估及观察要点

1. 护理评估。

（1）病史。

1）年龄与性别：儿童腹痛，常见的病因是蛔虫症、肠系膜淋巴结炎与肠套叠等。青壮年则多见溃疡病、肠胃炎、胰腺炎。中老年则多胆囊炎、胆结石，此外还需注意胃肠道疾病、肝癌与心肌梗死的可能性。肾绞痛较多见于男性，而卵巢囊肿扭转、黄体囊肿破裂则是妇女急腹症的常见病因，如系育龄期妇女，则宫外孕应予以考虑。

2）既往史：有些急腹症与过去疾病密切相关。如胃、十二指肠溃疡穿孔史，腹部手术、外伤史，胆管疾病，泌尿道结石，阑尾炎，女性患者月经史、生育史等。

3）腹痛：询问过往有无腹痛的经历，此次腹痛有无前驱或伴随症状，如发热、呕吐等，起病的缓急、症状出现的先后；腹痛的最明显的部位有无转移和放射；腹痛的性质为持续性、阵发性或者持续疼痛伴有阵发性加重；疼痛的程度；诱发和缓解因素。

4）起病急剧而一般情况迅速恶化者，多见于实质性脏器破裂、空腔脏器穿孔或急性梗阻、急性出血坏死性胰腺炎、卵巢囊肿蒂扭转、宫外孕破裂等；开始腹痛较轻而后逐渐加剧者多为炎症病变，如阑尾炎、胆囊炎等。

（2）身体评估。

1）全身状况：有无痛苦表情，生命体征是否平稳。

2）腹部检查：触诊时从不痛部位逐渐检查至疼痛部位，手法要轻柔（冬季手要温暖）以免引起腹肌紧张，而影响判断，同时了解腹部有无压痛、反跳痛、肌紧张及有无移动性浊音，肠鸣音等，观察患者面色，精神和意识的变化。

2. 观察要点。

（1）生命体征的变化：定时测量体温、脉搏、呼吸、血压，观察神志变化。注意有无脱水、电解质失衡及休克表现。

（2）消化道功能状态：如饮食、呕吐、腹泻、排气、排便，以及腹痛的部位、性质和范围的变化。

（3）腹部体征的变化：如腹胀、肠蠕动、压痛、反跳痛、肌紧张、肝浊音界以及移动性浊音等。

（4）重要脏器：如心、肝、肺、肾、脑等功能的变化。

（5）加强病情的动态观察，注意新的症状和体征。

（6）保持输液管道及各导管的通畅，准确记录出入量。

三、急诊救治流程

急腹症急诊救治流程详见图2-1。

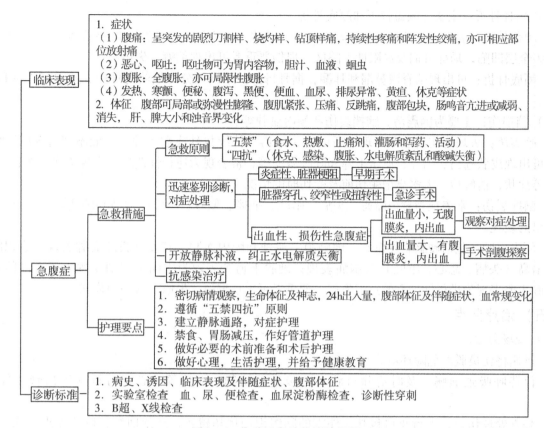

图 2 - 1　急腹症急诊救治流程图

第三节　颅脑损伤的急救护理

一、疾病介绍

（一）颅脑创伤的定义

颅脑创伤的定义：指暴力作用于头颅引起的创伤。占全身损伤的 15% ~ 20%，常与其他部位的损伤并发存在，包括头皮损伤、颅骨损伤和脑损伤。其中脑损伤后果最为严重，应特别警惕。

（二）颅脑创伤的病因

颅脑创伤的病因主要是意外交通事故、工矿作业伤，其他如火器操作、爆炸、锐器、高空坠落等也是其病因所在。

（三）颅脑创伤的发病机制

颅脑创伤始于致伤外力作用于头部所导致的颅骨、脑膜、脑血管和脑组织的机械形变（mechanical distortion）。损伤类型则取决于机械形变发生的部位和严重程度。原发性脑损伤主要是神经组织和脑血管的损伤，表现为神经纤维的断裂和传出功能障碍，不同类型的神经细胞功能障碍甚至细胞的死亡。继发性脑损伤包括脑缺血、脑血肿、脑肿胀、脑水肿、颅内压升高等，这些病理生理学变化是由原发性损伤所导致的，反过来又可以加重原发性脑损伤的病理改变。

（四）临床表现

临床主要表现为意识障碍、瞳孔及生命体征变化、颅内高压等。

（1）头皮损伤：主要为头皮血肿、头皮裂伤和头皮撕脱伤，其头皮撕脱伤最为严重，表现为剧烈疼痛及大量出血，可引发疼痛性休克及失血性休克。

（2）颅骨骨折：主要为颅盖骨折和颅底骨折。

1）颅盖骨折：表现为线性骨折和凹陷性骨折，其线性骨折发生率最高，局部压痛、肿胀；凹陷性骨折多为全层凹陷，局部可扪及局限性下陷区，损伤严重者可出现偏瘫、失语等。

2）颅底骨折：可出现脑脊液鼻漏和耳漏，据骨折部位不同可分为颅前窝骨折、颅中窝骨折和颅后窝骨折。

（3）脑损伤：主要为脑震荡、脑挫裂伤和颅内血肿等。

1）脑震荡：表现为伤后立即出现短暂的意识障碍、持续数秒或数分钟，一般不超过30分钟。同时患者可出现皮肤苍白、出汗、血压下降和呼吸微弱等，常表现为逆行性遗忘，出现头痛、头昏、恶心和呕吐等症状，清醒后，大多忘记受伤前及受伤时的情况。

2）脑挫裂伤：常表现为意识障碍、头痛、呕吐、抽搐、偏瘫、颅内压增高和脑疝等，其意识障碍是最突出的表现。

3）颅内血肿：包括硬脑膜外血肿、硬脑膜下血肿和脑内血肿，其硬脑膜外血肿表现为意识障碍、颅内压增高（头痛、恶心、呕吐）及脑疝表现；硬膜下血肿表现为中间清醒期及颅内压增高的表现；脑内血肿主要表现为进行性加重的意识障碍，严重者可出现偏瘫、失语、癫痫等症状。

（五）治疗要点

（1）现场急救。

1）迅速将伤员脱离危险环境。

2）保持呼吸道通畅，及时清除口腔及呼吸道分泌物、血块等，必要时行气管插管或气管切开术。

3）妥善处理伤口，进行止血包扎，外露的脑组织用优拓覆盖，严禁回纳，以免加重损伤及污染伤口。

4）呼吸、心跳停止者，应立即行心肺复苏。

（2）急诊治疗。

1）迅速建立静脉通路。

2）气道管理：吸氧，保持呼吸道通畅，必要时行气管插管、气管切开，进行机械通气。

3）体位：头高位，抬高15°，避免颈部扭曲，以利于颅内静脉回流，从而减轻脑水肿，降低颅内压。

4）手术治疗：开放性颅脑创伤，应行清创缝合术，如患者伤后迅速出现再昏迷加深，一侧或两侧瞳孔散大者，应立即行手术减压，一般常用的手术方式有开颅清除血肿术、去骨瓣减压术及钻孔引流术。

5）控制脑水肿，应用20%甘露醇250mL快速静脉滴注，必要时也可加用呋塞米20～40mg静脉推注；激素治疗，用地塞米松5～10mg静脉推注；应用冰帽，以降低脑组织代谢、减少耗氧量、减轻脑细胞损害，以预防及控制脑水肿。

6）预防并发症：加强呼吸道、泌尿系统及皮肤等护理。

二、护理评估与观察要点

（一）护理评估

（1）患者一般情况：年龄、性别、婚姻、职业、饮食及睡眠等。

（2）受伤史：评估患者意识、瞳孔，了解患者受伤过程，如受伤原因和暴力大小、方向、性质、速度、受伤时间，患者当时有无意识障碍，其程度及持续时间，有无逆行性遗忘，受伤当时有无口鼻、外耳道流血或脑脊液鼻漏、耳漏现象，以及是否出现头痛、恶心、呕吐，现场是否采取急救措施，效果如何，转运途中情况等。

（3）既往史：了解患者有无呼吸系统疾病、营养不良等疾病，有无吸烟及酗酒史等。

（4）身体状况：头部有无破损、出血；患者有无颅内压增高的表现，如头痛、呕吐等，生命体征、意识、瞳孔及神经系统体征的表现。

（5）了解头颅 CT、头颅 MRI 的检查结果，以判断脑损伤的严重程度及类型。

（6）心理和社会支持情况：了解患者及家属的心理反应，如有无焦虑、恐惧、担心颅脑损伤后遗症及是否会影响日常工作、生活等，另外，还要了解家属对于患者的关心、支持能力和程度。

（二）观察要点

（1）现存问题观察：观察患者神志、瞳孔、生命体征、神经系统病征、有无脑脊液耳漏、鼻漏、头痛、呕吐、呕吐物的性质、量及血氧饱和度等变化，如发现患者伤后一侧瞳孔进行性散大，对侧肢体瘫痪，意识障碍，提示脑疝发生；如患者突然出现呼吸停止，提示可能发生枕骨大孔疝。

（2）其他并发症的观察。

1）蛛网膜下隙出血：多因脑挫裂伤所致，患者表现为头痛、脑膜刺激征等。

2）癫痫：表现为抽搐发作，以局限性发作和全身性发作最为多见。

3）肺部感染：观察患者有无咳嗽、咳痰，血常规及 X 线摄片。

4）泌尿系统感染：观察患者有无尿频、尿急、尿痛，尿常规检查等。

5）压疮：观察患者皮肤情况，尤其是尾骶部、足跟等骨隆突部位。

6）废用综合征：脑损伤患者因神志不清或肢体功能障碍，可发生关节挛缩和肌萎缩。因此，应保持患者肢体处于功能位，防止足下垂。

三、急诊救治流程

颅脑创伤急诊救治流程详见图 2-2。

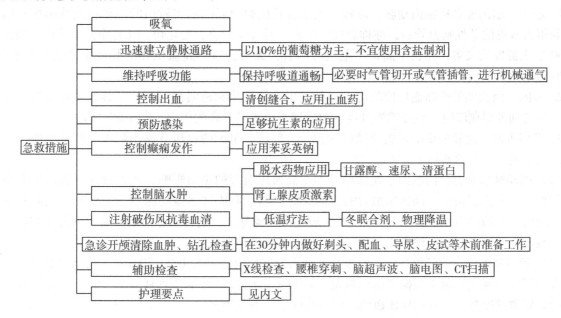

图 2-2　颅脑创伤急诊救治流程图

颅脑创伤护理要点详见图 2-3。

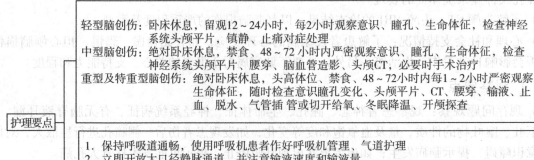

护理要点

轻型脑创伤：卧床休息，留观12～24小时，每2小时观察意识、瞳孔、生命体征，检查神经系统头颅平片、镇静、止痛对症处理
中型脑创伤：绝对卧床休息，禁食、48～72小时内严密观察意识、瞳孔、生命体征，检查神经系统头颅平片、腰穿、脑血管造影、头颅CT，必要时手术治疗
重型及特重型脑创伤：绝对卧床休息，头高体位、禁食、48～72小时内每1～2小时严密观察生命体征，随时检查意识瞳孔变化、头颅平片、CT、腰穿、输液、止血、脱水、气管插管或切开给氧、冬眠降温、开颅探查

1. 保持呼吸道通畅，使用呼吸机患者作好呼吸机管理、气道护理
2. 立即开放大口径静脉通道，并注意输液速度和输液量
3. 严密观察病情，伤后24小时内，15～30分钟测血压、呼吸、脉搏、瞳孔1次，观察神志、颅内压变化
4. 对耳鼻流血或脑脊液耳鼻漏，应保持局部清洁通畅，切勿堵塞
5. 避免用力咳嗽，保持大便通畅，作好口腔护理

图 2-3　颅脑创伤护理要点流程图

第四节　急性脑出血的急救护理

一、疾病介绍

1. 定义。脑出血是指脑内动脉、静脉、毛细血管破裂引起的脑实质内的一种自发性脑血管病。是中、老年人常见的急性脑血管病，亦称急性脑出血，具有发病急、变化快、死亡率高等特点。脑出血在50～60岁人群发病最多，死亡率高，严重地影响着人类的健康。高血压和动脉硬化是脑出血最常见、最重要的原因。

2. 病因。因长期慢性高血压使脑内小动脉发生动脉硬化和透明样病变，尤其老年人血管本身就脆性强，当遇到外界刺激时，血压骤然升高，血管壁难以承受升高的压力，发生破裂出血。

3. 发病机制。比较公认的是微动脉瘤学说，一般认为单纯的血压升高不足以引起脑出血，脑出血常在并发脑血管病变的基础上发生。

（1）微动脉瘤破裂：因脑内小动脉壁长期受高血压引起的张力影响，使血管壁薄弱部位形成动脉瘤，其直径一般为500μm。高血压患者的脑内穿通动脉上形成许多微动脉瘤，多分布在基底核的纹状动脉、脑桥、大脑白质和小脑中直径为100～300μm的动脉上，这种动脉瘤是在血管壁薄弱部位形成囊状，当血压突然升高时，这种囊性血管容易破裂，造成脑出血。

（2）脂肪玻璃样变或纤维坏死：长期高血压对脑实质内直径为100～300μm小穿通动脉管壁内膜起到损害作用，血浆内的脂质经损害的内膜进入内膜下，使管壁增厚和血浆细胞浸润，形成脂肪玻璃样变，最后导致管壁坏死，当血压或血流急剧变化时容易破裂出血。

（3）脑动脉粥样硬化：多数高血压患者的动脉内膜同时存在多样病变，包括局部脂肪和复合糖类积聚出血或血栓形成，纤维组织增长和钙沉着，脑动脉粥样硬化患者易发生脑梗死，在大块脑缺血软化区内的动脉易破裂出血，形成出血性坏死病灶。

（4）脑动脉的外膜和中层在结构上薄弱：大脑中动脉与其所发生的深穿支——豆纹动脉呈直角，在用力、激动等因素使血压骤然升高的情况下，这种解剖结构使该血管容易破裂出血。

4. 临床表现。

（1）突然神志丧失：突然神志丧失是脑出血最主要的症状。多数患者起病急骤，一般在数分钟至数小时内达到高峰；一些患者昏迷往往一开始即非常严重；少数患者可渐进发展，逐渐加深，提示预后不良。

（2）头痛、呕吐：患者因颅内压增高导致剧烈头痛、频频呕吐，呕吐物可以是胃内容物，也可以是咖啡样液体，是胃内发生应激性黏膜破溃出血所致。

（3）血压增高：绝大多数脑出血发作时面色红润、血压增高，收缩压超过 26.7kPa，典型的脑出血患者舒张压也升高。

（4）鼾声大作：患者软腭麻痹，舌向后拉，引起呼吸道不畅，导致打呼噜。此时如将头部后仰，下颚向前推，鼾声呼吸即可明显减轻。

（5）其他症状：猝然倒地，很快出现言语不清、唾液外流；昏睡、昏迷、大小便失禁、人事不省、脉搏缓慢、充实有力；四肢肌肉迟缓，半身不遂。

5. 诊断要点。

（1）常于体力活动或情绪激动时发病。

（2）气候骤变、用力排便、饮酒、洗澡常为发病的诱因。

（3）发作时首先感到剧烈的头痛、反复呕吐和血压升高。

（4）病情进展迅速，常出现意识障碍、偏瘫和其他神经系统局灶性体征。

（5）多有高血压病和动脉硬化或糖尿病史。

（6）腰穿脑脊液多为血性，并且压力增高。

（7）头颅 CT 或 MRI 检查可明确诊断。

（8）预后白色团块显示出血灶脑出血死亡率和致残率相当高，预后不良。

6. 治疗要点。

（1）现场急救：到达现场后，快速询问病史，并配合医师立即进行必要的体格检查，密切监测生命体征及病情变化情况，注意有无头痛、呕吐、颅内血压增高等症状。脑出血患者易因体位的变化致颅内出血而压迫中枢引起心跳呼吸突然骤停，因此对急性脑出血患者可以取平卧位、头偏向一侧或头部抬高 30°，有利于减轻脑水肿和防止窒息，保持呼吸道通畅，并由专人保护和固定头部。

（2）内科治疗。

1）一般治疗：①安静卧床，床头抬高，保持呼吸道通畅，定时翻身、拍背，防止肺炎、压疮；②对头痛、烦躁者应用镇静、止痛药物，癫痫发作者给予抗惊厥药；③头部降温，用冰帽或冰水以降低脑部温度，降低脑代谢，有利于减轻脑水肿。

2）调整血压：血压过度升高者可口服或鼻饲降压药物，紧急情况下可静脉点滴降压药，同时监测血压，使血压维持在（20～21.3）/（12～13.3）kPa［（150～160）/（90～100）mmHg］为宜。降低颅内压：约有 2/3 的脑出血患者发生颅内压增高，积极降低颅内压极为重要。

（3）脱水、利尿治疗迅速建立静脉通道，遵医嘱用药

1）脱水剂：20% 甘露醇 125～250mL 快速静脉滴注，视病情每 6～8 小时 1 次，应用 7～15 天。心、肾功能不全者可选 10% 甘油果糖 125～250mL 缓慢静脉滴注，每 8～12 小时 1 次。

2）利尿剂：呋塞米（速尿）20～40mg 静脉注射，每 8～12 小时 1 次。若有凝血机制障碍或并发消化道出血，可应用止血药。

（4）做好急诊监护：严密观察患者的脉搏、呼吸、血压、体温、神志、瞳孔等的变化，其中瞳孔的变化尤为重要，它是观察脑出血患者病情、出血部位的一项重要指征。对伴有上消化道出血的患者，每半小时或 1 小时测生命体征一次。对疑有休克的患者，应留置导尿管，测每小时的尿量，应保持每小时尿量 >30mL，还应定时查血分析，以了解出血是否停止。

（5）手术治疗：年龄 <65 周岁、有明确血肿形成、脑疝发生前期或 CT 证实血肿直径在 3cm 以上的脑出血患者，常被列为手术适应证，对此类患者应做好急诊手术准备。

二、护理评估与观察要点

1. 护理评估。

（1）意识状态意识改变往往提示病情变化，应定时观察和判断意识情况。出现以下征象应警惕病

情恶化：①神志清醒转变为嗜睡状态；②对疼痛反应趋向迟钝；③原躁动不安突然转向安静昏睡或昏睡中出现鼻鼾声；④在清醒状态下出现小便失禁。

（2）生命体征。

1）体温：发病早期体温正常，数日逐渐升高。常提示并发感染。

2）脉搏和心率：注意观察脉搏的速率、节律、强弱等。脉搏缓慢是颅内压增高的表现；脉搏增强提示血压升高；脉搏细弱有循环衰竭的趋势。

3）呼吸：观察呼吸频率、节律和深浅等。脑桥、中脑受损时可出现中枢性过度呼吸，呼吸可加快至 70～80 次/分钟；颅内压增高可导致脑疝而使呼吸减慢或突然停止；呼吸不规则或出现叹息样呼吸、潮式呼吸提示病情危重。

4）血压：颅内压增高时常引起血压增高。特点是收缩压增高。

（3）瞳孔：观察患者双侧瞳孔是否等大及对光反应的灵敏度。双侧瞳孔大小不等，对光反应迟钝或消失，提示脑干损伤；双侧瞳孔缩小呈针尖样，并伴有高热，是原发性脑桥出血特征之一；一侧瞳孔进行性散大伴对光反应消失，意识障碍加重，频繁呕吐，颈项强直，则揭示小脑幕裂孔疝形成。

（4）癫痫：脑出血可引起癫痫发作。注意观察抽搐发生的部位、次数、持续及间隔的时间、发作时有无大小便失禁及瞳孔对光反应是否存在等。

（5）出入量的观察及记录：脑出血患者多应用脱水药降颅压，减轻脑水肿。因此，正确记录出入量尤为重要，可以及时反映患者的肾功能情况和脱水效果。

2. 观察要点。

（1）现存问题观察：脑出血的患者多半伴有头痛、呕吐、血压升高、突然神志丧失等症状，病情严重者将严重危及患者的生命，因此密切观察患者神志、瞳孔、生命体征的变化，并每 15～30 分钟记录一次，意识和瞳孔的变化是提示病情轻重的重要指标。血压越高，越会加重脑出血，必须及时观察血压。详细记录 24 小时的出入量。

（2）并发症的观察。

1）脑疝：脑疝是指颅内疾病引起颅内压增高以及颅内压增高加剧的一种严重危象。急性期患者绝对卧床休息，床头抬高 15°～30°以利于静脉回流，减少脑血流量，降低颅内压。也可根据病情，12 小时后进行翻身。除呼吸、进食、排泄外，其他活动需严格禁止。严密观察患者有无剧烈头痛、喷射性呕吐、躁动不安、血压升高、脉搏减慢、呼吸不规律、一侧瞳孔散大、意识障碍加重等脑疝的先兆表现，一旦出现，应立即报告医生，配合抢救。

2）上消化道出血：消化道出血是脑出血常见并发症，多发生于脑出血后 7 天。应密切监测血压和脉搏，观察血压的动态变化，必要时记录出入水量。监测大便性质、颜色、量，进行大便隐血试验检查，及时发现有无隐血。观察患者有无头晕、黑便、呕血等失血性休克表现。胃管鼻饲患者应注意回抽胃液。

3）肺部感染：有意识障碍的患者或因偏瘫卧床的患者，因为不能及时地清理呼吸道分泌物或者呕吐物，易引发肺部的感染。要保持室内空气的清新，给患者持续吸氧或间断吸氧；还要及时吸痰，保持呼吸道的通畅；密切监测体温的变化；预防性使用抗生素。

4）应激性溃疡：脑出血患者颅内高压状态影响下丘脑及脑干功能，导致自主神经功能紊乱和肾上腺皮质激素分泌增多，增强迷走神经兴奋性，使胃酸分泌增多，导致胃黏膜糜烂、坏死，溃疡形成，引起消化道出血。应预防性使用西咪替丁，它能有效减少胃酸分泌，减轻胃黏膜损害，降低应激性溃疡的发生率。并发应激性溃疡时应禁食，给予止血药。

5）泌尿系感染：多见于女性和留置导尿管者。对尿失禁的患者应及时更换尿垫，保持会阴及床单的整洁和干燥。定时检查尿常规，必要时做中段尿培养。留置导尿者应做好导尿管的护理。

三、急诊救治流程

脑出血急诊救治流程图详见图 2 - 4。

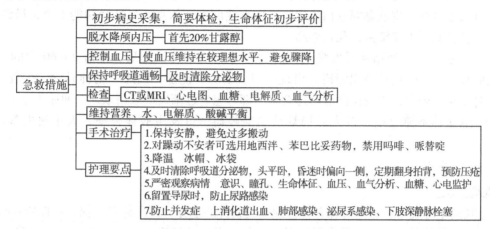

图 2 - 4　脑出血急诊救治流程图

第五节　急性一氧化碳中毒的急救护理

一、疾病介绍

（一）定义

急性一氧化碳中毒是指人体短时间内吸入过量 CO 所造成的脑及全身其他组织缺氧性疾病，严重者可引起死亡。

（二）病因

（1）职业性中毒：如矿山采掘放炮、煤矿瓦斯爆炸、火灾现场、钢铁冶炼、化肥生产、制造甲醇、丙酮等都可产生大量的一氧化碳，若通风防护不当，吸入可致中毒。

（2）生活性中毒：日常生活中，煤炉产生的气体中一氧化碳含量达 6% ~ 30%，室内门窗紧闭，火炉无烟囱或烟囱堵塞、漏气都可引起一氧化碳中毒。

（三）发病机制

一氧化碳被人体吸入进入血液后，85% 与血红蛋白（Hb）结合形成稳定的碳氧血红蛋白。由于碳氧血红蛋白的亲和力是氧合血红蛋白比氧大 240 倍，而碳氧血红蛋白解离却比正常 Hb 慢 3 600 倍，因此，血液中一氧化碳与氧竞争 Hb 时，大部分血红蛋白成为碳氧血红蛋白。碳氧血红蛋白携氧能力差，引起组织缺氧，而碳氧血红蛋白解离曲线左移，血氧不易释放更加重组织缺氧。此外，一氧化碳还可与还原型细胞色素氧化酶的二价铁结合，抑制该酶活性，影响组织细胞呼吸与氧化过程，阻碍对氧利用。脑和心脏（对缺氧最敏感的器官）最易遭受损害。脑内小血管迅速麻痹扩张。脑内三磷腺苷（ATP）无氧情况下耗尽，钠泵运转不灵，钠离子蓄积于细胞内而诱发脑细胞内水肿。

（四）临床表现

一般有明确的一氧化碳吸入史，中毒的程度与吸入时间的长短、吸入的浓度、机体对一氧化碳的敏感性、耐受性密切相关。一氧化碳急性中毒的临床表现根据碳合血红蛋白形成的程度可分为 3 级：

（1）轻度中毒：血液中碳合血红蛋白占 10% ~ 20%，患者有头痛、眩晕、心悸、恶心、呕吐、四肢无力，可有短暂的晕厥，还可诱发心绞痛发生，及时吸入新鲜空气后症状会迅速消失。

（2）中度中毒：血液中碳合血红蛋白占 30% ~ 40%，除上述症状外，患者还可昏睡或浅昏迷，瞳孔对光反应迟钝，皮肤和黏膜出现典型樱桃红色，及时抢救，呼吸新鲜空气或氧气后可较快清醒，各种症状数小时内消失，一般不留后遗症。

（3）重度中毒：血液中碳合血红蛋白达到50%以上，患者呈深昏迷，各种反射消失，瞳孔散大，血压下降，呼吸不规则，皮肤黏膜苍白或发绀，中毒性肝炎、休克、急性肾功能不全，最终呼吸空气，患者可数小时甚至数天不能清醒，死亡率高。

（4）迟发性脑病（神经精神后发症）：急性CO中毒患者在清醒后，经过2~60天的"假愈期"，可出现下列临床表现：①精神意识障碍，出现幻视、幻听、忧郁、烦躁等精神异常，少数可发展为痴呆；②锥体外系神经障碍，出现震颤麻痹综合征，部分患者逐渐发生表情缺乏，肌张力增加，肢体震颤及运动迟缓；③锥体系神经损害及大脑局灶性功能障碍，可发生肢体瘫痪、大小便失禁，失语，失明等。

（五）治疗要点

（1）现场急救。

1）迅速脱离中毒现场：迅速将患者转移到空气新鲜的地方，卧床休息，保暖；保持呼吸道通畅。

2）转运：清醒的患者，保持无障碍呼吸，有条件者应持续吸氧；昏迷中的患者，除持续吸氧外，应注意呼吸道护理，避免呼吸道异物阻塞。

（2）院内救护：纠正缺氧：迅速纠正缺氧状态。吸入高浓度氧气可加速CO Hb解离，增加一氧化碳的排出。目前高压氧舱治疗效果最好。呼吸停止时，应及早进行人工呼吸，或用呼吸机维持呼吸。危重患者可考虑血浆置换。

（3）进一步治疗：首先建立静脉通道，遵医嘱用药，防止并发症的发生。

1）20%甘露醇：严重中毒后，脑水肿可在24~48小时发展到高峰。脱水疗法很重要。目前最常用的是20%甘露醇静脉快速滴注，也可注射呋塞米脱水。

2）能量合剂：常用药物有三磷腺苷、辅酶A、细胞色素C和大量维生素C等，促进脑细胞功能恢复。

3）血管扩张剂：常用的有1%普鲁卡因500mL静脉滴注，川芎嗪注射液80mg溶于250mL液体内静脉滴注等，防治迟发性脑病。

（4）做好急诊监护。

1）应密切观察患者的生命体征，包括体温、脉搏、呼吸、血压、面色、神志、瞳孔的变化，尤其是中、重度中毒以呼吸困难、呼吸肌麻痹为主者，所以需要密切观察患者呼吸的频率、深浅度的变化；严密观察患者有无呕吐现象，观察患者的血压、神志意识及瞳孔的变化，监测水、电解质平衡，纠正酸中毒，并预防吸入性肺炎或肺部继发感染。

2）防治并发症和后发症，加强昏迷期间的护理。保持呼吸道通畅，必要时行气管切开。定时翻身以防发生压疮和肺炎。注意营养，必要时鼻饲。高热者可采用物理降温方法，如头部用冰帽，体表用冰袋，使体温保持在32℃左右。如降温过程中出现寒战或体温下降困难时，可用冬眠药物；严重中毒患者清醒后应继续高压氧治疗，绝对卧床休息，密切监护2~3周，直至脑电图恢复正常为主，预防迟发性脑病。

二、护理评估与观察要点

（一）护理评估

（1）病史评估：一氧化碳接触史。

（2）身体评估：生命体征、意识状态、瞳孔大小、头痛程度。

（3）实验室及其他检查：脑电图可见弥漫性低波幅慢波，与缺氧性脑病进展相平行。

（4）高压氧治疗的效果。

（5）有无焦虑等心理改变。

（二）观察要点

（1）现存问题观察：CO 中毒的后果是严重的低氧血症，从而引起组织缺氧，吸入氧气可加速碳氧血红蛋白解离，增加 CO 的排出。严密观察患者意识、瞳孔变化，生命体征，重点是呼吸和体温，缺氧情况，尿量改变，准确记录出入量。氧浓度过高肺表面活性物质相对减少，易出现肺不张。应严格执行给氧浓度和给氧时间，根据病情随时调整用氧流量，清醒者可间歇给氧。CO 中毒 6 小时内给予高压氧治疗，可减少迟发性病的发生，并能促进昏迷患者觉醒。

（2）并发症的观察。

1）吸入性肺炎及肺水肿：常于中毒第 2～4 天发生肺水肿、肺炎、清除呼吸道分泌物及呕吐物，严密观察体温、心率、血压等变化，应用抗生素控制感染，并发肺水肿时，控制液体滴速，给予强心利尿，准确记录出入液量。

2）脑水肿：中毒严重者，脑水肿一般在 24～48 小时发展到高峰，应密切观察患者有无呕吐现象，呕吐时是否为喷射状，并及时认真听取患者的主诉，一旦发现患者瞳孔不等大，呼吸不规则，抽搐等提示脑疝形成，应给予及时抢救处理。输液过程中密切观察体液的速度和量，观察是否有药液外渗，避免输液量过快、过多、防止发生急性脑水肿。应用脱水剂后观察膀胱充盈情况，对于昏迷不能自行排尿者，给予留置导尿，并要准确记录出入量，注意尿量及颜色的变化。

3）心律失常：保证持续氧气吸入，纠正缺氧状态，应用抗心律失常药及营养心肌药物，严密监测心率（律）、血压变化，迅速处理危急情况。

4）急性肾衰竭：严密观察尿量及液体出入量，纠正休克及缺氧，必要时给予利尿药，血液透析时做好相应护理。

三、急诊救治流程

急性一氧化碳中毒急诊救治流程详见图 2-5。

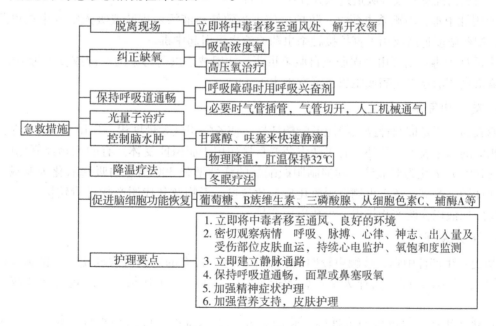

图 2-5　急性一氧化碳中毒急诊救治流程图

第六节　有机磷农药中毒的急救护理

一、疾病介绍

有机磷杀虫药是一种被广泛地应用于农、林业的主要农药之一，工作中防护不当、农作物残留、污染食物和意外服用均可导致急性中毒。我国每年农药中毒患者在 5 万～10 万，其中有机磷农药中毒占70%，死亡率在 10% 左右。有机磷农药中毒是医院急诊科的一种常见急症，病情危重、变化快、并发症多、死亡率高。

（一）定义

有机磷农药中毒是短期内大量有机磷农药进入人体，抑制了胆碱酯酶的活性，造成组织中乙酰胆碱大量积聚，出现以毒蕈碱样、烟碱样和中枢神经系统症状为主要表现的全身性疾病。

按有机磷农药对人体的毒性可分四类：①剧毒类：如甲拌磷（3911）、对硫磷（1605）、内吸磷（1059）等；②高毒类：如敌敌畏、甲基对硫磷、氧乐果、甲胺磷等；③中毒类：如乐果、美曲膦酯（敌百虫）、碘依可酯（乙硫磷）等；④低毒类：如马拉硫磷、辛硫磷等。

有机磷农药是目前农业使用最广的杀虫药，对人畜具有一定毒性，大多呈油状（敌百虫为白色结晶），淡黄或棕色，有大蒜味，不溶于水而易溶于有机溶剂中，在碱性或高温条件下易分解失效。但敌百虫易溶于水，在碱性溶液中则变为毒性更强的敌敌畏。

（二）病因

（1）生产性中毒：生产过程中，操作者手套破损，衣服和口罩污染，或生产设备密闭不严，化学物质泄露，杀虫药经皮肤或呼吸道进入人体引起中毒。

（2）使用性中毒：喷洒杀虫药时，防护措施不当致使药液污染皮肤或吸入空气中杀虫药而引起中毒。另外，配药浓度过高或用手直接接触杀虫药原液也可引起中毒。

（3）生活性中毒：主要由于误服或自服杀虫药，饮用被杀虫药污染的水源或食入污染的食品所致。滥用有机磷杀虫药治疗皮肤病或驱虫也可发生中毒。

（三）发病机制

有机磷农药主要是抑制神经系统胆碱酯酶活性，使乙酰胆碱大量堆积，作用于效应细胞的胆碱能受体，产生相应的临床表现。此外，有机磷农药亦直接作用于胆碱能受体。有的毒物经氧化后毒性增强，如对硫磷（1605）氧化为对氧磷，其抑制胆碱酯酶的活性增强 300 倍，内吸磷氧化为亚砜，其抑制胆碱酯酶的活性增强 5 倍；敌百虫侧链脱氧化后为敌敌畏。毒物及其代谢产物排泄较快，多在 24 小时内排泄。主要经尿液以代谢产物排出，少数以原药排出。

（四）临床表现

（1）病史：生产性中毒，接触史较明确，非生产性中毒有的隐瞒服农药史，有的为误服，有的间接接触或摄入，要注意询问陪伴人员：患者近来情绪、生活、工作情况，现场有无药瓶、呕吐物气味等。

（2）症状和体征：有机磷的毒性强，吸收后 6～12 小时血浓度达最高峰，病情发展迅速，表现复杂。

1）毒蕈碱样症状：主要是副交感神经末梢兴奋所致，表现为平滑肌收缩和腺体分泌增加。临床表现有恶心、呕吐、腹痛、多汗，尚有流泪、流涕、流涎、腹泻、尿频、大小便失禁、心跳减慢和瞳孔缩小。支气管痉挛和分泌物增加，咳嗽、气急，严重患者出现肺水肿。

2）烟碱样症状：又称 N 样症状，是由于乙酰胆碱在横纹肌神经肌肉接头处过度蓄积，持续刺激突触后膜上烟碱受体所致。临床表现为：颜面、眼睑、舌、四肢和全身横纹肌发生肌纤维颤动，甚至强直性痉挛，伴全身紧缩和压迫感。后期出现肌力减退和瘫痪，严重时并发呼吸肌麻痹，引起周围性呼吸衰竭。乙酰胆碱还可刺激交感神经节，促使节后神经纤维末梢释放儿茶酚胺，引起血压增高、心跳加快和心律失常。

3）中枢神经系统表现：中枢神经系统受乙酰胆碱刺激后可出现头晕、头痛、疲乏、共济失调、烦躁不安、谵妄、抽搐、昏迷等症状。

4）中毒程度分级可分为：①轻度中毒：有头痛、头晕、恶心、呕吐、腹痛、胸闷、乏力、出汗、视力障碍。全血胆碱酯酶活力降低至正常值的50%～70%；②中度中毒：除上述症状外，尚有肌束颤动、瞳孔中度缩小、呼吸困难、精神恍惚、语言不清。血胆碱酯酶活力降低至正常值的30%～50%；③重度中毒：瞳孔极度缩小、心率快、呼吸困难、口唇发绀、肺水肿、呼吸衰竭、二便失禁、血压下降、抽搐、昏迷。血中胆碱酯酶活力在30%以上。

为便于掌握上述分度的重点，一般以只有轻度副交感神经兴奋症状和中枢神经症状者列为轻度中毒，有肌肉束颤动即属中度中毒；出现肺水肿、昏迷或呼吸抑制时则属重度中毒。若诊断有困难，可用阿托品作诊断性治疗；阿托品1mg加于50%葡萄糖液20mL静脉注射。若是有机磷农药中毒，症状有所好转；若不是，则出现颜面潮红、口干、口渴等不适感觉。

（五）治疗要点

（1）现场急救：迅速协助患者迅速脱离中毒环境，脱去被污染的衣服，如病情及条件许可时，抢救人员可用肥皂水或清水清洗被污染的皮肤、毛发、指（趾）甲，忌用热水。如是敌百虫中毒者禁用肥皂水，眼部污染者可用2%碳酸氢钠（敌百虫除外）或生理盐水或清水连续冲洗日。现场还应注意搜查患者周围有无药瓶及其药物名称。对于神志不清的患者，在抢救的同时，应向第一个发现患者的人了解当时的情况，主要是了解中毒情况。

（2）院内急救。

1）洗胃：洗胃是有机磷农药中毒患者抢救的关键。洗胃时应注意的几个问题：①洗胃的时间和原则：急性有机磷口服中毒者，洗胃必须遵循及早洗、充分洗、彻底洗的原则。不应该受洗胃4～6小时排空时间的限制。超过洗胃时间者，仍应争取洗胃。因有机磷农药中毒后，使胃排空时间延缓，但由于吸收入血的有机磷农药仍不断弥散到胃肠道，故洗胃仍有效；②胃管的选择及插管方法：插管前应清除口腔内异物，采用经口插粗胃管，以利于灌洗。此方法减少痛苦，同时防止了鼻黏膜出血。在确认胃管在胃内以后，首先抽净高浓度毒液，然后灌洗；③洗胃液的选择：先采用温清水洗胃，待确认毒物后再选择合适的洗胃液。但要注意，服用敌百虫的患者不能用碳酸氢钠溶液洗胃，会增强毒性。乐果、1059、1650等中毒禁用高锰酸钾溶液洗胃，因可被氧化成毒性更强的物质；④体位与灌洗胃：洗胃采用左侧头低位，以利于毒物排出，每次灌洗胃以300～500mL为限，如灌入量过多，液体可以从口、鼻腔内涌出，有引起窒息的危险。同时还易产生胃扩张，使胃内压上升，增加毒物的吸收。突然胃扩张又易兴奋迷走神经，引起反射性心搏骤停的危险。因此要掌握好每次的灌入量。最后以洗出液无色、无有机磷气味和进出液颜色一致为标准。

2）对所有中毒的患者尽早建立静脉通道，遵医嘱尽早使用解毒剂：①抗胆碱药：阿托品是目前最常使用的抗胆碱药，具有阻断乙酰胆碱对副交感神经和中枢神经系统毒蕈碱受体的作用，能缓解毒蕈碱样症状，对抗呼吸中枢抑制有效。及早、适量、反复、正确使用阿托品是抢救成功的另一关键。用量应根据患者病情和个体差异。原则是早期、足量、反复和快速达阿托品化；②胆碱酯酶复能剂：临床常用解磷定、氯解磷定，足量重复使用复能剂是逆转呼吸肌麻痹的关键，早期用药，抢救过程中应边洗胃边应用，24小时内给药为黄金时间。复能剂与阿托品有协同作用，合用时阿托品用量减少，同时要警惕过量中毒的问题。

（3）血液灌流的护理对服毒量大，而且时间长者，经过一般抢救处理后仍昏迷或清醒后再度出现嗜睡甚至昏迷者，应尽早进行血液灌流。血液灌流除了可吸附毒素外，还可通过对炎症介质的清除作用，起到有效防治急性有机磷农药中毒的目的。血液灌流时，护理应加强生命体征监测，监测水、电解质、酸碱平衡状态和血糖等变化，合理应用肝素，观察有无出血征象，监测凝血功能，同时要防止空气栓塞发生。

（4）做好急诊监护。

1）抗休克补液：密切监测血压、心率等生命体征变化及周围循环状态。严格记录液体出入量，动态监测中心静脉压。对低血容量患者，使用输液泵保持匀速。观察患者的尿量、颜色，对意识障碍患者，监测意识、呼吸、瞳孔、定向力及情绪变化。

2）肺水肿的预防及处理：中毒患者需要输液，在输液过程中要观察患者的各种生命体征是否发生变化，注意患者的呼吸节律变化，控制输液的流速，防止肺水肿等并发症的发生。

二、护理评估与观察要点

（一）护理评估

（1）意识状况，生命体征，皮肤黏膜，瞳孔，循环，泌尿，血液，呼吸系统等症状。

（2）毒物的接触史：详细询问患者及陪同人员，明确毒物的种类、剂量、中毒的途径及时间。对意识障碍的患者，应询问陪同人员发现时间、当时情况以及身边有无其他异常情况（如药瓶等）。

（3）中毒的相应症状，有无出现中毒综合征：毒蕈碱样症状，烟碱样症状，中枢神经系统症状。

（4）各项检查及化验结果：如血常规、电解质、动脉血气分析、凝血功能检测等。

（5）药物治疗的效果及不良反应。

（6）洗胃的效果及不良反应。

（7）心理及社会支持状况。

（二）观察要点

（1）现存问题观察：有机磷农药可通过皮肤、黏膜、消化道、呼吸道侵入人体，中毒机制是抑制胆碱酯酶活性，造成组织中乙酰胆碱积聚，而产生中毒症状，有机磷农药中毒病情变化极快。因此，严密观察病情和生命体征，特别是要注意患者的神志、瞳孔、心率、呼吸、血压的变化，保持呼吸道通畅，注意观察患者颜面、皮肤、口唇的颜色变化，加强口腔、皮肤的护理，严密观察有无阿托品化和阿托品中毒的现象。

（2）并发症的观察。

1）阿托品中毒：急性有机磷农药中毒在治疗过程中容易出现阿托品中毒，尤其是从基层医院转运来的急性有机磷农药中毒患者多见。均因阿托品用药不合理所至。有机磷农药中毒致死有60%是阿托品中毒引起的，所以护理人员严密观察托品化指标和中毒症状。阿托品化指标为口干、皮肤干燥、心率80～100次/分钟。如出心动过速（≥120次/分钟）、烦躁、谵妄、手有抓空感、高热，重者甚至昏迷，应考虑有阿托品中毒。在护理作中要注意阿托品注射后症状、体征的观察，并详细记录。

注：阿托品化：患者瞳孔较前散大，皮肤干燥、口干、颜面潮红、肺部湿啰音消失及心率加快。

阿托品中毒：患者出现瞳孔散大、神志不清、烦躁不安、抽搐、昏迷和尿潴留等症状。

2）中间综合征（IMS）：患者出现以呼吸肌麻痹致呼吸衰竭为主的综合征，称为中间综合征。中间综合征患者往往在短时间内出现呼吸衰竭、呼吸骤停而死亡。因此一旦出现中间综合征，应立即报告医生，及时准确给药、呼吸气囊手法通气或人工呼吸，做好气管插管、连接呼吸机等准备。观察痰液的颜色、量，吸痰时严格执行无菌技术。同时要注意观察患者的一般情况，如生命体征、血气分析、通气指标改变的影响。

3）反跳现象：患者病情好转，神志清醒后，因某种原因使患者病情忽然加重，神志再次转为昏迷、心率降低、出汗、瞳孔缩小，即出现反跳现象。在治疗过程中，应观察患者的皮肤湿润度、瞳孔及心率的变化。

4）急性呼吸衰竭：重度有机磷农药中毒者出现口唇发绀、呼吸浅短或牙关紧闭，即出现了急性呼吸衰竭中毒。要及时应用抗胆碱药和复能剂，在洗胃中严密观察患者生命体征、心率、呼吸、经皮血氧饱和度等情况，若出现呼吸浅短，应停止洗胃，立即应用特效解毒剂阿托品和复能剂，待心率、呼吸平稳后再洗。如果呼吸已停止，应立即行气管插管、机械通气后再用小型胃管经鼻腔插胃管洗胃。

5）肺部感染：急性有机磷农药中毒患者因腺体分泌物增多致坠积、洗胃时造成误吸，可导致肺部感染。因此洗胃时灌入胃的洗胃液不超过300mL，以免引起呕吐，吸尽胃管内液体后再拔出胃管，以免将胃内容物漏出于口腔及咽部。吸痰时，吸口腔、咽喉部、气管的吸痰管分开。定期给患者翻身拍背，对清醒患者鼓励咳嗽、排痰，防止肺部再感染。

三、急诊救治流程

有机磷农药中毒的急诊救治流程详见图2-6。

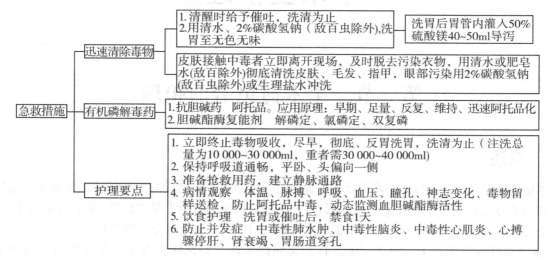

图2-6　有机磷农药中毒的急诊救治流程图

第三章

手术室护理

第一节 手术前患者的护理

一、概述

手术前期指从患者决定接受手术治疗到患者送至手术室为止。此段时期的护理工作称为术前护理。术前护理的重点是在全面评估的基础上，做好术前准备，纠正患者的生理和心理问题，提高对手术和麻醉的耐受能力，将手术风险降到最低。根据手术目的及时限不同将手术分为以下几类。

1. 按手术目的分类。①诊断性手术，目的是明确诊断，如剖腹探查术、取活体组织检查术等；②根治性手术，目的是彻底治愈疾病，如痔切除术、多指（趾）切除术等；③姑息性手术，目的是减轻症状，提高生存质量，如直肠癌晚期，不切除肿瘤，单纯进行结肠造瘘术（人工肛门）以缓解患者梗阻、中毒症状，减轻痛苦，提高生存质量。

2. 按手术时限分类。①急症手术，需在最短时间内进行必要的准备后迅速实施的手术，如外伤性肠破裂、脾破裂等；②限期手术，手术时间可以选择，但有一定时限，应在尽可能短的时间内做好术前准备，如各类恶性肿瘤的根治性手术，各类闭合性骨折的内固定术等；③择期手术，手术时间没有期限的限制，可在充分的术前准备后进行手术，如各类无并发症的良性肿瘤摘除术等。

二、护理评估

（一）健康史

了解与手术相关疾病的诱因、主诉、症状、体征。询问家属或患者既往有无各系统的急、慢性疾病，如糖尿病、高血压等。详细了解创伤、手术史，家族遗传史，用药、过敏史，女性患者了解月经、婚育史。

（二）身心状况

1. 生理状况。

（1）年龄：婴幼儿各系统功能发育尚未完善，老年人各系统脏器功能趋于退化，他们对各种意外、损伤适应性和对手术的耐受力均较成年人差。因此对婴幼儿应重点评估其生命体征、体重和出入液量的变化；老年人应全面评估其身体各系统功能。

（2）营养状况：根据患者的身高、体重、肱三头肌皮肤褶皱度、臂肌围及食欲，精神状态、劳动能力和实验室检查结果（如血浆蛋白含量）等评判患者营养状况。

2. 重要脏器功能状况。

（1）心血管系统：①脉搏、速率、节律和强度；②血压、脉压；③皮肤色泽、温度及有无水肿；④体表血管有无异常：如有无颈静脉怒张和四肢浅静脉曲张；⑤了解有无增加手术危险性的因素：如高血压、冠心病、心肌梗死、心力衰竭等。

（2）呼吸系统：①胸廓形态；②呼吸的频率、深度和形态；③呼吸运动是否对称；④有无呼吸困难、咳嗽、咳痰、胸痛、哮喘或发绀等；⑤有无上呼吸道感染。了解有无增加手术危险的因素，如肺炎、肺结核、支气管扩张、哮喘及慢性梗阻性肺疾病等。

（3）泌尿系统：①排尿情况，有无排尿困难、遗尿、尿频或尿失禁等；②尿液情况，尿液浊度、颜色、尿量及尿比重等，了解有无增加手术危险的因素，如肾功能不全、前列腺肥大或急性肾炎等。

（4）神经系统：①患者是否有头晕、头痛、眩晕、耳鸣、瞳孔大小不等或步态不稳；②了解有无增加手术危险的因素，如颅内压增高或意识障碍等。

（5）血液系统：患者是否经常有牙龈出血、皮下紫癜或外伤后出血不止等。了解有无增加手术危险的因素，如出血倾向的疾病等。

（6）其他：①肝脏疾病，如肝硬化、腹腔积液等；②内分泌系统疾病，如甲状腺功能亢进、糖尿病或肾上腺皮质功能不全等；③水电解质紊乱等。

3. 辅助检查。了解实验室各项检查结果、影像学检查结果，以及心电图、内镜检查报告和其他特殊检查结果。

4. 手术耐受力。评估患者的手术耐受力。耐受良好：全身情况较好，无重要内脏器官功能损害，疾病对全身影响较小者；耐受不良：全身情况不良，重要内脏器官功能损害较重，疾病对全身影响较明显，手术损害大者。

5. 心理－社会状况。了解患者的心理问题及产生心理问题的原因；了解家庭成员、单位同事对患者的关心及支持程度；了解家庭的经济承受能力等。

三、护理诊断与合作性问题

1. 焦虑/恐惧。与罹患疾病、接受麻醉和手术、担心预后住院费用高、对住院环境陌生等有关。
2. 营养失调：低于机体需要量。与禁饮食导致进食不足、分解代谢增强、合成代谢降低有关。
3. 睡眠形态紊乱。与居住环境发生变化、担心手术和疾病预后有关。
4. 知识缺乏。缺乏手术、麻醉相关知识及术前准备知识。
5. 体液不足。与疾病所致体液丢失、液体摄入量不足等有关。

四、护理目标

患者情绪平稳，能配合各项检查；患者营养状态改善；患者安静入睡，休息充分；患者体液平衡得到恢复和维持；患者对疾病有充分认识，能说出治疗及护理的相关知识及配合要点；患者体液得以维持平衡。

五、护理措施

（一）心理护理

1. 心理护理。患者入院时主动、热情迎接，建立良好护患关系；在做术前准备工作时，应耐心向患者或家属讲解手术的目的、意义、方法、预后、要求等，使患者对手术有全面的了解，取得患者和家属的配合；通过一些功能训练，缓解患者紧张情绪，使其正确认识并面对手术。

2. 社会支持。在不影响治疗和休息的前提下，安排家属、朋友、同事探望患者；允许的情况下同意家属陪伴；告知探视、陪伴人员使用正性语言鼓励、安慰患者，增强患者面对疾病的信心和勇气。

（二）一般护理

1. 饮食和休息。根据病情进行饮食指导，鼓励患者摄入营养丰富、易消化的食物，必要时加强营养。指导患者活动与休息相结合，减少明显的体力消耗，保持病房安静，以保证患者的睡眠时间。

2. 呼吸道准备。吸烟者术前2周禁烟。有肺部感染者积极控制感染，指导患者进行深呼吸和有效排痰法训练，对有痰不能咳出者，教会患者由气管深部咳嗽和咳痰，并结合叩背排痰；痰多无力咳出者可遵医嘱给予雾化吸入或在无菌操作下吸痰；对没有禁饮食和心肺功能良好的患者应鼓励多饮水，2 000 ~ 3 000mL/d；根据病情选择合适的卧位，病情许可鼓励患者下床活动。

3. 消化道准备。

（1）非胃肠道手术：成人择期手术，术前禁食8 ~ 12小时，禁饮4小时。以防麻醉或术中呕吐引起窒息或吸入性肺炎。

（2）胃肠道手术：术前3 ~ 4天少渣饮食，1 ~ 2天流质饮食，常规放置胃管；有幽门梗阻者术前3天，每晚睡前用生理盐水洗胃，以排出胃内潴留食物，减轻胃黏膜充血、水肿；结肠、直肠手术术前3天口服肠道不吸收的抗生素，术晨放置胃管，术前1日及手术当天清晨行清洁灌肠或结肠灌洗，以减少术后感染机会。急症手术和结、直肠癌患者不予灌肠。

4. 排便练习。由于排便习惯发生变化，多数人不习惯床上排便，易发生尿潴留和便秘。因此，术前必须进行排便练习。

5. 手术区皮肤准备。又称备皮，指对手术野的皮肤进行剃毛、清洗，以保证手术区域清洁，避免发生感染，利于切口愈合。术前1日，协助患者沐浴、剪指（趾）甲、更换清洁衣裤，注意防止着凉。手术区皮肤准备范围包括切口周围至少15cm的区域。

（1）常用手术部位皮肤准备范围：见表3 - 1。

（2）用物准备：治疗盘内有剃毛刀架及刀片、纱布、橡胶单及治疗巾、毛巾、乙醚、棉签、手电筒、弯盘，治疗碗内盛肥皂水及软毛刷，脸盆盛热水。骨科手术备皮另备75%乙醇溶液、无菌巾、绷带。

表3 - 1　常用手术皮肤准备范围

手术部位	备皮范围
颅脑手术	剃去全部头发及颈部毛发，保留眉毛（图3 - 1）
颈部手术	上至下唇，下至乳头，两侧至斜方肌前缘（图3 - 2）
乳房手术	上起锁骨上部，下至脐水平，两侧至腋后线，包括同侧上臂1/3和腋窝部，剃去腋毛（图3 - 3）
胸部手术	上至锁骨上及肩上，下至脐水平，包括患侧上臂和腋下，胸背均应超过中线5cm以上过中线（图3 - 4）
腹部手术	上腹部手术：上至乳头连线，下至耻骨联合会阴，两侧至腋后线；下腹部手术：上自剑突，下至大腿上1/3前内侧，两侧至腋后线，包括会阴部，剃除阴毛（图3 - 5）
肾手术	上至乳头连线，下至耻骨联合，前后均过正中线（图3 - 6）
腹股沟手术	上至脐平线，下至大腿上1/3内侧，两侧至腋后线，包括会阴区，并剃除阴毛（图3 - 7）
会阴及肛周手术	上至髂骨上棘，下至大腿上1/3，包括会阴及臀部，剃除阴毛（图3 - 8）
四肢手术	以切口为中心，包括上、下、两侧20cm以上，一般超过远近端关节或为整个肢体（图3 - 9）

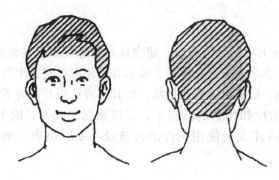

图3 - 1　颅脑手术备皮范围

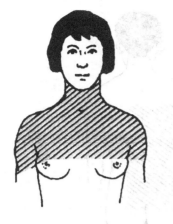

图 3-2　颈部手术备皮范围

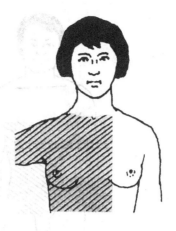

图 3-3　乳房手术备皮范围

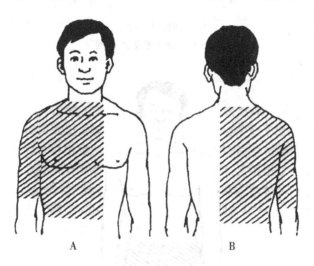

A. 正面；B. 背面

图 3-4　胸部手术备皮范围

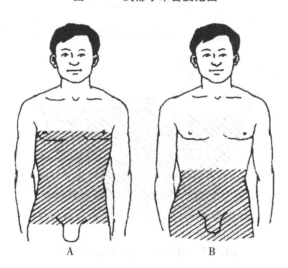

A. 上腹部手术；B. 下腹部手术

图 3-5　腹部手术备皮范围

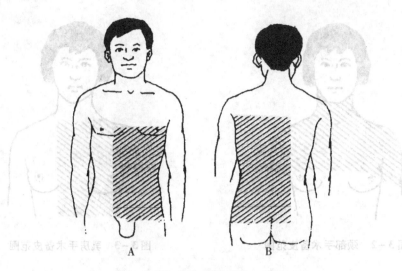

A. 正面；B. 背面

图3-6 肾手术备皮范围

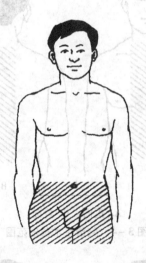

图3-7 腹股沟手术备皮范围

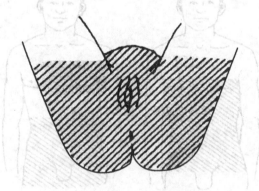

图3-8 会阴及肛周手术备皮范围

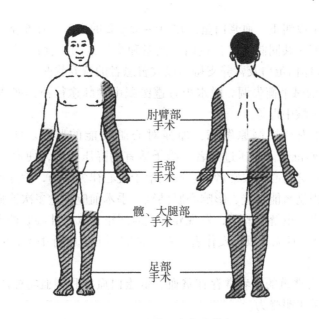

肘臂部手术

手部手术

髋、大腿部手术

足部手术

图3-9 四肢手术备皮范围

（3）操作步骤：①向患者做好解释工作，将其接至换药室（处置室），如在病房床前备皮需用屏风遮挡；②铺橡胶单及治疗巾以保护床单，暴露备皮部位；③软毛刷蘸肥皂水涂局部，一手用纱布绷紧皮肤；另一手持剃毛刀分区剃尽毛发；④剃毕用手电筒照射，仔细检查毛发是否剃净及有无刮破皮肤；⑤毛巾浸热水洗净局部皮肤及肥皂液；⑥腹部手术者需用棉签蘸取乙醚清除脐部污垢和油脂；⑦骨科无菌手术，手术前3天开始准备皮肤。即术前第3天当日用肥皂水洗净皮肤，75%乙醇溶液消毒，无菌巾包扎；术前第2天再做消毒与包扎；术前1天剃净毛发，继续清洗、消毒、包扎；手术日晨重新消毒包扎；⑧备皮完毕，整理用物，妥善安置患者。

（4）注意事项：①剃刀片应锐利；②剃毛前用温肥皂液棉球涂擦患者皮肤；③剃毛时应绷紧皮肤，不能逆行剃除毛发，以免损伤毛囊；④剃毛后需检查皮肤有无破损、发红等异常情况，一旦发现应详细记录并报告医生；⑤操作应动作轻柔、熟练，注意患者保暖；⑥皮肤准备时间越接近手术开始时间越好，一般择期或限期手术于手术前24小时内备皮。小儿皮肤准备一般不剃毛，只做清洁处理。

6. 完善术前检查。正确执行医嘱，完善各种检查，如交叉配血、过敏试验等。

7. 手术日晨准备。

（1）测量生命体征，若发现患者有体温、血压升高或女患者月经来潮时，及时通知医生，必要时延迟手术。

（2）更换病员服，摘除佩戴的饰物和活动的义齿，戴一次性手术帽（包住全部头发）。

（3）胃肠道及上腹部手术者，术前置胃管；盆、腹腔等手术者，应留置导尿管，使膀胱处于空虚状态，以免术中误伤（不需要留置尿管者要排空二便）。

（4）遵医嘱正确使用术前用药。

（5）准备好手术需要的病历、X线片、CT片、MRI片、引流瓶、药品等，随患者带入手术室；与手术室接诊人员仔细核对患者、手术部位及名称等，做好交接。

（三）急症手术患者的护理

患者按常规做皮肤准备、配血、做药物过敏试验及麻醉前准备。一般急症手术患者手术前要"四禁"，即禁止饮食、禁服泻药、禁忌灌肠、在没有明确诊断前禁服止痛剂。危重患者不宜做复杂的特殊检查。

（四）配合治疗护理

1. 加强营养。营养不良的患者易出现失血性休克，创伤修复和切口愈合的能力均下降，易并发感染。因此，术前应尽可能予以纠正。血浆白蛋白在 30～35g/L 的患者应补充富含蛋白质的饮食。根据病情及饮食习惯，与患者、家属共同制订富含蛋白、能量和维生素的饮食计划。若人血白蛋白低于 30g/L，则需静脉输注血浆、人体白蛋白及营养支持，以改善患者的营养状况。

2. 水、电解质紊乱和酸碱平衡失调。脱水患者遵医嘱由静脉途径补充液体，记录 24 小时出入量，测体重，纠正低钾、低钙及酸中毒等。

3. 心血管疾病。应经内科控制原发病，加强对心脏功能的监护。①高血压者，血压在 160/100mmHg 以下时可不做特殊准备。血压过高者，给予适宜的降压药物，使血压稳定在一定的水平，但不要求降至正常后才手术；②对心律失常者，遵医嘱给予抗心律失常药，治疗期间观察药物的疗效和不良反应；③对贫血患者，因携氧能力差、影响心肌供氧，手术前应少量多次输血纠正；④对长期低盐饮食和服用利尿剂者，加强水、电解质监测，发现异常及时纠正；⑤急性心肌梗死者：发病后 6 个月内不宜进行择期手术，6 个月以上且无心绞痛发作者，在严密监测下可施行手术；⑥心力衰竭者：最好在病情控制 3～4 周后再考虑手术。

4. 肝疾病。肝功能损害严重的患者常存在贫血、低蛋白血症和凝血功能障碍等，术前必须经严格准备，改善肝功能，提高手术耐受力。

5. 肾疾病。麻醉、手术创伤都会加重肾的负担，术前准备应最大限度地改善肾功能。如需要透析，应在计划 24 小时内进行。合理控制饮食中蛋白质和盐的摄入量，禁用肾毒性药物，注意维持水、电解质及酸碱平衡，定期监测肾功能。

6. 糖尿病。对糖尿病患者的择期手术，应控制空腹血糖于 5.6～11.2mmol/L，尿糖（＋）～（＋＋）。手术宜安排在当日晨尽早进行，以缩短手术前禁食时间，避免发生酮症酸中毒。糖尿病患者在手术中应根据血糖监测结果，静脉滴注胰岛素控制血糖。

7. 改善肺功能。对伴有肺功能障碍的患者术前应注意改善肺功能。有急性呼吸系统感染的患者，如为择期手术应推迟，待感染控制后再行手术；如属急症手术，则需应用抗菌药并避免吸入麻醉。对有肺病史或拟行肺叶切除术、食管或纵隔手术的患者，术前应做血气分析和肺功能检查，评估肺功能：对存在的问题可通过解痉、祛痰、控制感染及体位引流等措施改善呼吸功能。

六、护理评价

患者情绪是否平稳，能否配合各项检查；患者营养状态是否得以改善；患者能否安静入睡，休息是否充分；患者体液平衡是否得到恢复和维持；患者对疾病是否有充分认识，能否说出治疗和护理的相关知识及配合要点；患者体液是否得以维持平衡。

第二节　手术后患者的护理

手术后护理是指患者从手术完毕回到病室至康复出院阶段的护理。手术创伤导致患者防御能力下降，术后禁食、切口疼痛和应激反应等加重了患者生理、心理负担，不仅影响伤口愈合和康复过程，而且可导致多种并发症的发生。手术后护理的重点是根据患者的手术情况和病情变化等，确定护理问题，采取切实有效的术后监护，预见性地实施护理措施，尽可能减轻患者的痛苦和不适，防治并发症，促进患者康复并给予适当的健康指导。

一、护理评估

（一）手术情况

评估内容包括：患者的麻醉方式、手术名称；麻醉、手术是否顺利；术中失血、补液、引流、切口包扎及患者的情绪等情况。

（二）身体状况

1. 意识状态。注意评估患者麻醉是否清醒，患者能否回答护士的问话，正确判断当前意识状态。

2. 生命体征。根据麻醉方式和手术时间重点观察患者体温、呼吸、脉搏、血压、心率等生命体征的变化。同时，评估患者皮肤、黏膜的温度、颜色，询问感觉和检查肢体的活动度。注意异常生命体征：如"喉鸣音"提示有喉头水肿；血压低，脉搏快、弱，提示循环不足。术后体温超过38℃，持续时间长考虑是否发生了感染。

3. 疼痛。评估疼痛的部位、程度、性质、持续时间及有无伴随症状。同时还需要评估疼痛对患者的休息、睡眠、进食的影响。

4. 切口和引流。评估患者切口有无出血、渗血、渗液及愈合情况。评估引流的量、颜色、性质及是否通畅；多管引流者需进行导管标示，以免护理时发生差错。

5. 术后并发症。评估患者有无术后出血、切口感染、切口裂开、深静脉血栓形成等并发症的发生及其相关因素。

6. 其他。注意评估皮肤的完整性，注意有无恶心、呕吐、尿潴留、便秘或便失禁等情况发生。

（三）心理－社会状况

由于切除了某些组织器官如肢体、乳房，致使身体外观发生了改变，患者担心日后的生活、工作、社交会受到影响，或者因为术后的疼痛、疾病恢复缓慢或并发症加重了身体的不适，患者出现对手术是否成功、自己的生命是不是会受到威胁的猜疑心理，导致术后焦虑情绪反而加重。

（四）辅助检查

手术后进行实验室检查（如血常规、尿常规、血生化等）和其他特殊检查（如B超、X线、造影等），目的是进一步了解患者的手术效果，也为预防和治疗并发症提供依据。

二、护理诊断与合作性问题

1. 疼痛。与手术创伤、各种留置导管及特殊体位有关。

2. 有体液不足的危险。与手术导致失血、失液、禁食、禁饮、液体量补充不足有关。

3. 活动无耐力。与术后切口疼痛、疲乏、体质虚弱有关。

4. 营养失调：低于机体需要量。与术后禁食、创伤后机体代谢率增高有关。

5. 潜在并发症。术后出血、切口感染、切口裂开、肺部感染、泌尿系统感染、深静脉血栓形成等。

三、护理目标

患者疼痛减轻或消除；患者体液平衡得以维持，循环系统功能稳定；患者活动耐力增加，逐步增加活动量；患者术后营养状况得以维持或改善；患者术后并发症得以预防或被及时发现和处理。

四、护理措施

（一）一般护理

1. 交接患者。与麻醉医生和手术室护士做好床边交接。搬运患者时动作轻稳，注意保护头部及各种引流管和输液管道。正确连接各引流装置，调节负压，检查静脉输液是否通畅，注意保暖，但避免贴身放置热水袋取暖，以免烫伤。遵医嘱给予吸氧。

2. 安置卧位。根据患者的手术部位、治疗要求、麻醉方式和苏醒情况安置体位。常见体位如下：①全身麻醉未清醒患者，去枕平卧，头偏向一侧，至完全清醒后根据手术要求改换卧位；②蛛网膜下隙阻滞麻醉患者，去枕平卧6~8小时；硬脊膜外隙阻滞麻醉患者平卧位；③颅脑手术患者生命体征平稳后取15°~30°头高脚底卧位，有利于减轻脑水肿，降低颅内压；④颜面、颈、胸部手术取高半坐卧位，有利于改善呼吸、循环，减轻切口肿胀、疼痛和出血；⑤腹部手术取半卧位或低坡卧位，有利于减轻腹部切口张力、减轻疼痛、引流通畅、炎症局限及改善呼吸；⑥脊柱、臀部手术取俯卧位（脊柱前入路手术取仰卧位）。

3. 饮食与营养。术后患者的饮食由麻醉方式、手术方式、患者的胃肠道功能恢复情况决定。禁食期间应根据医嘱由静脉补充水、电解质和所需能量，并做好禁食期间的基础护理。

（1）腹部手术：一般术后第 5 ~ 6 天进半流质饮食，7 ~ 9 天过渡到软食，如无胃肠道不适可以在第 10 ~ 12 天开始普食，期间禁食易产气食物，如牛奶、豆类制品、高淀粉类食物等。消化道手术术后一般禁食 24 ~ 48 小时，待肠蠕动恢复、肛门排气后，开始进少量流质饮食，然后逐步增至全量的流质饮食。

（2）非腹部手术：进食时间根据麻醉方式、手术类型及患者的全身反应决定。局部麻醉的小手术、全身反应小，患者不需要禁食；手术范围大、全身反应明显的患者，待症状全部消失后可以进食；椎管内麻醉，术后无恶心、呕吐，可在术后 4 ~ 6 小时饮水或进少量流质饮食，以后逐步过渡到软食、普食；全身麻醉患者完全清醒，无恶心、呕吐可进流食，逐步过渡到普食。

4. 休息和活动。保持病室安静，减少不必要的干扰，保证患者有足够的休息和睡眠。待病情稳定后，鼓励患者尽早活动，早期活动有利于增加肺活量、减少肺部并发症、改善血液循环、促进切口愈合、预防深静脉血栓形成、促进肠蠕动恢复及减少尿潴留的发生。活动的方法有鼓励患者深呼吸、咳嗽、活动小关节，勤翻身等；除四肢血管手术外，按摩肢体有利于增加血液循环；手术无特殊要求或无严重并发症，患者可以在术后 24 ~ 48 小时下床活动，活动的量、范围、时间根据患者的耐受程度决定；如果患者有休克、心力衰竭、严重感染、出血、极度虚弱则需要延迟活动时间。

5. 切口护理。注意切口的渗出情况，保持敷料清洁干燥，如果敷料被体液浸湿 1/2 以上需要及时更换；预防切口感染、切口不愈合、切口裂开等并发症，更换敷料时，注意观察切口愈合情况，如果出现红、肿、热、痛、不愈合、有异味要及时通知医生处理。

6. 引流管护理。引流管的作用是引流渗血、渗液，预防感染、促进伤口愈合。引流管一般置于体腔（腹腔、胸腔）或空腔脏器内（胃、膀胱、胆管）。

（1）护理要点：①妥善固定，防脱落；②保持通畅和有效引流，做到"防扭曲、防压迫、防阻塞"；③引流袋（瓶）每天更换，更换时严格无菌操作、预防感染；④注意观察引流物的颜色、性质、量，并做好记录；⑤注意拔管的指征、时间和方法。

（2）拔管时间：根据引流的性质、引流量的多少和引流物的颜色变化决定。橡皮片引流 1 ~ 2 天；烟卷引流 4 ~ 7 天；腹腔引流管 7 ~ 10 天；T 形引流管 10 ~ 14 天；胃肠减压管 3 ~ 7 天待肛门排气后可以拔除。

（二）病情观察

1. 生命体征。大手术、全身麻醉、危重患者，遵医嘱 15 ~ 30 分钟监测一次体温、脉搏、呼吸、血压、意识、瞳孔，待病情稳定后改为 2 ~ 4 小时一次；一般手术每 4 小时观察一次并记录。

2. 并发症的观察。注意倾听患者主诉，及时发现呼吸、循环、泌尿、神经系统的异常变化。及时了解实验室和其他特殊检查的结果，做到全面掌握病情变化，有效预防和发现术后并发症的发生。

（三）治疗护理

1. 术后不适的护理。

（1）疼痛：手术是一种创伤，麻醉作用消失后，患者会出现疼痛，疼痛的高峰一般出现在术后 24 ~ 48 小时，随着伤口的愈合疼痛会逐渐减轻。剧烈的疼痛会严重影响休息、削弱机体抵抗力，护理时需要注意以下几点：①准确评估疼痛发生的规律和判断疼痛的程度；②疼痛轻、可以耐受者可以选用心理疏导法缓解，如听音乐、按摩、松弛术等；③疼痛剧烈者，遵医嘱使用镇静、止痛剂，如安定、吗啡、哌替啶等；④在术后 1 ~ 2 天的疼痛剧烈期内可安装镇痛泵，患者可以自己控制使用止痛剂完成镇痛；⑤教会患者在咳嗽、改变体位时双手保护切口，减小切口张力，减轻疼痛。

（2）发热：患者在术后可以出现体温略升高现象，一般不超过 38℃，术后 2 ~ 3 天恢复正常，称为外科热或吸收热。是术后患者最常见的症状，一般不需特殊处理。如果体温持续升高或正常后又升高，需要注意是否并发感染。高热患者可以采用冰袋冷敷、温水或酒精擦浴等物理降温；物理降温无效遵医嘱正确使用降温药物，同时注意补充丢失的水、电解质，增加热量供给。

（3）恶心、呕吐：是麻醉后最常见的不良反应；或腹部手术刺激胃肠道，使得胃肠功能紊乱出现急性胃扩张或肠梗阻，从而引起恶心、呕吐；也可以因为颅内高压引起呕吐。护理时需要注意以下几点。①使用解痉、止吐剂，或针灸缓解症状；②若经过上述处理症状没有缓解，需要查明原因，如颅内高压引起的，需要降低颅内压，肠梗阻引起的行持续胃肠减压，并查明梗阻的原因；③呕吐发生时注意防止呕吐物误吸引起窒息；并注意保护切口；④呕吐频繁的需要进行实验室检查，了解水、电解质紊乱等并发症的发生情况。

（4）腹胀：腹胀产生的原因主要是术后肠功能恢复差、低钾血症、术中吞入或加压给氧时过多的气体进入胃肠道引起。护理时需要注意以下几点：①根据腹胀的部位，选择胃肠减压或肛管排气；②鼓励患者勤翻身、下床活动，刺激肠蠕动，促进肠功能恢复；③腹部热敷、按摩，补钾等。

（5）尿潴留：多由腰麻阻滞了骶神经、手术切口疼痛不敢排尿或不适应排尿体位改变引起。护理时需要注意以下几点：①采用诱导排尿法，下腹部按摩或热敷；②采用针刺或电兴奋治疗，促进膀胱功能的恢复；③病情许可，给止痛剂或下床排尿；④以上措施失败，在无菌操作下实施导尿术。

2. 术后并发症的预防及护理。

（1）术后出血：常发生于术后 1~2 天。主要原因有术中止血不完善，创面渗血处理不彻底，结扎线脱落、凝血障碍等。主要表现有打开敷料可见明显的新鲜渗血，若发现血液持续性涌出或在拆除部分缝线后看到出血点，可明确诊断；体腔内出血因位置比较隐蔽、不易及时发现而后果严重。当术后早期患者出现休克的各种表现如大量呕血、黑便或引流管中不断有大量血性液体流出，中心静脉压低于 $5cmH_2O$，尿量少于 $25mL/h$，尤其是在输给足够液体和血液后，休克征象或实验室指标未得到改善、甚至加重或曾一度好转后又恶化，都提示有术后出血。护理：术后加强观察，随时监测生命体征，一旦确诊为术后出血，及时通知医师，迅速建立静脉通道，完善术前准备，再次手术止血。预防：手术时务必严格止血，结扎规范牢靠，关腹前确认手术野无活动性出血点。

（2）切口感染：常发生于术后 3~4 天。切口有红、肿、热、痛或波动感等典型体征。护理：加强切口护理，密切监测患者体温；对切口已出现早期感染症状的，应采用勤换敷料、局部理疗、有效应用抗生素等措施；已形成脓肿者，及时切开引流，争取二期愈合，必要时可拆除部分缝线或放置引流管引流脓液，并观察引流液的性状和量。预防：严格完善术前检查和术前准备；术中注意无菌操作；术后注意切口护理，及时发现感染征兆。

（3）切口裂开：多见于腹部及肢体邻近关节处。主要原因有营养不良、切口缝合技术有缺陷及突然增加腹压（如起床、用力大小便、咳嗽、呕吐时）等。其分为完全性（切口全层裂开，可有肠管和网膜脱出）裂开和部分性（深层破裂而皮肤缝线完整）裂开两种。护理：对切口完全裂开者，加强安慰和心理护理，使其保持镇静；禁食、胃肠减压；立即用无菌生理盐水纱布覆盖切口，并用腹带包扎（只包扎不可挤压肠管）；通知医生入手术室重新缝合处理。预防：①手术前后加强营养支持；②手术时用减张缝线，术后延缓拆线时间；③应在良好麻醉、腹壁松弛条件下缝合切口，避免强行缝合造成腹膜等组织撕裂；④切口外适当用腹带或胸带包扎；⑤及时处理引起腹内压增加的因素如腹胀、排便困难。

（4）肺部感染：常发生在胸、腹部大手术后。多见于老年人、长期吸烟和患有急、慢性呼吸道感染者。临床表现为术后早期发热，呼吸和心率加快。患侧胸部叩诊呈浊音或实音。听诊有局限性湿啰音，呼吸音减弱、消失或为管样呼吸音，常位于后肺底部。胸部 X 线检查见典型肺不张征象。护理：协助患者翻身、拍背及体位排痰，以解除支气管阻塞，使不张的肺重新膨胀；鼓励患者自行咳嗽排痰；保证摄入足够的水分；全身或局部抗生素治疗。预防：①术前锻炼深呼吸，戒烟及治疗原有的支气管炎或慢性肺部感染；②全身麻醉手术拔管前吸净支气管内分泌物；③术后取平卧位，头偏向一侧，防止呕吐物和口腔分泌物的误吸；④胸、腹带包扎松紧适宜，避免因固定或绑扎导致呼吸受限；⑤鼓励患者深呼吸咳嗽、体位排痰或给予药物化痰，促进支气管内分泌物排出。

（5）尿路感染：常继发于尿潴留。主要表现为尿频、尿急、尿痛、排尿困难，一般无全身症状。护理：术后观察膀胱充盈程度，发现有尿潴留征象及早实施诱导排尿，失败后无菌操作下行导尿术；鼓励患者多饮水、勤排尿以起到内冲洗的作用；遵医嘱应用有效抗生素。预防：指导患者尽量自主排尿，防止和及时处理尿潴留是预防尿路感染的主要措施。

（6）深静脉血栓形成：常发生于术后长期卧床、活动减少的老年人或肥胖者，以下肢深静脉血栓形成多见。患者多有小腿或腹股沟区疼痛和压痛，体检示患肢凹陷性水肿，腓肠肌挤压试验或足背屈曲试验阳性。护理：①抬高患肢、制动；②禁忌经患肢静脉输液；③严禁按摩患肢，以防血栓脱落；④溶栓治疗和抗凝治疗，同时加强出、凝血时间和凝血酶原时间的监测。预防：鼓励患者术后早期离床活动；高危患者，下肢用弹性绷带或穿弹性袜以促进血液回流；避免久坐；血液高凝状态者，可给予抗凝药物。

五、护理评价

患者疼痛是否得以减轻或消除；患者体液平衡是否得以维持，循环系统功能是否稳定；患者活动耐力是否增加，是否能逐步增加活动量；患者术后营养状况是否得以维持或改善；患者术后并发症是否得以预防或被及时发现和处理。

第三节　甲状腺次全切除术

一、应用解剖（图3-10）

（1）甲状腺位于甲状软骨下方、气管两旁，由中央峡部和左、右两个侧叶构成。峡部有时向上伸出一椎体叶，可借纤维组织和甲状腺提肌与舌骨相连。峡部一般位于第2~4气管软骨的前面；两侧叶的上极通常平甲状软骨，下极多数位于第5~6气管环。甲状腺由两层被膜包绕并固定甲状腺于气管和环状软骨上。由于外层被膜易于剥离，因此又叫甲状腺外科被膜。两层膜间有疏松结缔组织、甲状腺的动脉、静脉及淋巴、神经和甲状旁腺。手术时分离甲状腺应在两层被膜之间进行。甲状腺借外层被膜固定于气管和环状软骨上，及左、右两叶上极内侧的悬韧带悬吊于环状软骨上。吞咽时，甲状腺随之上、下移动。

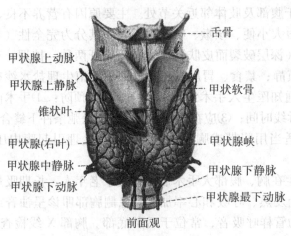

图3-10　甲状腺解剖图

（2）甲状腺血液供应：主要由两侧的甲状腺上动脉和甲状腺下动脉供应。甲状腺上、下动脉的分支之间，以及甲状腺上、下动脉分支与咽喉部、气管、食管的动脉分支之间，都有广泛的吻合、沟通，故在手术时，虽将甲状腺上、下动脉全部结扎，但甲状腺残留部分或甲状旁腺仍有血液供应。甲状腺有

3条主要静脉，即甲状腺上、中、下静脉，其中，甲状腺上、中静脉血液流入颈内静脉，甲状腺下静脉血液流入无名静脉。甲状腺的淋巴液流入沿颈内静脉排列的颈深淋巴结。

（3）声带的运动：由来自迷走神经的喉返神经支配。喉返神经行走在气管、食管之间的沟内，多在甲状腺下动脉的分支间穿过。喉上神经亦来自迷走神经，分内支和外支：内支分布在喉黏膜上；外支与甲状腺上动脉贴近、同行，支配环甲肌，使声带紧张。

二、适应证

甲状腺肿瘤、甲状腺功能亢进。

三、麻醉方式

颈丛阻滞麻醉或全身麻醉。

四、手术体位

垂头仰卧位，肩部垫高，头后仰。

五、手术切口

在胸骨切迹上二横指沿颈部皮肤横纹作正中弧形切口。

六、手术用物

1. 器械类。甲状腺包。
2. 布类。布包、衣包。
3. 其他类。0号丝线、1号丝线、4号丝线、7号丝线、4-0可吸收线、吸引器、电刀、无菌灯罩、18~20号T管、负压引流球、医用封合胶、吸收性明胶海绵、标本袋、切口笔。

七、手术步骤与配合

1. 保护颈部两侧。递大纱垫两块，折成厚的小方块分别放在颈部两侧，用巾钳固定。
2. 常规消毒皮肤。递有齿镊夹取酒精棉球擦拭切口，用干纱垫擦干。
3. 切开皮肤、皮下组织、颈阔肌。递10号刀切开，纱布拭血，有齿镊提起皮肤电刀切开皮下组织，准备直钳或蚊式钳止血，1号丝线结扎。
4. 分离皮瓣。上至甲状软骨，下至胸骨颈静脉切迹，两侧达胸锁乳突肌缘。递组织钳提起皮缘，电刀分离颈阔肌，弯蚊式钳止血，电凝止血或1号丝线结扎。
5. 牵开颈阔肌，缝扎颈前静脉，切开颈白线。根据情况递小甲状腺拉钩或小双头拉钩牵开颈阔肌。递无齿镊，6×17号圆针4号丝线缝扎颈前静脉，中弯钳两把提起正中线两侧筋膜，电刀切开颈白线。
6. 切断颈前肌（视甲状腺大小决定牵开或横行切断甲状腺前肌群）。递中弯钳一把从一侧颈前肌下方穿至对侧，递有齿直钳两把在中弯上、下各上一把，递10号刀切断或电刀切断。同法处理对侧。
7. 由上至下分离甲状腺组织，如下所述。
（1）缝扎甲状腺做牵引：递无齿镊、8×24圆针4号丝线缝扎一针，线不剪断，做牵引。
（2）分离甲状腺组织：递组织剪、蚊式钳或中弯钳逐步分离甲状腺组织。
（3）分离甲状腺上、下静脉及甲状腺中静脉，结扎后切断：递中弯钳分离、中弯带7号或4号丝线引过而结扎，远端用中弯钳两把夹住后将血管切断，4号丝线结扎；近端用6×17号圆针4号丝线缝扎。
8. 切断甲状腺峡部。递中弯钳贴气管壁前分离甲状腺峡部，用4号或7号丝线结扎后10号刀切断。

9. 切除甲状腺。递弯蚊式钳数把钳夹甲状腺周围，递 10 号刀沿钳上面切除甲状腺体，保留甲状腺后包膜。递蚊式钳在切面上止血，1 号丝线结扎，然后递无齿镊，6×17 圆针 4 号丝线间断缝合腺体残端止血。同法切除另一侧甲状腺。

10. 冲洗切口。递生理盐水冲洗，吸引器头吸尽，更换干净纱布，喷医用封合胶。去除肩部垫枕，清点器械、敷料、缝针等物品数目。

11. 缝合甲状腺前肌群。递无齿镊、8×24 号圆针 7 号丝线间断缝合。

12. 在两侧甲状腺前肌层下放引流管。递 18 号 T 管剪成 "Y" 形后放入引流，中弯钳协助置管。

13. 缝合颈阔肌。递无齿镊、6×17 号圆针 4 号丝线间断缝合。

14. 缝合皮下组织。递酒精棉球擦拭切口周围；递无齿镊、6×17 号圆针 0 号丝线缝合。

15. 皮内法缝合皮肤。递有齿镊、4-0 可吸收线行皮内缝合。清点器械、敷料、缝针等物品数目。

16. 覆盖切口。递有齿镊两把对合皮肤，有齿镊夹酒精棉球消毒皮肤，最后递纱布覆盖切口。

八、护理要点

（1）因甲状腺血运丰富，组织脆弱，易引起渗血、出血，故术中应快速准确地传递器械，备好钳带线，充分止血，并放好引流管。

（2）术毕，过手术床时，应用手托住患者头颈部，防止患者自行用力，引起出血，保护好引流管，防止引流管脱落。

（3）因甲状腺功能亢进患者基础代谢率高，颈部手术铺单时几乎覆盖了全身，甚至包括头部，因此，在手术消毒前应取走患者身上的被子，避免患者出汗导致体液的丢失。

（4）防止体位并发症，防止电灼伤。

第四节　甲状腺癌根治术护理

一、应用解剖

详见"甲状腺次全切除术"。

二、适应证

甲状腺癌。

三、麻醉方式

全身麻醉。

四、手术体位

垂头仰卧位，头后仰偏向健侧，垫高肩部。

五、手术切口

"X" 形或 "L" 形切口。

六、手术用物

1. 器械类。甲状腺包。
2. 布类。布包、衣包。

3. 其他类。0 号丝线、1 号丝线、4 号丝线、7 号丝线、4-0 可吸收线、花生米、吸引器、电刀、无菌灯罩、18~20 号 T 管、负压引流球、标本袋、医用封合胶、切口笔。

七、手术步骤与配合

1. 常规消毒皮肤。递折叠好的大纱垫两块放置在颈部两侧，再递有齿镊夹酒精棉球依次消毒皮肤。

2. 切开皮肤、皮下组织、颈阔肌。递 10 号刀切开，干纱布拭血，蚊式钳止血，1 号丝线结扎或电凝止血。

3. 分离皮瓣。上至下颌骨下缘，下至锁骨，内至颈中线，外至斜方肌前缘。递组织钳提起皮缘，递 20 号刀或电刀上下分离皮瓣，中弯钳止血。1 号丝线结扎或电凝止血，干纱布拭血。

4. 结扎颈外静脉。递小弯钳、小直角钳、梅氏剪分离出颈外静脉，递 10 号刀切断，4 号丝线及 1 号丝线双重结扎。

5. 切断胸锁乳突肌、肩胛舌骨肌、气管前肌群及颈前肌群。递中弯钳、小直角钳分离，柯克钳钳夹，电刀一一切断，递 8×24 圆针 4 号丝线贯穿缝扎。

6. 标本内翻，解剖颈外侧区。递 10 号刀切断颈丛，弯蚊式钳钳夹出血点，0 号丝线结扎。

7. 切开颈动脉鞘，确认颈内静脉、迷走神经和颈总动脉。递 10 号刀或梅氏剪切开，递"花生米"钝性分离。若癌肿浸润颈内静脉，则递小弯钳钳夹静脉、10 号刀切断，4 号线结扎，5×14 圆针 1 号丝线结扎。

8. 解剖颌下区，分离颌下腺周围包膜连同附近淋巴结脂肪组织。递甲状腺拉钩牵开下颌舌骨肌，递中弯钳梅氏剪分离。

9. 解剖颌下三角区。递梅氏剪、中弯钳，花生米钝性剥离，暴露颌下三角区，小弯钳钳夹出血点，1 号丝线结扎或电凝止血。

10. 清除迷走神经和颈动脉周围的脂肪淋巴组织。递中弯钳、直角钳分离、钳夹，梅氏剪逐个清除。

11. 切断带状肌，结扎甲状腺上下动脉。递中弯钳分离、钳夹，10 号刀切断带状肌，4 号丝线结扎血管。

12. 切除癌肿及周围组织。递电刀沿气管前壁切下标本。

13. 冲洗切口。递生理盐水冲洗，吸引器头吸引，更换干净纱布，清点器械、敷料、缝针等物品数目，去除肩部垫枕。

14. 于颌下锁骨内、上侧置引流管。递引流管两根，递 9×28 三角针 4 号丝线将引流管固定于皮肤。

15. 缝合颈阔肌。递无齿镊，6×17 圆针 1 号丝线缝合。

16. 缝合皮肤。递有齿镊，9×28 三角针 1 号丝线缝合，再次清点物品数目。

17. 覆盖切口。递有齿镊夹酒精棉球消毒皮肤，纱布覆盖切口。

八、护理要点

（1）同"甲状腺次全切除术"。

（2）准备术中送快速病理检查，在等待快速病理检查期间，应临时在头部垫一软枕，减轻患者的颈部牵拉。

第五节　单纯乳腺肿块切除术护理

一、应用解剖

详见"乳腺癌根治术"。

二、适应证

（1）乳房良性肿瘤（如纤维瘤），局限性乳腺增生症。

（2）巨大的良性肿瘤或多发性瘤及累及乳头的肿瘤。

（3）早期乳癌有综合治疗条件者，或晚期乳癌，患者体质弱不能耐受根治手术者。

三、麻醉方式

局部浸润麻醉。

四、手术体位

仰卧位。

五、手术切口

以病变为中心做放射状切口或弧形切口。

六、手术用物

1. 器械类。清创包。

2. 布类。乳腺布包、衣包。

3. 其他类。1号丝线、4号丝线、吸引器、电刀、长电刀头、无菌灯罩、引流膜、4-0可吸收线、标本袋、弹性绷带、切口笔。

七、手术步骤与配合

1. 常规消毒皮肤。递消毒钳夹碘酊、酒精纱球依次消毒皮肤。

2. 弧形或放射状切开皮肤及皮下组织。递20号刀切开，干纱布拭血，弯蚊钳止血，1号丝线结扎出血点或电凝止血。

3. 分离皮瓣，显露全部肿块。更换手术刀片，递组织钳数把钳夹切口皮缘，电刀潜行分离皮瓣，显露肿块，干纱布压迫止血。

4. 距病变区0.5~1cm做楔形切口，沿胸大肌筋膜前切除肿块。递组织钳夹持肿块或递9×28圆针7号丝线在肿块中央作牵引缝合，递15号刀沿肿块两侧切除。

5. 创面止血。递蚊式钳钳夹，1号丝线结扎或电凝止血，清点器械、敷料、缝针等数目，更换干净纱布。

6. 缝合乳腺组织及浅筋膜。递9×28圆针4号丝线间断缝合。

7. 缝合皮下组织。递海绵钳夹持酒精纱球消毒，递无齿镊，9×28圆针1号丝线间断缝合，再次清点物品数目。

8. 缝合皮肤。递9×28三角针1号丝线间断缝合或4-0可吸收线皮内缝合。

9. 覆盖切口。递酒精纱球消毒，纱布或敷贴覆盖切口，弹性绷带加压包扎。

八、护理要点

（1）防止患者手臂过度外展（不能超过90°），损伤臂丛神经。

（2）伤口包扎时松紧要适宜，过松起不到压迫止血作用。

第六节　乳腺癌根治术护理

一、应用解剖（图3-11）

（1）女性乳房一般呈半球形，体积有很大的差异，位于前胸部第2肋骨或第3肋骨下至第6肋间，内界胸骨旁，外界腋前线。乳头在乳房前方中央突起，周围有色素沉着，称为乳晕。

（2）乳房由腺体、脂肪和纤维组织构成：乳房腺体有15～20个腺叶，分许多腺小叶，腺叶由小乳管和腺泡组成，以乳头为中心，每个腺叶有单独的腺管，呈放射状排列，分别开口于乳头，以储藏乳汁。乳管靠开口的1/3段略为膨大，是乳管内乳头状瘤的好发部位。腺体、小叶和腺泡间有结缔组织间隔，腺叶间还有与皮肤垂直的纤维束，上连浅筋膜浅层，下连浅筋膜深层，称Cooper韧带。

（3）整个乳房腺体由一层脂肪包围：乳房的深面是胸大肌；覆盖于胸廓前面上部，起于锁骨内半侧胸骨、第2～6肋骨或第7肋骨和腹直肌鞘到肱骨大结节。胸小肌位于胸大肌的深面，起于第2～5肋骨至肩胛骨的喙突。

（4）乳房的血液供应来自降主动脉、胸廓内动脉和腋动脉的3个分支。

（5）神经主要是肋间神经的分支，称为肋间臂神经。

（6）乳房的淋巴网很丰富，乳房腺体内各小叶间都有微细的淋巴网。

（7）以胸小肌为标志，将腋区淋巴结分为3组。

1）Ⅰ组：即腋下（胸小肌外侧）组：在胸小肌外侧，包括乳腺外侧组、中央组、肩胛下组及腋静脉淋巴结，胸大肌、胸小肌间淋巴结也归本组。

2）Ⅱ组：即腋中（胸小肌后）组：胸小肌深面的腋静脉淋巴结。

3）Ⅲ组：即腋上（锁骨下）组：胸小肌内侧锁骨下静脉淋巴结。

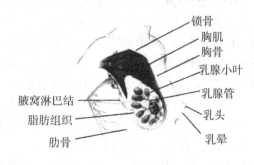

图3-11　乳腺解剖图

二、适应证

（1）Ⅰ、Ⅱ期乳癌，患者全身情况较好者。

（2）部分Ⅱ期乳癌或放射治疗后，原发病灶及腋窝转移有明显缩小者。

三、麻醉方式

全身麻醉。

四、手术体位

（1）仰卧位：患侧上肢外展，肩下用沙袋垫高30°，手术床稍偏向健侧。

（2）仰卧位：患侧上肢外展90°并固定在手术台的支架上，注意不要过伸，防止臂丛神经麻痹，并以软枕将胸部垫高5cm左右。

五、手术切口

以肿瘤为中心环绕乳头和乳晕做一纵梭形切口。

六、手术用物

1. 器械类。大包、长四样。

2. 布类。乳腺布包、衣包。

3. 其他类。1号丝线、4号丝线、7号丝线、11号刀片、50mL注射器、吸引器、电刀、长电刀头、无菌灯罩、引流管2根、负压瓶及连接管2套、医用封合胶、5－氟尿嘧啶、灭菌蒸馏水、标本袋、烧伤棉垫、弹性绷带或胸带、切口笔。

七、手术步骤与配合

（1）手术野皮肤常规消毒铺巾：切口处贴手术粘贴巾，保护切口，上肢用小被单包裹至上臂，无菌绷带包扎。

（2）切口的形状大小：按肿块所在位置及大小决定。一般采用距肿块周围5cm的梭形切口，向上伸展至锁骨和胸大肌边缘之间，向下延伸至肋缘以下。

（3）游离皮瓣：切开皮肤、皮下组织，电刀止血。用直钳夹住切口皮肤作牵引，用电刀分离皮肤，切除皮下脂肪，上至锁骨，下至腹直肌前鞘，内至胸骨边缘，外侧达背阔肌前缘。出血处一般用电刀止血。

（4）切断胸大肌、胸小肌：将胸大肌在靠近肱骨附着处切断，在锁骨下用手指将胸大肌与胸壁钝性分离。切断锁骨部及胸部肌肉纤维，出血处一般用电刀止血或1号丝线结扎。切开胸小肌筋膜，将胸小肌近喙突处切断向下内方牵引。

（5）处理腋窝部及锁骨上下脂肪组织及淋巴结：将胸大肌、胸小肌一起向下牵引，弯组织剪剪开腋窝部筋膜，用组织剪、花生米游离腋窝部及锁骨上下的脂肪和淋巴结组织，将腋动脉、腋静脉各分支用血管钳钳住切断，清除淋巴结，1号丝线或4号丝线结扎，然后切断胸骨缘及肋骨上面的胸大肌、胸小肌纤维，使乳房连同胸大肌、胸小肌整块切除。出血点一般用电刀止血。

（6）冲洗伤口，隔离：用直钳钳住切口皮肤作牵引，先用蒸馏水浸泡切口，再用盐水冲洗伤口两遍，再用5－氟尿嘧啶浸泡创面。每次冲洗后用纱垫擦干伤口，仔细检查伤口有无出血，如有出血，用电刀止血。第三遍用氮介水（1 000mL蒸馏水加盐酸氮芥20mg），浸泡创面5分钟。然后，器械护士、术者更换手套、手术衣，更换手术器械，手术台上再铺上无菌小被单。

（7）放置第一根引流管于腋窝下6~7cm的腋中线上戳一小口，放置橡皮引流管。三角针4号丝线固定引流管。放置第二根引流管于胸壁，固定方法同第一根。

（8）缝合切口：修整切口皮肤，6×14小圆针1号丝线皮下间断缝合，皮肤用6×14三角针1号丝线缝合。如伤口张力过大，可用7号丝线作减张缝合，必要时取大腿皮肤植皮。

（9）用负压抽吸引流管，抽出切口内残余的液体，盖无菌敷料，腋窝部锁骨下方及胸部用烧伤棉垫压迫包扎，减少创面术后渗血，引流管接上引流袋。

（10）用胶布固定伤口敷料，打好胸带，如为全身麻醉患者，待患者清醒后再打胸带。

八、护理要点

（1）防止患者手臂过度外展（不能超过90°），损伤臂丛神经。

（2）手术开始前由巡回护士、器械护士、麻醉医生和主刀医生共同核对手术患者和手术部位，并准备切口笔。

（3）手术时需将手术床偏向健侧，如在等快速病检结果时，应将手术床摇平，以防止患者坠床术前做好相应约束。

（4）伤口包扎时松紧要适宜，过松起不到压迫止血作用，过紧会引起患者呼吸困难及皮瓣坏死。

（5）巡回护士应将病房带来的化疗药在手术开始前输入，因为手术时癌细胞可通过小血管扩散到全身，所以手术开始前应使体内有一定浓度的化疗药，这样有助于手术的成功。

第七节　乳癌改良根治术护理

一、应用解剖

详见"乳腺癌根治术"。

二、适应证

非浸润性乳癌或 I 期浸润性乳癌；II 期乳癌临床无明显腋淋巴结肿大。

三、麻醉方式

全麻醉。

四、手术体位

仰卧位，患侧腋下垫一小枕，上肢外展90°，用托手板支持。

五、手术切口

以肿瘤为中心环绕乳头和乳晕做一纵棱形切口。

六、手术用物

1. 器械类。大包、大弯、扁桃体钳。
2. 布类。乳腺布包、衣包。
3. 其他类。1号丝线、4号丝线、7号丝线、11号刀片、50mL注射器、手术粘贴巾、吸引器、电刀、长电刀头、无菌灯罩、烧伤棉垫、引流管2根、负压瓶及连接管2套、医用封合胶、5-氟尿嘧啶、灭菌蒸馏水、标本袋、弹性绷带或胸带、切口笔。

七、手术步骤与配合

（1）常规消毒皮肤，距离癌肿边缘4~5cm做一纵向或棱形切口，切开皮肤、皮下组织递20号刀切开，干纱垫拭血，1号丝线结扎或电凝止血。

（2）自皮肤与浅筋膜之间分离皮瓣，上界为锁骨下缘，下界达肋弓处，内侧界近胸骨，将乳腺从胸大肌筋膜浅面分离，更换刀片，递组织钳数把提起皮缘，电刀分离皮瓣。干纱垫压迫止血，递甲状腺拉钩暴露术野。

（3）清除胸小肌筋膜和胸肌间淋巴结递组织钳夹乳腺组织向外牵拉，递中弯钳、20号刀锐性分离，4号丝线结扎出血点，递温盐水纱垫覆盖胸壁创面。

（4）分离腋静脉、周围的脂肪及淋巴组织，解剖腋窝：递甲状腺拉钩牵开显露，小弯钳、组织剪分离腋静脉，钳夹向下的分支血管，4号丝线结扎或6×17圆针4号丝线缝扎腋静脉。

（5）切除乳腺、胸肌间淋巴结、腋淋巴结：递电刀切除，弯蚊钳钳夹出血点，4号丝线结扎。

（6）冲洗切口：递温无菌蒸馏水或加5-氟尿嘧啶冲洗，更换干净的纱垫。清点器械、敷料、缝针等物品数目。

（7）于切口外侧下方及腋下各做一个小切口，放置引流：递11号刀片切开，中弯钳放置硅胶引流管，9×28三角针7号丝线固定引流管于皮肤上。

（8）缝合皮瓣：递无齿镊，9×28圆针1号丝线间断缝合。

（9）缝合皮肤：递有齿镊9×28三角针1号丝线间断缝合。

（10）覆盖切口：递酒精纱球消毒皮肤，递纱布覆盖切口，腋窝用纱布填塞，覆盖烧伤棉垫数块，绷带或弹性绷带加压包扎。

八、护理要点

同"乳腺癌根治术"。

第四章

精神科疾病护理

由于精神障碍的特殊性，患者的思维、情感、意志活动往往偏离正常，自知力缺乏，不能正确认识和评价自己，甚至社会功能退化。因此，精神科护士应具备扎实的精神科护理基本技能，学会运用沟通技巧与患者进行有效的交流，加强对精神障碍患者的观察与记录，为患者提供有针对性的有效护理。

第一节　护患关系与护患沟通

一、精神科的护患关系

（一）护患关系概述

护患关系是指护士在特定的环境中（工作场所），运用专业知识和技能，有目的、有计划地与患者接触沟通，所形成的一种治疗性人际关系。护患关系的目的在于为患者提供身心支持并解决患者的健康问题，其特征为：护士对患者表达接纳、同情、帮助和支持，具有工作性、专业性和帮助性。护患关系是精神科护理干预的重要工具，精神科护士面对的经常是认知歪曲、自知力及判断力受损的患者，和谐的护患关系可以帮助护士尽早发现患者的异常状况，及时采取干预措施，让患者稳定下来。此外，护患关系也会影响护士对患者治疗的态度、信心及期望。因此，在精神科临床护理工作中，正确处理护患关系，与患者和谐相处，无论对患者疾病的转归，还是降低护士工作难度，提高工作效率、防范医疗纠纷，都有十分重要的现实意义。

（二）精神科护患关系的分期

Sullivan 教授指出所有的情感问题都来自于人际关系障碍。因此，人际关系作为治疗体系的一个组成部分越来越受到重视，对精神科护理人员而言，护患关系更是重要的干预手段。Peplau 教授也认为，咨询者是精神科护士的首要角色。为了正确有效地发挥护患关系的治疗性作用，必须明确护患关系的发展过程及工作内容。根据护理任务，将护患关系分成 4 个时期，即互动前期、开始期、工作期、结束期。每个时期都是建立在上一个时期的基础上，有具体的任务与特色。各期可能彼此重叠，尤其在护患关系时限较短的情况下。

1. 互动前期。始于护士与患者第一次接触前，目标是探索自我感受。本期护士最重要的任务是进行自我分析，因为个人会将自己从生活经历中得到的个人观点和情感带到临床工作中，护士必须明确这些成见会影响其对患者的护理。例如，在与精神障碍患者接触前，许多护士可能会同一般人一样对其存在一些误解和偏见。最常见的就是认为其具有暴力倾向，因为媒体经常如此描述。护士会害怕患者突然爆发的攻击性行为给自己造成人身伤害，还有一些护士则担心因自己经验不足、谈吐不当而给患者造成伤害。

为了有效地对自我进行分析，护士应该逐步建立成熟稳定的自我概念和充分的自尊。在此基础上，应积极与患者建立建设性的人际关系，帮助患者以同样积极的态度投入护患关系。如果护理人员能明确和控制在语言或非语言上传递给患者的情感和态度，他们就是一个很好的角色榜样。经验丰富的精神科护士常从以下几个方面来进行自我分析：①我对这些患者是否有偏见；②当患者表现无礼、敌对或不合作时，我是否感到愤怒或受伤害；③我是否不愿承担在护患关系中的职责；④我是否对患者过于同情或保护；⑤我是否用优越感来掩饰内心的自卑；⑥我是否因害怕与患者接近而表现为冷漠、拒绝；⑦我是否让患者依赖自己以显示自己的重要性。

此阶段的其他任务是收集患者的初步信息，准备好与患者的第一次接触。信息来源包括入院卡片、与患者关系密切者、其他医务人员。

2. 开始（介绍）期。护士和患者从认识到相互熟悉，目标是与患者建立信任的关系，制订干预计划。护士本期的主要任务之一是与患者建立信任、理解、接受及开放的氛围，这就要求护士必须对患者表现出始终如一的关怀，在任何护理活动中都能信守承诺，做到言出必行。另外，制订干预计划也是此期的一项重要任务，是指护理人员通过言语和非言语的沟通收集更多的患者资料，并将护士和患者的期望和职责确定下来。在此基础上，初步形成护理诊断、具体目标和干预计划。制订计划是一个相互讨论与沟通的过程，患者要尽可能地参与其中。如果患者病情严重或严重孤僻，就不可能完全参与计划的制订，这时护士就必须先制订一个初步的计划，当患者病情逐渐好转后，再与其一起讨论计划的内容。

开始期存在的问题就是护士和患者都可能会产生紧张、焦虑的情绪，特别是患有严重慢性精神障碍的患者。因此，护士必须探索自身和患者的情感反应及找出原因，并寻求解决的途径。如护士诚恳和非批判的态度能使患者感觉放松；接触次数增加可以消除双方的紧张情绪。当患者对护士产生信任时，就会觉得舒适和被认可。

3. 工作期。是执行治疗性护理措施的阶段，主要目标是促进患者的行为改变。本期护士的主要任务是执行护理计划，帮助患者改变不良行为，建立适应性行为与技巧。在精神科护理中，护士和患者共同寻找压力源，促进患者在认知、思维、情感及行为方面自知力的恢复。这些自知力应该以行为改变的形式表现出来，并能融入患者的生活中。在护士的帮助下，患者能控制焦虑，增加独立性，明确自我职责，建立积极的应对机制。

由于工作期是帮助患者解决问题的过程，患者要面对生活中的痛苦，因此经常会有抵抗行为。护士应该为患者提供支持性的帮助，避免这些行为成为护患关系进展中的障碍。

4. 结束期。当护理目标已达到，患者转院、出院时，就标志着护患关系到了结束期。本期目标是评价护理目标是否达到，确保护患关系顺利结束。结束期是护患关系中最困难也是最重要的一个时期。此期护士的任务之一是与患者共同评价其进步与目标达到的程度。目标包括患者自我照顾和适应外界的能力，能够独立和协调地开展工作，情绪稳定并能识别焦虑和应激的征兆，面对焦虑、愤怒和敌意时能积极地应对。此外，护士还可与患者共同讨论制订遇到困境时的持续护理计划。

虽然在开始阶段就已为结束期作了准备，但护士和患者在关系结束时仍不免感到悲伤和失落。因此，此期护士的另一主要任务就是探索和处理这些情感，护士应与患者分享个人的情感，帮助患者接受和经历结束的过程，使其在此过程中变得更加成熟。表4-1总结了护患关系各阶段护士的目标和主要任务。

表4-1 护患关系各阶段的目标与任务

阶段	目标	任务
互动前期	探索自我	评估职业优势与弱点
	情感	明确对精神患者的态度及情感
		尽可能收集患者资料
		计划与患者的第一次见面
开始	建立信任	创造信任、接受及和谐的氛围
（介绍）期	制订干预计划	制订协议
		探索患者的思维、情感及行为
		确定患者的问题

阶段	目标	任务
工作期	促进患者改变	与患者一起建立目标
		保持任何和谐的氛围
		寻找相关压力源
		确定可能的支持系统
		促进患者对现实的感知和自知力
		帮助患者增加独立性和责任感
		帮助患者增加积极的自我概念
		帮助患者建立积极的应对机制
		克服抵抗性行为
结束期	评价目标达到	回顾取得进步和目标达到的情况
	结束治疗性关系	做好结束准备
		识别及处理分离相关性情感及行为
		制订持续护理计划

（三）护患关系的基本模式

美国学者 Seaz 和 Hollender 在《内科学成就》上发表的《医患关系的基本模式》一文中提到了 Seaz - Hollender 医患关系模式。该模式将医（护）患沟通归纳为 3 种类型：主动 - 被动型、指导 - 合作型、共同参与型。这种医（护）患沟通类型划分模式是广泛被医学伦理学与医学社会学界所引用的典型医（护）患关系模式（表 4 - 2）。

表 4 - 2　Seaz - Hollender 医（护）患关系模式

医（护）患关系类型	医护地位	患者地位	适用范围	类似关系
主动 - 被动型	主动地位	被动地位	急重症等无意识状态	父母 - 婴儿
指导 - 合作型	指导地位	合作地位	急性病有意识患者	父母 - 青少年
共同参与型	帮助患者	主动参与	慢性病和心理治疗	成人 - 成人

1. 主动 - 被动型。该类型将患者置于被动地位、护理人员处于主动地位的一种模式。在这种模式中，护理人员具有绝对的权威，处于主动支配地位，而患者则完全被动服从护理人员的治疗方案。该模式常用于手术、麻醉等技术，适用于对意识不清、精神障碍、婴幼儿患者等的治疗与照护。而对于一般患者，由于该模式具有单向作用的特点，因此在整个治疗过程中不利于发挥患者的主观能动性。

2. 指导 - 合作型是目前我国临床工作中最常见的医（护）患模式。该模式是一种通过护理人员主导、患者配合的过渡模式。在该模式下，护理人员的作用占优势，同时又可适当调动患者的主动性。该模式常适用于急诊患者的治疗与照护。一般这类情景发生在患者病情并不严重的情况下，患者神志清醒，有正常的感知能力、感情、意志和行为。由于疼痛或不适，患者处于疾病的痛苦中，因此主动寻求医疗帮助，并乐于配合。其不足之处在于，一旦患者未到达治疗期望值或发生不良并发症，较易引发医（护）患沟通紧张，导致医疗纠纷。

3. 共同参与型是一种以平等关系为基础的医（护）患沟通模式，医患双方都有共同的诊疗愿望、近似的同等权利，以平等关系为基础，双方积极配合，共同参与。在该模式中，护理人员和患者均为主动者，双方相互依存，作为伙伴共同合作，共同参与让双方都感到满意的活动，以加强医患沟通，促进诊疗过程的有效进行。在慢性病、身心疾病的诊疗及部分心理障碍的心理治疗与药物治疗过程中该模式的应用尤为重要。具体而言，护理人员在照护过程中应重视健康指导，使患者及家属享有知情权，参与照护方案的讨论和决策，以提高患者治疗的依从性并建立良好的医（护）患沟通。

（四）建立良好护患关系的要素

1. 熟悉和掌握患者的情况：①一般情况，包括患者的姓名、年龄、性别、相貌、民族、籍贯、宗教信仰、文化程度、职业、兴趣爱好、个性特征、生活习惯、婚姻家庭情况、经济状况等；②疾病情况，包括患者的精神症状、发病经过、诊断、治疗、护理要点、特殊注意事项等。

2. 尊重和接纳的态度。精神障碍患者的异常行为是疾病的临床表现，就像躯体疾病所具有的相应症状和体征一样，与人品道德无关。许多精神障碍患者不会主动求助，甚至回避和拒绝他人帮助，这使得其疾病难以被发现和得到及时治疗。尊重患者人格应首先做到不歧视患者，不能因为患者的异常表现而轻视患者，甚至愚弄患者，应理解患者。在进行各种治疗和护理前，尽可能先征得患者同意，应向其介绍或说明治疗及护理情况，尊重其知情同意权利，获得患者的合作。

接纳即反映了护士相信患者拥有同自己一样的做人权力和尊严。一位对患者具有接纳态度的护士，会主动理解和关爱患者，对患者的合理需要给予及时满足。若确实无条件解决，应耐心向患者解释，以求患者理解；对患者的精神症状，切忌歧视、讥笑或闲谈议论；对患者的病史、隐私应严格保密。总之，在与患者接触交往的护理活动中，让患者感受到护士对他的尊重和接纳，患者才会尊重和信赖护士，从而促进治疗性护患关系的发展。

3. 良好的自身素质和护理技能。在护患关系中护士起主导作用，具有良好素质的护士对患者的影响力大，在患者心目中威信高，有利于良好护患关系的建立和发展。护士对患者的影响力，由护士自身的言行、仪表、知识、技能形成。因此护士必须意识到自己的作用，努力完善"自我"，保持良好的心态。在日常护理工作中，护士精神饱满、情绪愉快、仪表整洁、谈吐文雅，会使患者感到愉快、舒适、亲切，护士行动敏捷利索，操作轻柔熟练，患者就会有安全感。此外，护士应具有高度的预见性和敏锐的观察力，掌握疾病的症状及发展规律，及时发现并做好防范及应对措施。

4. 娴熟的沟通技巧。良好的人际沟通是联络医护感情、护患感情及护护感情的纽带，是建立良好护患关系的基石，是护理工作质量的保证。在临床护理工作中，护士应注意保持和蔼的态度，认真倾听患者的感受，通过与患者的沟通建立起良好的护患关系，实施护理措施。沟通能力的具备对精神科护理人员尤其重要，因为精神障碍患者受精神症状的干扰，人际关系冲突和心理问题增加了护患间沟通的困难，这就要求精神科护理人员必须具有熟练的沟通技巧，否则就无法进行护患的有效沟通。

二、精神科的护患沟通

沟通是通过各种途径将信息从某个地方、人或设备传递给另一个地方、人或设备。在沟通过程中，信息发送者和接收者双方要共同参与、相互感受，彼此聆听，一起致力于信息的交流。沟通是人类与生俱来的本能，是双方的经验分享、内在思想与感情传达及彼此互动的过程，可使人与人之间建立一层密切的关系，增强彼此的友谊。在精神科护理中，治疗性沟通是有目的地应用语言和非语言沟通技巧，使患者提高自知力、控制症状，最终达到康复的目的。

（一）护患沟通的方式和技巧

沟通有两种方式：语言沟通与非语言沟通。灵活地运用这些沟通技巧能增加护理人员的工作效率。

1. 语言沟通技巧。语言沟通是通过语言符号来实现的，分为口头语言和书面语言。它能准确有效地传递信息，是人类最常用的重要沟通方法。在临床上，收集患者的健康资料，了解患者需求，以及实施护理措施都有赖于语言沟通。语言沟通技巧主要包括以下几个方面。

（1）提问技巧：提问是"交谈的基本手段"。交谈者能否提出合适的问题是有效交谈的重要环节。一般来说，有两类提问方式：开放式和封闭式。

1）开放式提问：给回答一方以思考判断和发挥的余地，鼓励他说出自己的观点、意见、思想和感情。提问者可从对方的回答中获得较多的信息。如"您有哪些不舒服？您是因为什么原因来看病的？"

2）封闭式提问：将患者的反应限制于特别的信息范畴之内的问题称为封闭式问题。常被人们与是非题联系在一起，如回答"是"或"否"。如"你是否经常吸烟？""你感到你的呼吸比昨天好些，差些，还是基本上一样？""你的家族中有心脏病病史吗？""生病使你感到恼怒吗？"封闭式提问常用于收集统计资料、病史采集或获取诊断性信息、为澄清某个问题，适用于互通信息性交流中和会谈结束时，而不宜在治疗中交谈。

（2）重复：在交谈过程中，重复是交流的反馈机制。重复给患者以一种自己的话有人倾听，正在生效之感，加强其自信心。使患者感到自己的话有效果或被理解时，就会感到被鼓励，从而继续讲述，并进一步思考。

（3）倾听：这里所讲的"倾听"，不是指生理功能的"听力"，而是一种心理功能，是对接收的信息所做积极能动的心理反应。首先要认真，用心去听对方讲话，不受外界干扰。对对方的讲话要作出适当的反应，如应用重复，或语气词或点头表示等。要捕捉每一个有关信息，但不要轻易给对方的话作出判断，同时要避免急于表达自己的观点和意见。在没有听清对方叙述时，要友好地请对方重复。

（4）语音语调：有研究显示，当人们交流时约30%的信息含义是通过语音、语调来传递的，如果一个人传递的语言很美，但说话时的语音语调很生硬，那么语句的含义就大不一样。所以，护士与患者交流时应注重说话的语音语调，一般情况下，柔和的声调表示亲切和友善。

（5）引导话题：除了善于倾听，护士还应及时地对话题进行引导，将简短的语句加入沟通的过程，如"然后呢"？使患者觉得护士对此次交谈很感兴趣，增加了患者与护士沟通的兴趣。对于患者不愿暴露的问题切忌一再追问；对于思维松散的患者应及时给予引导，确定谈话的目标。

（6）阐释：常常用于解答患者的疑问，消除患者心存的问题或疑惑，如诊断依据、治疗反应、病情严重程度、预后等。护士在进行操作时要向患者说明操作原因及目的，同时了解患者的需求，从而帮助患者解决所存在的困惑。在运用阐释技巧时要注意给患者提供接受或拒绝的机会，即让患者作出反应。阐释的基本步骤和方法是：①尽力寻求患者谈话的基本信息；②努力理解患者所表达的信息内容和情感；③将自己理解的观点、意见用简明的语言阐释给对方，尽量使自己的语言水平与对方的语言水平保持接近，避免使用难以理解的语词；④在阐释观点和看法时要用委婉的口气向对方表明你的观点和想法并非绝对正确，对方可以选择接受或拒绝；⑤整个阐释要使对方感受到关切、诚恳、尊重。

（7）支持与理解：患者总是容易对自身的疾病产生过多的担忧和顾虑，或将疾病扩大化而引起不必要的恐惧和不安。安慰性语言是一种对各类患者都有意义的心理支持，它可使新入院的患者消除陌生感，使恐惧的患者获得安全感，使有疑虑的患者产生信任感，使紧张的患者得以松弛，使有孤独感的患者得到温暖。在安慰时，护士运用共情技巧，理解患者的处境，体察患者的心情，并针对不同的患者选用不同的安慰性语言。

2. 非语言沟通技巧。非语言沟通包括除语言之外的所有沟通方法。它可能比语言沟通更能准确地反映个人的内心想法，因为非语言沟通常常是无意识的，人们对其控制较少。在不同文化条件下，同样的面部表情或手势可能具有相反的或不同的意义。由于精神障碍患者不善于用语言表达自己，也很难理解他人的情感，因此对他们来说，非语言沟通尤为重要。下面介绍精神科护理非语言沟通的常用方法与技巧。

（1）语音线索：又称为辅助语言，包括各种非语言的声音信息。例如，谈话停顿或犹豫、语气平淡，或声音发抖等都表示与语言一致或矛盾的声音信息，语气温柔表示对别人关心，而大声叫喊可能出于愤怒或敌意。其他如谈话速度与节奏，无固定意义的声音如笑、叹息、呻吟、紧张性咳嗽等也属于语音线索。这些线索是表达情感的重要途径，对传递信息非常重要。

（2）面部表情：是除了语言以外的主要信息来源。面无表情的注视、震惊的神情、轻蔑的表情、愁眉苦脸、明朗的微笑，以及眨眼、扬眉等都属于面部表情，表达了人们内心深处的情感。例如，抑郁症患者很少会微笑；疼痛患者如果没有服用镇痛药物或接受其他减轻疼痛的对症处理，可能会愁眉苦脸；痴呆患者由于思维紊乱和失去定向力，经常会出现担心害怕的表情。面部表情还能作为其他沟通方式的补充和修饰，有时甚至能代替语言信息。此外，眼神与注视方向也表示了对对方的重视和关注。人的喜、怒、哀、乐都可通过眼神表达出来，如抑郁症患者的眼神是无精打采，躁狂症患者两眼炯炯有神。因此，作为护士在与患者接触时，首先要笑脸相迎，给人一个亲近的感觉和良好的开端，在交流中要平视对方等。

（3）手势：用手指示、轻叩手指、拍手、摩擦手掌、绞手及以手抚胡须等都属于非语言手势，表达了不同的思想与情感，它们可泄露不安、焦虑、担心、权力、热情、渴望、真诚的关心等情感。例如，握紧拳头常表示患者具有敌意或处于愤怒之中。

（4）体势：护士的一举一动都能够体现特定的态度，表达特定的含义。如身体微前倾向对方，表示热情和兴趣；微微起身表示谦恭有礼，身体后仰，显得若无其事和轻漫；侧转身子，表示厌恶和轻视；背朝对方表示不理睬；拂手而去表示拒绝交往。

（5）触摸：这是有较强感情色彩的非语言形式。日常生活中运用比较多的触摸语是握手。握手时要注意一些细节，如应正视对方，面带微笑，握手时力量要适度，避免用力，时间不要太长。触摸有多种形式，采用触摸与环境场合相一致后才有可能获得积极的结果。否则，会引起消极的后果。所以，触摸一定要考虑人的性别、年龄、社会文化、风俗习惯等，避免发生不良反应。例如，病家被告知了悲痛的消息，此时护士将手放在悲痛者的臂上可得到好的反应。相反，对一脸怒气需要发泄的患者，采用这样的触摸往往适得其反，此时让他发泄愤怒比安慰他的效果会更好。

（6）沉默：本身也是一种信息交流，是超越语言力量的一种非语言沟通方式。恰到好处地运用沉默，可以促进沟通。沉默在交谈过程中可以发挥很有价值的作用，产生显著的积极效果；但有时也是消极的，并对沟通起到反作用。问题是应该何时运用？一般来说，沉默较少运用于交谈的起始期和结束期，而较多地用于探讨期。在起始期，医护人员和患者努力通过谈话建立一种联系，而过多的沉默将影响这一过程。在交谈的最后阶段，沉默可能暗示交谈停止过早，这种作用恰与有计划的终止背道而驰。在探讨期，医护人员常常运用沉默来为双方提供时间思考他们正在努力探讨的问题。

在效果上，医护人员的沉默是在告诉患者："继续说，我和你都在想这个问题，你还有什么需要说的吗？我愿意听你说。"沉默是让医护人员和患者汇集与整理思绪的有效技巧。虽然双方交谈时出现长时间的停顿会令人不舒服，但短时间的沉默往往是有效交谈的重要组成部分。尽管沉默有积极的作用，但也有一些缺点。在交谈者双方还没有相互充分理解的情况下，沉默将增加紧张度。例如，当双方不清楚对方的沉默究竟想做些什么，沉默可能增加他们的不舒适和焦虑。交谈中太多停顿和沉默，可使患者感到谈话目的不明确或无重点，也可能引起患者无所适从的感觉。

（二）精神科护患沟通的原则

1. 保密。护士与患者及家属的接触时间较多，比其他医务人员更有机会了解患者的生活及疾病。无论是患者主动向护士披露，还是护士无意中发觉的，护士都应当秉承保密原则，不在医疗护理范围之外进行扩散。

2. 尊重。受到精神症状的影响，有些患者无法顺利地进行沟通，有的患者带有暴力倾向。与这些患者沟通时，护士要理解患者的行为，不以批判的态度对待患者，以免阻碍治疗性沟通的进行。

3. 以患者为中心。治疗性关系的建立是以促进患者健康为目的，一切针对患者的临床护理决定和行为，都应当以患者的利益为中心，最大限度地保护患者的利益。因此，要求护理计划是为了满足患者的健康需求而制订。

4. 明确沟通目标。护士在整个治疗性沟通过程中应该制订完整的护理目标，并以目标为导向完成治疗性沟通。

5. 避免过多的自我暴露。为了取得患者的信任，建立信任的护患关系，护士可以适当地进行自我暴露，但不能过多地暴露自我，以免将沟通焦点转移到护士身上。在沟通过程中应鼓励患者进行自我暴露，以增强患者对自身疾病的认识能力及解决问题的能力。

（三）与不同精神症状患者的沟通要点

1. 对妄想患者。护士要启发患者述说，以便了解其病情。交谈时要以听为主，对患者所述之事不做肯定也不予以否定，避免与其争辩，以免成为患者妄想的对象。待患者病情稳定、症状改善时再帮助其认识。

2. 对缄默不语或木僵的患者。护士可以关切地坐在患者身边，让患者充分感受护士对他的理解和重视，切不可认为患者对周围环境无应答而听不到护士的讲话。此类患者往往意识清楚，能感悟周围环境，但不做出反应。

3. 对有攻击行为的患者。护士应避免与患者单独共处一室，避免激惹性言语，避免站在患者正面或背对着患者，尽可能站在患者的两侧。如果发现其有攻击行为，可以迅速握住患者打人的手臂并拍其肩，用坚定而温和的态度劝说，暗示局面已得到控制。

4. 对于有抑郁情绪的患者。护士要诱导患者述说内心的痛苦，多安慰鼓励，启发患者回顾快乐的往事，并表示赞同和肯定。

5. 对于癔症的患者。护士切忌在他们面前谈论病情，做任何治疗与护理前应向患者介绍清楚，并获得患者的同意。

6. 对于异性患者。护士的态度要自然，应谨慎、稳重，以免患者把正常的关心当作恋情，产生误会。

（四）护患沟通中的常见障碍

有些沟通方式可能会阻碍护患之间的交流，抑制治疗性沟通，护士应该识别并避免使用这些方式与患者沟通。

1. 给予意见。是指告诉患者什么是应该做的，或应该如何去做。一些患者希望能从专业人员处得到行动的意见。同样，护士也常觉得自身职责是提供带有判断性的意见。这种意见会增强患者的依赖感，并把责任留给护士。如果患者接受了护士的意见，但结果并不理想，患者会反过来责备护士。护士应首先处理患者的情感，如优柔寡断、依赖及恐惧，然后再以适当方式鼓励患者自己解决问题。因此，护理人员要尽量避免使用"你应该……你怎么不……"等告诫，应当采用语气婉转、更容易让患者接受的话，如"你认为我们可以采用哪些方法"等。

2. 反复保证。如"一切都会好的""如果我是你，我不会担心的"之类的保证表明患者没有什么可担心的，因而忽视了患者的情感。没有人能预测或保证一种情况的最终结果，因为在事物发展中有太多变数，如有人情愿保持患者角色，缺少家庭支持，或所患疾病不可逆等。如果患者得到的保证与预期结果不符，他们就会更加气馁，并且不再相信护士，使以后的沟通失去了治疗意义。

3. 同意或不同意。同意或不同意是指认可或反对患者的意见或想法，意味着护士有权利判断患者的意见或想法是"对"或"错"。护士的同意否认了患者改变或修改自己观点的机会；而不同意则意味着患者的观点是错误的，可能会造成患者的自我概念下降，或激起患者的自我防御。如"这是对的，我同意""这是错误的，我不同意"等皆属这类表达。

4. 赞成/不赞成。如"我很高兴你这样做""那样做不好，我宁愿你不要……"等赞成或不赞成，意味着护士有权利判断患者的想法或行为是"好"或"坏"，而患者要用行为来取悦护士。那么，护士对患者的接受也就被认为是有条件的接受，这对建立治疗性关系显然不利。

5. 挑战。当护士认为患者的想法或信念不正确或荒谬时，就可能会通过辩论、逻辑的思维或准确的理论向患者挑战。护士的目的可能是想让患者认识到自己想法的错误并改正它。即使护士在争论中获胜，患者也不会承认错误。因为争论常会伤害患者，使其感觉受轻视、自我概念下降。挑战不仅不能改变患者的观点与想法，还可能激起敌意，阻碍治疗性关系的发展。

6. 拒绝。表示不考虑患者的意见，轻视患者的思想及行为。这将使患者因为害怕再次遭到拒绝而停止与护理人员的互动。如护士对患者说"让我们不要讨论……""我不想听到……"等。

7. 过度发问或调查式的提问。过度发问或调查式提问是指对患者持续提问，对其不愿意讨论的话题也要寻求答案。这会使患者感到被利用和不被尊重，而对护士产生抵触。因此，护士应该意识到患者的反应，在其感到不适时应及时停止互动，避免对患者采用调查式发问，如"告诉我在你小时候，你妈妈是如何虐待你的"等。

8. 否定。当护士否定患者的看法或感受时，就为与患者的共同讨论设立了障碍，也避开了帮助患者识别和找出存在的困难。因为护士的否定会让患者体验到不被接受，因而阻碍了患者的表达。如患者说"我活着没有意思。"护士回答："你怎么能说这种丧气的话呢?"这会使患者不愿意再谈下去。

9. 转换主题。转换主题使护士主导了谈话的方向，常发生于当护士想从与患者的讨论中得到某些信息，或避开不想谈论的内容的时候。转换主题会使患者感到护士对其不感兴趣而中断与护士的交流。所以，护士应保持开放的态度来倾听患者的表述，注意患者传递的语言和非语言信息，不要随意转换谈话的主题。

总之，护患关系是精神科护理工作开展的核心，建立在护士与患者治疗性沟通的基础上，护士必须掌握治疗性沟通技巧，使护患关系紧紧围绕着患者的治疗性目标展开。

第二节　精神障碍患者的护理观察与记录

密切观察病情，及时掌握病情变化并书写护理记录，是精神科护理工作的重要内容。护士与患者接触机会最多，从患者的言语、表情、行为和生命体征的观察可以及时发现患者病情的变化，对制订护理计划、有针对性地开展各项护理措施具有重要意义。

一、精神障碍患者的护理观察

患者精神症状的表现通常在很短的时间内是很难完全表露出来的，除了依靠病史，以及各种辅助检查外，还需全面的观察，才能做出明确的判断。

(一) 观察的内容

1. 一般情况。患者的仪表、个人卫生情况、衣着和步态，全身有无外伤，个人生活自理能力，饮食、睡眠及排泄，接触是主动还是被动，对医护人员及周围环境的态度，参加病房康复活动的情况等。

2. 精神症状。患者有无自知力，有无意识障碍，有无幻觉、妄想、病态行为如自杀、自伤、伤人等精神症状；情感稳定性和协调性如何，有无思维中断、思维不连贯、破裂性思维和强迫观念，症状有无周期性变化等。

3. 躯体情况。患者的一般健康状况，如体温、脉搏、呼吸、血压等是否正常，有无躯体疾病或症状，有无脱水、水肿、呕吐或外伤等。

4. 治疗情况。患者对治疗的态度如何，治疗效果及药物的不良反应，有无藏药、拒绝治疗的行为等。

5. 心理需求。患者目前的心理状况和心理需求，目前急需解决的问题，以及心理护理的效果评价。

6. 社会功能。患者的学习、工作、人际交往能力，以及生活自理能力等。

7. 环境观察。包括床单位、门窗等基本设施，医疗设施等有无安全隐患，周围环境中有无危险物品，另外还需注意病房环境是否整齐、卫生、安全、舒适。

(二) 观察的方法

1. 直接观察法是护理工作中最重要也是最常用的观察方法。可与患者直接接触，面对面地进行交谈，了解患者的思维内容，也可以启发患者自己诉说，从谈话中可以了解到患者的思维是否正常，答题是否切题，注意力是否集中，情感是否淡漠。还可以通过患者的动作、表情和行为来了解患者的症状，从而进一步了解患者的心理状态。通过直接观察法获得的资料客观、真实、可靠，对制订符合患者自身特点的护理计划非常重要。一般情况下，这种方法适用于意识相对清晰、交谈合作的患者。

2. 间接观察法是从侧面观察患者独处或与人交往时的精神活动表现。护士可通过患者的亲朋好友、同事及病友了解患者的情况，或通过患者的作品、娱乐活动、日记、绘画及手工作品了解患者的思维内容和病情变化。通过间接观察法获得的资料是直接观察法的补充。这种方法适用于不肯暴露内心活动或思维内容、不合作、情绪激动的患者。

很多精神障碍患者不会主动诉说，护士需要主动地、有意识地去观察患者病情。护士在观察、评估

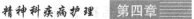

患者的病情时，直接观察法和间接观察法的使用并非是单一的，两种方法是共同使用、相互补充的。

（三）观察的要求

1. 观察要具有目的性、客观性。护士对病情的观察要有目的性，需要知道哪些信息作为重点观察内容。观察到的内容应该客观记录，不要随意加入自己的猜测，以免误导其他医务人员对患者病情的了解和掌握。

2. 观察要有整体性。

（1）对某一患者的整体观察：护士对患者住院期间各个方面的表现都要了解观察，以便对患者有一个全面的整体掌握，并制订相对于患者合适的护理计划。按照整体护理的要求，通过观察法对患者进行充分的评估，要从健康史、躯体情况、心理社会状况等方面进行观察。

（2）对病房所有患者的整体观察：由于精神障碍具有特殊性，患者的行为存在突发性和不可预料性，因此对病房所有患者要进行全面观察，掌握每个患者的主要特点，对于重点患者或特殊患者做到心中有数。但是对其他患者也不能疏忽，特别是言谈较少的患者，需要更加关注，因为此类患者主诉少，如护士对他们关注少，容易发生意外。

3. 疾病不同阶段的观察。

（1）新入院患者：从一般情况、心理情况、躯体情况等进行全面观察。

（2）治疗初期：对于开始治疗的患者重点观察其对治疗的态度、治疗效果和不良反应。

（3）缓解期：主要观察其精神症状及心理状态。

（4）恢复期：一般患者要重点观察症状消失的情况、自知力恢复的程度及出院的态度等。

有心理问题的患者重点观察其心理反应与需求。对于平时沉默的患者突然话多兴奋，积极参加活动的患者突然不愿活动等，应及时发现患者与以往的不同，找到原因帮助患者解决问题，预防意外发生。

4. 要在患者不知不觉中观察。在治疗或护理过程中或与其轻松的交谈中，患者的表现比较真实。观察患者行为时也要有技巧，如交谈过程中不要记录，避免他们感到紧张与焦虑。

二、护理记录

护理记录是医疗文件的重要组成部分，能真实地记录患者的病情，便于所有医护人员对患者病情的掌握，为医护人员修改完善的医疗护理方案提供了依据。同时也是作为护理质量检查与工作效果的评估依据，为护理科研提供数据与资料，是患者出院后存档作为医疗文件的重要组成部分，也是医疗纠纷判定的主要依据。

（一）护理记录的方式与内容

1. 入院护理评估单。入院评估内容包括一般资料、入院原因、疾病诊断、既往疾病史、饮食、睡眠、排泄、自理能力、合作程度，以及自杀、暴力、出走、跌倒等风险的评估。记录方式可采用表格式，一般在24小时内完成记录。

2. 护理记录单。护理记录单把护理诊断/问题、护理措施、护理评价融为一体，按照整体护理的要求，记录患者的病情变化。分为一般护理记录单和危重护理记录单：一般护理记录单包括患者的病情、治疗、饮食、睡眠等情况；危重护理记录单以表格居多，记录患者的生命体征、出入量、简要病情和治疗护理要点，通常要求每班记录。

3. 住院护理评估单。护士和患者的接触时间长，可比较细致地观察到患者的情况，特别是患者行为方面的改变，以及人际交往、日常生活、病房内活动能力等，因此护士用评估工具有重要参考价值。如临床上常用《护士用住院患者观察量表》来评估住院成人精神障碍患者和老年痴呆患者的生活、行为和情绪等方面的状况。该量表由 Honigteld 教授等编制，有30项和80项两种版本，临床常用的是30项版本。

4. 出院护理记录单。一般采用表格填写和叙述法相结合的记录方法。

（1）健康教育评估：是指患者通过接受入院、住院、出院的健康教育后，对良好生活习惯、精神卫生知识、疾病知识，以及对自身疾病的认知情况。

（2）出院指导：对患者出院后的服药、饮食、作息、社会适应、定期随访等进行具体指导。

其他护理记录还包括新入院病例讨论记录、阶段护理记录、请假出院记录、请假出院返院记录、转出入院记录等。

（二）护理记录的要求

护理记录应该客观真实，不可随意杜撰，最好将患者原话记录下来，尽量少用医学术语；及时、准确、具体、简单、清晰地描述患者的病情表现；书写项目齐全，字迹清晰，不可涂改，记录完整后签全名和时间。

第三节　精神障碍患者的组织与管理

一、精神障碍患者的组织

目前，我国精神专科病房的管理模式正逐步向开放式管理发展，由于多数的住院环境还是相对封闭的，精神病患者的住院周期又相对较长，对于患者来说，每个病房既是一个治疗场所，又是一个生活集体。在这样的环境里，病房的组织与管理就显得非常重要，是精神科临床护理工作中的重要环节。因此，良好的患者组织管理对改善医（护）患关系、开展医疗护理工作、保证病区秩序、促进患者康复均具有重要意义。

住院期间，将患者组织起来，由专职康复护士和责任护士组织、指导患者的各项活动，调动他们的主观能动性，有计划地开展工娱疗、康复等活动，组织学习、座谈，宣传遵守住院生活的各项规章制度，不仅能使患者友好相处，病区井然有序，也利于创造良好的治疗护理环境，使各项医疗护理工作得以顺利进行，促进患者在生活自理、社交能力等方面的康复，从而更早回归社会。

患者的组织结构有病区休养员委员会、休养员小组等，休养员委员会设主任、委员，休养员小组设组长和组员。组织的人选是从康复期的患者中挑选有一定组织协调能力或有某方面特长的，并且在患者中有一定影响力和热心为病友服务的患者担任。患者主任在责任护士的带领下协助责任护士负责本病房患者的修养生活和部分康复活动。委员分别负责学习、生活、宣传、文体、工疗等方面的活动。小组长配合委员，关心组内病友，带头和督促小组成员积极参加病区的各项活动；由专职康复护士负责与委员会的干部定期开会、研究、讨论、开展各项活动的安排；负责定期召开小组长会议、全体休养员会议，听取患者的意见；商讨相关康复等事宜，通过患者的各项活动和评优比赛，调动患者的积极性，培养患者的自我管理能力，学会关心集体及其他患者，最终促进患者康复。

二、精神科病房的管理模式

（一）开放式管理

1. 开放式管理的目的及指征。开放式管理主要是为了锻炼和培养稳定期患者的社会适应能力，满足患者的心理需要，调动患者的积极性和主动性，提高患者生活的自信心，促进患者早日康复，帮助患者逐步达到生活自理，适应正常社会环境，早日回归社会。开放式管理主要适应一些神经症，病情稳定、康复期待出院及安心住院、配合治疗并自觉遵守各项规定的患者。

2. 开放式管理的类型。

（1）半开放式管理：是指在精神障碍封闭病房住院的患者，在医生－护士充分评估病情后，由医生开具医嘱，在每日常规治疗完成后可以在家属的陪同下外出活动，周末可安排患者由家属陪伴回家，周一返院。医护人员应与患者家属取得联系，得到他们的支持和配合。通过一系列社会交往活动，使患者尽可能不脱离社会，并保持愉快的心情，增强患者生活的自信心，早日回归社会。

（2）全开放式管理：是指开放式病房的管理模式，与封闭式病房的管理相比较有较大的区别。开放式病房的环境是完全开放的，患者多属于自愿接受治疗，生活上和物品管理上也是以自我管理为主。患者有自我管理的权力，在病房规定的时间内，自己可以外出。这种管理方法促进了患者与外界的接触和情感交流，减少了情感和社会功能的衰退，有利于精神康复，有助于家庭社会功能的提高，希望有更多的自由活动。

3. 开放式管理的实施方法。

（1）病情评估：精神科门诊医生初步诊断后登记住院，开放病房的医生对准备住院的患者再次进行病情评估，患者是否存在精神症状支配下的冲动出走、伤人、毁物、自杀、自伤的危险。评估后若患者存在上述危险则不适合收住开放式病房，以确保患者住院期间的安全。

（2）知情同意：经医生病情评估后适合入住开放病房的患者，在入院时医生与患者及其家属或监护人签订入院告知书和各种知情协议书，让患者及家属了解住院期间应承担的责任和义务，以提高患者及家属的依从性，从而减少医疗纠纷的发生。

（3）健全管理制度：各项管理制度是质量安全管理的关键。由于病房的开放式管理，患者住院期间有很大的自主性，给病房的安全管理带来很大困难，因此必须建立一套完整的管理规章制度，主要包括患者作息制度、外出活动制度、探视制度、个人物品保管制度、患者住院期间的权利和义务等。

（4）加强健康宣教和患者行为管理：定期举办针对患者的健康教育讲座，指导患者如何正确面对压力、紧张、恐惧和无助感。教会患者培养多种兴趣爱好、保持乐观情绪、正确处理不良生活事件的技巧，增强患者的自控力；鼓励患者多参加各种娱乐活动和团体心理治疗，对患者存在的不遵医行为（如不按时返院、不规则服药等）给予说服教育或一定的弹性管理，对说服无效或不遵从者建议转入封闭病房，以保证治疗的正常进行及患者的安全。

（二）封闭式管理

1. 封闭式管理的目的及指征。封闭式管理模式的目的是便于观察患者，顺利落实各种治疗和护理，有效防止意外事件的发生。封闭式管理的指征：精神障碍急性期、严重的冲动、伤人、毁物、自杀自伤及病情波动无自知力的患者。

2. 封闭式管理的实施办法。

（1）制订相关制度：包括患者作息制度（如进餐时间、睡眠时间、查房时间、服药时间、测量生命体征时间等）、探视制度等。经常向患者宣教各种制度的内容，让患者明确自觉遵守制度是为了维持病房的日常秩序，让患者拥有良好的治疗休养环境，促进患者养成良好的生活习惯，有利于患者的康复。对慢性衰退的患者，应耐心帮助并进行强化训练，督促患者遵守制度。

（2）关爱患者，倡导人性化护理：封闭式护理管理的患者进行集中管理，不能随意出入病房，活动范围受限。患者心理压力较大，往往不安心住院，护士应注重患者的心理感受，关心和帮助患者正确认识疾病，尽可能为他们解决实际问题或满足其合理需求。对有一定特长的患者，发挥其特长，让其认识到自身存在的价值，从中获得愉悦和快乐。

（3）严密观察病情，增强责任心：封闭式病房收治的患者大多数病情较严重，缺乏自知力，存在自伤、自杀、冲动伤人等护理问题，因此，护士在工作中要具有高度的责任心，严密观察病情，防范意外事件的发生。同时，护理过程中要贯彻"以患者为中心"的服务理念，增强护士责任心，改善护士服务技能，提高护理质量，有效降低意外事件的发生率。

（4）开展各种康复活动：可根据患者的病情，结合患者的爱好，在病室或院内安排各种活动。大致可分为学习、技能、娱乐体育3类活动。学习活动包括阅读书籍报刊、观看科普片、宣教健康知识等；技能方面包括日常生活技能、社交技能等；娱乐体育活动包括欣赏音乐、电影、跳舞、打乒乓球、跳绳等。开展这些活动可以转移患者对症状的关注，稳定情绪，获得信心和希望，提高他们的生活兴趣及住院期间的生活质量，使其安心住院，配合治疗，有利于病房和谐、安定和安全。

（三）精神科病房的安全管理

安全管理是精神科病区管理重中之重，它不但关系到患者的康复，而且与患者的生命安全直接相关。在精神科病区中，由于患者在疾病的影响下往往失去自我防护能力，既不会正确辨认各种危险因素，也不会正确反映躯体的不适，甚至在各种精神症状支配下，容易发生自杀、自伤、伤人、毁物等意外情况，严重时还会危及生命。因此，精神科病区的安全管理对于如何预防意外事件、保证患者安全以及为患者提供一个积极有效的治疗护理环境、促进其社会功能恢复等都有着重要的意义。

1. 环境的安全管理。精神科病区的环境除了考虑美观舒适外，还要考虑安全，室内陈设应简单、方便、适用，色彩宜柔和，墙上无钉子、拉绳等危险物品。定时检查活动室门窗有无松动，玻璃有无破损，在门窗外缘、门后死角等地方有无隐藏危险物品，电源插孔等有无破损等。

2. 危险品的安全管理。病区内的危险物品必须妥善放置，严格管理，如体温计、刀、剪、绳及保护带等必须定量、定点放置，各班需清点并交班。一旦缺少，后及时追查并向科室领导汇报。在病室中如果患者使用剪刀、针线，应在护士的监护下进行。患者在使用医疗器械时，要注意看护，防止损坏和丢失，用完后清点数目放回原处。

3. 患者的安全管理：①加强巡视，随时警惕潜在的不安全因素，凡有患者活动的场所，都应有护士看护、巡视，密切观察每位患者的动态；②熟悉患者病情，重视患者的主诉，对有严重消极、冲动、出走言行的患者及伴有严重躯体疾病者，要安置在重病室内24小时重点监护，谨防意外发生，及时写好护理记录并交班；③加强安全检查，对患者入院、会客假出院返回及外出活动时返回均需做好安全检查，严防危险品带进病区。每周1次对全病区的环境、床单位、患者个体进行安全检查，凡属危险品，均不能带入病区或存留在患者身边；④患者离开病区外出检查时，必须由工作人员护送，并视患者数量配备适量的护送人员。护送途中患者必须在工作人员的视野内，工作人员应前后呼应，特别是在分叉路口、转弯处需设立监督岗位，密切注意患者的动态。患者返回病房时也要及时检查，防止危险品带入；⑤住院期间患者不得随意进入治疗室、办公室、职工更衣室、备餐室等，严防患者擅自取药、藏药及取其他危险品。

4. 患者亲属的管理。做好安全宣教，告知患者家属探望时不可带危险品入病区，接触患者时避免刺激性言语，以免患者受不良刺激后病情反复，甚至发生意外。由于来院探望的亲属人员混杂，单凭入院时的宣教是不够的，有些亲属仍然将危险品带入病区，甚至还帮其他患者购买物品（如打火机、酒、剃须刀），护理人员应反复宣教的同时，对亲属带给患者的物品进行检查，确认无危险品后方可让患者保管。

5. 精神科护士自身安全管理。护理人员也应加强自我防范意识，严格执行病区各项规章制度，做好规范操作。密切观察病情，如患者出现情绪不稳、幻觉妄想症状加重时，应及时报告医师，采取相应措施。对有攻击性行为的患者要注意接触方式，善于诱导患者，必要时遵医嘱采取保护性约束措施。

三、精神障碍患者的分级护理管理

分级护理是指患者住院期间，医护人员根据患者病情和自理生活能力，确定实施不同的护理级别，并根据不同的护理级别制订不同的护理常规及管理方法。精神专科医院根据卫计委分级护理指导原则，结合精神障碍的护理特点，制订适合精神科的分级护理标准。共分为4级，即特级、Ⅰ级、Ⅱ级、Ⅲ级。

（一）特级护理

1. 护理指征。病情危重，随时可能发生病情变化需要进行抢救者。

2. 护理要求。①严密观察病情变化，监测生命体征；②根据医嘱，正确实施治疗、给药措施；③根据医嘱，准确测定出入量；④根据患者病情正确实施基础护理和专科护理，如约束护理、口腔护理、压疮护理及管路护理等，并实施安全措施；⑤保持患者的舒适和功能体位；⑥实施床旁交接班。

3. 管理与活动范围。①实施封闭式管理为主；②患者一切用物由工作人员负责管理；③在重病室内，24小时专人看护。

（二）Ⅰ级护理

1. 护理指征。精神症状不稳定，如严重"三防"患者、木僵、拒食者；伴有躯体疾病需密切观察者；生活完全不能自理且病情不稳定者。

2. 护理要求。①每30分钟巡视一次，观察患者病情变化；②根据患者病情测量生命体征；③根据医嘱正确实施治疗、给药措施；④根据患者病情正确实施基础护理和专科护理，如约束护理、口腔护理、压疮护理及管路护理等，并实施安全措施；⑤实施床旁交接班；⑥提供护理相关的健康指导。

3. 管理与活动范围。①实施封闭式管理为主；②患者一切用物由工作人员负责管理；③在Ⅰ级病室内活动。

（三）Ⅱ级护理

1. 护理指征。病情尚稳定仍需加强观察者；生活部分自理者；病情稳定仍需卧床的患者。

2. 护理要求。①每1小时巡视一次，观察患者病情变化；②根据患者病情测量生命体征；③根据医嘱正确实施治疗、给药措施；④根据患者病情正确实施护理措施和安全措施；⑤组织患者开展各项康复活动；⑥提供相关的健康指导。

3. 管理与活动范围。①实施半开放式管理为主；②患者的个人生活用品自行管理，患者在病区内可自由活动；③患者在工作人员陪护下可参加各种户外活动，或患者经医生同意在家属陪护下在规定时间内可返家休假或院外活动。

（四）Ⅲ级护理

1. 护理指征：生活完全自理、病情稳定者；康复等待出院者。

2. 护理要求：①每2小时巡视一次，观察患者病情变化；②根据患者病情测量生命体征；③根据医嘱正确实施治疗、给药措施；④根据患者病情正确实施护理措施和安全措施；⑤组织患者开展各项康复活动；⑥提供相关的健康指导及出院指导。

3. 管理与活动范围：①实施开放式管理；②一切物品均自行管理；③在规定时间内可独自外出病区散步、活动、购物等；④经办理手续后，每周可自行回家探亲访友，进行社交活动。

第四节　精神科保护性约束护理技能

保护性约束是指在精神科医疗护理过程中，医护人员针对患者病情的特殊情况，对其紧急实施的一种强制性的最大限度限制其行为活动的医疗保护措施。

一、保护性约束的目的

（1）防止患者过度兴奋、暴力或严重消极行为，保护患者、他人，以及周围环境的安全，帮助患者度过危机状态。

（2）保证患者得到及时的治疗和护理。

二、适应证

（1）存在躁动兴奋、自伤、伤人、毁物、自杀等行为，采用药物或其他治疗措施一时难以控制其症状者。

（2）存在严重外出行为，强行冲门，言语干预无效者。

（3）发作期精神病患者行为紊乱难以管理，对治疗、护理不合作，言语干预无效者。

（4）谵妄状态的躁动患者。

三、约束操作规程

患者入院时，先签署保护性约束知情同意书，以便在紧急情况下使用。凡符合者，必须有医师医嘱方可执行；紧急情况下（如患者出现自伤、伤人行为，甚至危及自身或他人生命时），护士可先执行约束，然后立即报告医师，医师必须在患者被约束后3小时内补开医嘱。患者被约束后，医师应及时告知患者的监护人。一般由两名以上工作人员同时操作为宜，先约束两上肢，视病情而定是否需要再约束下肢及肩部。

四、评估

（1）评估患者的暴力行为是否危及自身、他人或周围环境的安全。

（2）评估患者的身体状况，如年龄，有无心脏病、高血压，近期有无骨折等状况。

（3）评估环境，约束环境是否相对隔离、安静，不会给其他人造成不良刺激。

五、操作准备

（1）环境准备：环境较为安静、隔离。

（2）物品准备：约束带或约束衣，便于约束的床（铺好橡胶单和中单）和椅子。

（3）护士准备：调整情绪，熟悉约束带使用流程，根据患者情况协调适当的后援护士。

（4）患者准备：分散患者注意力，与其他患者隔离。

六、操作步骤

（1）面对有攻击行为的患者，护士要保持沉默、冷静，用坚定的语气告诉患者暴力行为的危险性和不良后果。

（2）如果患者手上有棍棒、刀、剪刀等危险物品，最好用坚定的语气要求患者放下危险物品；若不成功，应在转移患者注意力后，快速上前夺去其手中的危险物品，其他工作人员迅速用保护用具如棉被或其他物品制止，并迅速约束患者。

（3）对有严重消极自伤、自杀的患者，约束前应做好心理护理，告知患者约束的目的，并尽可能取得他的同意。

七、约束患者护理规范

（1）约束和非约束患者不能放在同一室，防止意外的发生。无条件情况下，患者必须要在工作人员的视野之内。

（2）约束患者前要脱去患者的外衣，铺好橡皮单及中单，并尽可能劝说患者解清大小便。

（3）约束带的固定结松紧要适度，以能伸进1~2横指为宜；约束带固定于床上的结头要隐蔽，以患者看不见、摸不到为宜；约束位置应舒适并尽量处于功能状态。

（4）肩部保护时腋下要填棉垫，肩部必须打固定结，勿使其松动，以免臂丛神经损伤。

（5）15~30分钟巡视一次，注意约束局部的松紧度及肢体的血液循环状况，预防局部肢体循环受阻引起坏死，同时也预防患者解除约束带当作自缢工具。

（6）随时关心患者，做好基础护理，防止压疮发生；对兴奋躁动不安者，定时喂水、喂饭，保证机体正常功能需要量；对拒绝进食、进水者要采取措施，如给予鼻饲或补充液体。

（7）患者入睡后视病情可请示医师，遵医嘱解除约束，并注明解除时间和签名。

（8）长时间约束者，应每2小时松解约束部位，变换肢体位置，防止发生压疮。

（9）对被约束的患者应进行床边交接班，仔细观察约束带的松紧度、患者皮肤颜色及基础护理约束带根数等，交接清楚后交班者方能离开岗位。

（10）做好约束记录，包括原因、时间、约束带数、部位、操作者，以及约束期间患者的病情变化、护理措施的落实情况等。

第五节　躯体疾病所致精神障碍的临床特点

一、概述

（一）概念

躯体疾病所致的精神障碍，是指由于各种躯体疾病影响脑功能所致的精神障碍。由于精神障碍是在原发的躯体疾病基础上产生的，因此可把精神障碍视为躯体疾病全部症状的一个组成部分，故又称为症状性精神病。各种躯体疾病所致的精神障碍临床表现有意识障碍、认知障碍、人格改变、精神病性症状、情感障碍、神经症样症状或以上症状的混合状态。此外，饥饿、疲劳、手术所致的精神障碍也归属于躯体疾病所致的精神障碍范畴。躯体疾病所致精神障碍发病率已高达2.06%。患病率随着年龄的增长呈不断增加趋势，女性多于男性。

（二）躯体疾病所致精神障碍的分类

1. 躯体感染所致精神障碍。由于病毒、细菌及其他微生物引起的全身感染导致的精神障碍。如流行性感冒、肺炎、伤寒、病毒性肝炎、血吸虫病、出血热等疾病所致的精神障碍，无颅内直接感染的证据。精神障碍的发生可能由于致病微生物的毒素直接作用于中枢神经系统，亦可能是感染引起发热、机体代谢障碍导致的脑功能紊乱。

2. 常见器官疾病所致精神障碍。由于心、肝、肺、肾等内脏疾病引起脑功能紊乱而导致的精神障碍。如心源性脑病、肝性脑病、肺性脑病及肾性脑病等。

3. 内分泌疾病所致精神障碍。由于内分泌疾病引起的内分泌功能失调导致的精神障碍，如甲状腺功能异常、肾上腺皮质功能异常、垂体功能异常、性腺功能异常及糖尿病等所致的精神障碍。

4. 营养代谢疾病所致精神障碍。由于代谢障碍及营养不良导致的精神障碍。如烟酸缺乏、维生素B_1缺乏、叶酸缺乏、糖尿病等所致的精神障碍。

5. 风湿性疾病所致精神障碍。包括系统性红斑狼疮、多发性肌炎、皮肌炎、硬皮症、结节性动脉周围炎等所致的精神障碍。

6. 其他。包括肿瘤所致精神障碍、手术后精神障碍、围生期精神障碍等。

（三）躯体疾病所致的精神障碍的共同特点

躯体疾病所致的精神障碍虽然可以因原发病的不同，其精神症状有所差异，但一般都具有以下共同特点。

1. 精神症状的非特异性。即不同的病因可以引起相似的精神障碍，而相同的病因也可以出现不同的精神障碍。

2. 病情严重程度上的平行性。精神障碍与原发性躯体疾病在程度上常呈平行关系，临床表现也随着躯体疾病的严重程度变化而转变，可由一种状态转变为另一种状态。

3. 在疾病的不同阶段可再现一定规律的临床表现：①在躯体疾病的早期和恢复期常出现脑衰弱综合征的表现；②在躯体疾病的急性期和恶化期多以急性脑病综合征为主，尤以谵妄综合征常见；③在躯体疾病的慢性期多见精神病性症状（具有昼轻夜重的特点）或情感障碍的表现，主要表现为类似精神分裂症、抑郁症、躁狂症、焦虑症等精神障碍，但这些表现均继发于躯体疾病。在严重躯体疾病之后或长期昏迷者，多见慢性脑病综合征。

4. 病程及预后。主要取决于原发性躯体疾病的性质、严重程度及处理等。一般持续时间均较短，预后亦较好。少数昏迷时间长者可出现人格改变、痴呆等症状，预后欠佳。

（四）躯体疾病所致精神障碍的诊断

（1）通过病史、躯体和神经系统检查，以及实验室检查发现有躯体疾病的证据。

（2）精神障碍的发生和病程与原发性躯体疾病相关：精神症状的出现与躯体疾病的进展有时间上的联系，一般躯体疾病在先，精神症状发生在其后，可有意识障碍（如谵妄）、遗忘综合征、智能损害、情感障碍（如抑郁或躁狂综合征等）、精神病性症状（如幻觉、妄想，或紧张综合征等）、神经症样症状、人格改变等。

（3）没有精神障碍而由其他原因导致的足够证据（如酒精或滥用药物、应激因素）。

（五）躯体疾病所致精神障碍的治疗

1. 病因治疗。积极治疗原发性躯体疾病，一般在采取相应的病因治疗后其精神障碍可得到缓解。

2. 对症治疗。精神障碍的存在会影响躯体疾病的治疗，而躯体疾病的改善也需要一定的时间，因此，对精神障碍的治疗显得非常必要。但治疗原则与功能性精神疾病不同：①精神药物治疗的剂量宜小，增量宜慢；②应充分考虑药物的不良反应和禁忌证，选用不加重原发性疾病、半衰期短、不良反应较少者；③在精神症状缓解后即停药。

3. 支持治疗。包括保证营养，维持水、电解质和酸碱平衡，促进脑细胞功能恢复，维持血氧分压，改善脑部血液循环。

4. 心理治疗。特别是恢复期的心理治疗如支持性心理治疗、认知疗法等，有利于巩固疗效，促进康复。

二、常见躯体疾病所致精神障碍的临床特点

（一）躯体感染所致精神障碍

躯体感染所致的精神障碍，是指由病毒、细菌、螺旋体、真菌、原虫或其他微生物、寄生虫等所致的脑外全身性感染导致的精神障碍，如流感、肺炎、流行性出血热、狂犬病、破伤风、败血症、伤寒、恶性疟疾、血吸虫病、人类免疫缺陷性病毒（Human Immunodeficiency Virus，HIV）感染所致的精神障碍等，但不包括颅内直接感染时出现的精神异常。

1. 病因与发病机制。精神障碍的发生是因病毒、细菌等直接侵入机体后，对脑细胞造成直接的损害，如脑缺氧或脑水肿，或因感染引起机体高热、失水，造成水、电解质失衡。加之进食不佳与营养缺乏，机体处于消耗状态，从而影响脑功能活动。

2. 临床表现与分类。急性感染主要表现为急性脑病综合征，以各种意识障碍为主。慢性感染主要表现为类精神分裂症状态、抑郁状态、类躁狂状态，晚期亦可出现人格改变，以及智能障碍等。

（1）流行性感冒所致精神障碍：流行性感冒是流感病毒引起的急性传染性呼吸道疾病。流感病毒对中枢神经系统具有很强的亲和力，易导致精神障碍的发生。前驱期主要表现为头痛、乏力、睡眠障碍等神经症样症状，随着病情的发展，部分高热或重症病例可出现意识蒙眬或谵妄状态。恢复期则可见衰弱症状或抑郁状态。本病病程通常较短，一般预后好。

（2）肺炎所致精神障碍：急性肺部感染时常见的精神症状是意识障碍，表现为意识模糊或谵妄，尤其是儿童和老年患者。慢性肺部感染如慢性肺气肿、慢性支气管炎等则常见记忆力减退、健忘、嗜睡等神经症样症状，或易激惹、呈抑郁状态，亦有类躁狂状态等。

（3）流行性出血热所致精神障碍：流行性出血热为一种流行于秋冬季节的急性传染病。以发热、出血为主要表现。临床分为发热期、低血压期、少尿期、多尿期和恢复期。精神症状多出现于低血压期和少尿期，主要表现为意识障碍，可伴有兴奋、躁动不安等，常持续1~2周。同时，患者还可出现神经系统体征，如痉挛发作、锥体束征等。若患者昏迷时间过长，可伴发严重并发症，则预后不良。

（4）疟疾所致精神障碍：以脑型疟疾多见，主要表现为意识障碍，如谵妄、昏睡或昏迷。轻者只表现为定向障碍、思睡、行为紊乱、焦虑不安等。神经系统症状多为抽搐、颈项强直、锥体束征阳性等。

（5）伤寒所致精神障碍：患伤寒时易出现精神障碍，一般发生在伤寒病程的第2~3周，此时出现持续高热，主要出现不同程度的意识障碍，如意识模糊、谵妄或昏迷等。也可见紧张恐惧、兴奋躁动或

表情淡漠、反应迟钝，也可出现片断的幻觉和妄想。症状具有波动性，退热后仍有部分患者存在精神症状。

（6）狂犬病所致精神障碍：狂犬病是由狂犬病病毒侵犯中枢神经系统引起的急性传染病。被狂犬或病畜咬伤后，经过潜伏期发病，潜伏期通常为 1～3 天，一般 <3 个月，也可长达数年。患者主要表现为高度兴奋、恐惧不安、恐水怕风、流涎、吞咽和呼吸困难，以及进行性瘫痪等表现。随着病情的加重，患者可出现意识障碍。

（7）艾滋病所致精神障碍：艾滋病又称获得性免疫缺陷综合征（Acquired Immune Deficiency Syndrome，AIDS），是由反转录病毒引起，其传播途径主要为血液、性接触及母婴传播等。从被病毒感染到症状出现一般为 6 个月至 5 年。起病缓慢潜隐，开始表现为乏力、倦怠、丧失兴趣、性欲减退；以后出现特征性认知障碍和行为障碍，主要有近记忆力障碍、定向障碍、注意障碍、情感淡漠、行为退缩、精神运动性抑制、震颤、共济失调、癫痫发作、偏瘫等；晚期可出现缄默和大小便失禁等。约半数以上的 AIDS 患者发生痴呆，且进展迅速。部分患者在痴呆早期可出现躁狂发作、人格改变，明显痴呆时可伴有幻觉、妄想等精神病性症状。AIDS 患者在整个病程中都可能发生谵妄。

3. 治疗原则。应针对不同病原给予相应抗感染治疗，如抗生素、抗病毒的药物治疗等；对艾滋病患者还可以使用干扰素等药物以纠正免疫缺陷状态。尽快控制精神症状，防止患者过度消耗而衰竭。应给予必要的支持治疗。

（二）常见器官疾病所致精神障碍

内脏器官疾病所致的精神障碍，是指各重要内脏器官如心、肺、肝、肾等严重疾病时所引起的精神障碍。

1. 病因与发病机制。心、肺、肝、肾等重要内脏器官出现严重疾病时可导致脑供血、供氧不足，代谢产物积累，或水、电解质平衡失调，进而继发脑功能紊乱，引起精神障碍。

2. 临床表现与分类。

（1）心源性脑病：是指各种心脏疾病如冠心病、风湿性心脏病、先天性心脏病或心内膜炎等引起的缺氧、缺血伴发的精神障碍，又称心脑综合征。主要表现为神经症样脑衰弱状态，或焦虑、恐惧、抑郁状态等，严重病例则可出现程度不等的意识障碍。

（2）肺性脑病：是指各种呼吸系统疾病或神经肌肉疾病引起重度肺功能不全所致的精神障碍，又称肺脑综合征。主要表现为前驱期头痛、耳鸣、不安、淡漠等神经症样症状，随着病情的发展可出现各种意识障碍，从嗜睡、朦胧、谵妄直至昏迷。患者还常伴有神经系统体征，如癫痫发作、扑翼样震颤、锥体束征，以及颅内压增高等表现。

（3）肝性脑病：是指各种严重肝病包括肝癌后期所致的精神障碍，又称肝脑综合征或肝性脑病。急性肝病伴发的精神障碍以意识障碍多见，出现谵妄、嗜睡、昏睡，甚至昏迷，部分患者表现为幻觉、妄想或木僵状态。慢性肝病伴发的精神障碍可表现为人格改变和智能障碍，以及失眠、注意力不集中、记忆力减退、抑郁等。严重病例常伴有神经系统体征，如扑翼样震颤、痉挛发作，以及出现病理性反射等。

（4）肾性脑病：是指由各种原因导致急、慢性肾衰竭，引起尿毒症，进而引起脑功能紊乱所致的精神障碍，又称尿毒症性脑病。早期主要表现为脑衰弱综合征，部分患者还可出现具有被害性质的幻觉、妄想或抑郁状态、类躁狂状态。慢性进行性肾衰竭时，多见记忆减退、智能障碍。肾衰竭严重时，患者主要表现为不同程度的意识障碍，甚至发展为昏迷。神经系统症状可见扑翼样震颤、痉挛发作、瘫痪等。此外，肾透析时还可出现透析性脑病，主要表现为兴奋、精神错乱、昏迷等，还可伴有头痛、恶心、呕吐、痉挛发作等表现。

3. 治疗原则。积极治疗原发病，对症治疗精神症状。其中对意识障碍患者应禁用麻醉剂、催眠剂或酚噻嗪类药物。但对部分兴奋躁动患者，为避免加重躯体疾病，仍可酌情小量使用水合氯醛，或肌内注射氟哌啶醇等药物。在支持治疗中，对心源性脑病患者可静脉滴注丹参，对肝性脑病患者可静脉滴注谷氨酸钠或精氨酸等药物，有助于症状的改善。

（三）内分泌疾病所致精神障碍

本病是指由于内分泌功能亢进或低下所致的精神障碍。临床常见的有甲状腺功能异常所致的精神障碍、垂体功能异常所致的精神障碍、肾上腺皮质功能异常所致的精神障碍，以及性腺功能异常所致的精神障碍等。

1. 病因与发病机制。本病的病因及发病机制尚未完全阐明。研究认为，精神障碍的发生可能与内分泌器官发生病变后引起相应内分泌激素分泌增多或减少，并通过直接或间接作用影响中枢神经系统，使脑功能紊乱而导致精神障碍。此外，还可能与某些诱因及患者的病前性格有关。

2. 临床表现与分类。

（1）甲状腺功能异常所致精神障碍。

1）甲状腺功能亢进所致精神障碍：是指甲状腺素分泌过多所致的精神障碍。主要表现为神经兴奋性增高、焦虑不安、易激惹、抑郁、烦躁、疲劳、失眠、话多，严重者可出现幻觉和妄想等。患者的躯体症状和体征为心悸、多汗、食欲亢进、体重减轻、肌无力、眼球突出和瞬目减少等。甲状腺危象时则主要表现为意识障碍，可见嗜睡、昏睡、谵妄，甚至昏迷。部分患者可出现神经系统症状，如重症肌无力、周期性瘫痪、舞蹈样动作、帕金森综合征及癫痫样发作等。

2）甲状腺功能减退所致精神障碍：是指甲状腺素分泌不足或缺乏所致的精神障碍。常表现为智力低下、抑郁、注意力不集中等，病情严重时可出现情感淡漠、退缩和痴呆，亦可有幻觉妄想状态。

（2）垂体功能异常所致精神障碍。

1）垂体前叶功能亢进所致精神障碍：是指因垂体前叶各种激素分泌过多所致的精神障碍。主要表现为性格改变，以情感不稳为主，早期为急躁、易怒、焦虑，后期则迟钝、寡言、呆板、淡漠等。还可见躁狂、妄想或抑郁状态。严重病例可见痴呆状态，多表现为领悟困难、反应迟钝、思维贫乏，而记忆力减退不明显。神经系统体征常伴有视野缩小、视力模糊、视盘水肿及耳鸣等。

2）垂体前叶功能减退所致精神障碍：是指垂体前叶各种激素分泌不足引起的精神障碍。由分娩大出血引起的原发性垂体前叶功能减退，又称为席汉综合征。早期主要表现为脑衰弱综合征，急性期以意识障碍为主，疾病过程中可见幻觉妄想及抑郁状态、癔症样精神发作，部分患者可逐渐发展为慢性器质性脑病，可出现人格改变等。躯体及神经系统症状与体征常伴有恶心、呕吐、眩晕、晕厥、阴毛和腋毛脱落、乳房和生殖器萎缩、低血糖、痉挛发作、肌阵挛、手足颤动等。

（3）肾上腺皮质功能异常所致精神障碍。

1）肾上腺皮质功能亢进所致精神障碍：是指肾上腺皮质功能亢进、皮质醇分泌过多引起的精神障碍，又称库欣综合征。主要表现为抑郁状态，或焦虑性抑郁、妄想性抑郁状态等，发生率可达60%～80%。此外，还可出现幻觉状态、人格改变，病重时则可见痴呆状态或意识障碍等。躯体及神经系统体征可见四肢肌无力或萎缩、震颤及痉挛发作等。

2）肾上腺皮质功能减退所致精神障碍：是指肾上腺皮质功能减退、皮质激素分泌不足引起的精神障碍，又称爱迪生病。主要表现为情绪不稳定，时而情绪激动、兴高采烈，时而情绪低落、疲乏无力，周期性幻觉妄想状态，部分病例可出现痴呆状态。肾上腺危象发作时可突然发生意识障碍，出现谵妄，甚至昏迷。躯体体征常可见性欲减退、食欲减退、烦渴、月经不调、睡眠障碍等，神经系统体征则可见头痛、眩晕、视力减退、复视、痉挛等。

3. 治疗原则。

（1）甲状腺功能亢进所致精神障碍：积极治疗甲状腺功能亢进，对症治疗精神症状，精神药物以小剂量为宜，防止感染及避免精神刺激等。

（2）甲状腺功能低下所致精神障碍：主要应用甲状腺素治疗，慎用麻醉剂、镇静催眠剂，以及各种抗精神病药物，以免诱发昏迷。

（3）垂体前叶功能亢进所致精神障碍：采用深部X线照射，同时亦可应用甲睾酮或己烯雌酚治疗；对出现兴奋、躁动及妄想的患者，可小量使用氯丙嗪、奋乃静等抗精神病药物。

（4）垂体前叶功能减退所致精神障碍：以激素替代治疗为主，对精神症状可小量使用奋乃静、丙米嗪、地西泮等。但禁用氯丙嗪，以免引起患者休克或昏迷。

（5）肾上腺皮质功能亢进所致精神障碍：以放疗、化疗和手术治疗为主，对于有精神症状的患者可使用小量抗抑郁、抗精神病药物。

（6）肾上腺皮质功能减退所致精神障碍：以肾上腺皮质激素替代治疗为主。必要时可小量使用抗焦虑、抗抑郁药物，或其他抗精神病药物。但应慎用酚噻嗪类，以免诱发低血糖。

（四）营养代谢性疾病所致精神障碍

本病是指由营养不良、某种维生素缺乏、水及电解质平衡失调、糖尿病等营养代谢性疾病所引起的精神障碍。其包括的病种很多，常见的如烟酸缺乏所致精神障碍、糖尿病所致精神障碍等。

1. 病因与发病机制。烟酸缺乏所致精神障碍是因烟酸（维生素 B_2）缺乏导致垂体细胞、基底神经节，以及脊髓前角细胞等发生广泛性变性而引发精神障碍。糖尿病所致精神障碍则主要因胰岛素分泌不足，以致体内糖、蛋白质、脂肪代谢紊乱，导致酮症酸中毒、非酮症高渗昏迷，以及因动脉硬化、微血管病变导致脑供血不足等因素而引发的精神障碍。

2. 临床表现与分类。

（1）烟酸缺乏所致精神障碍：烟酸缺乏症又称糙皮病或陪拉格拉征。早期或轻者主要表现为脑衰弱综合征，如精神萎靡、注意力不集中、易疲劳、健忘等；慢性起病者多有智能障碍，如反应迟钝、理解困难、判断力差、近事遗忘等，严重者可为痴呆状态，期间可见幻觉、妄想、抑郁、焦虑等症状。急性起病者主要表现为急性脑病综合征，以意识障碍为主，常伴有发热、腹泻等。躯体症状常见的有皮炎、腹泻；神经系统则可见眼球震颤、瞳孔改变、锥体束征、癫痫发作等。临床上通常将皮炎、腹泻、痴呆称为烟酸缺乏症——三主征。

（2）糖尿病所致精神障碍：轻者和早期可见脑衰弱综合征表现，如疲倦、无力、失眠等。慢性糖尿病过程中可见抑郁、焦虑或幻觉状态，亦可伴有脑衰弱综合征表现。当血糖急剧升高或病情突然恶化时，则主要表现为急性脑病综合征，常见的有嗜睡、精神错乱、昏迷等。躯体及神经系统体征常伴有多发性神经炎、肌萎缩、腱反射减低。

3. 治疗原则。首先，应给予准确及时的对因治疗，如对烟酸缺乏所致精神障碍可补充大量烟酸，或烟酰胺及 B 族维生素和维生素 C 等；对糖尿病所致精神障碍则以控制糖尿病为主，可口服降糖药及皮下注射或静脉点滴胰岛素等。此外，给予积极的营养支持治疗亦是十分必要的。精神症状无需特别处理。当患者出现意识障碍时，还应特别注意禁用或慎用各种抗精神病药物，以免加重昏迷。糖尿病患者应禁用酚噻嗪类抗精神病药物，以免引起高糖血症而加重疾病。

（五）系统性红斑狼疮所致精神障碍

系统性红斑狼疮（Systemic Lupus Erythematosus，SLE）是一种病因未明、反复发作的结缔组织病，常有多器官受累，包括皮肤、关节、肾脏、血管和中枢神经系统等。有 20% ~ 30% 的患者可伴发精神障碍。

1. 病因与发病机制。精神障碍的出现可能与自体免疫性疾病对心、肝、肾等多系统重要脏器，以及中枢神经系统的广泛性损害，并继发严重并发症而引起的脑功能紊乱有关。此外，可能与大剂量应用激素及急性精神创伤等精神因素有关。

2. 临床表现。系统性红斑狼疮的各个阶段均可伴发精神症状。早期及恢复期主要表现为脑衰弱综合征；严重病例可见各种意识障碍；慢性迁延病例多见于分裂症样状态或抑郁及类躁狂状态等。躯体体征可见受损内脏器官的相应功能障碍，神经系统则可见癫痫发作、偏瘫、失语、眼球震颤、周围神经病等。

3. 治疗原则。主要是对因治疗，可使用肾上腺皮质激素，如泼尼松、地塞米松等，同时还可合并使用免疫抑制剂，如环磷酰胺、硫唑嘌呤等。精神症状可采取对症治疗，使用抗精神病药物和情感稳定剂。注意治疗系统性红斑狼疮的药物也可引起精神障碍。

第六节 躯体疾病所致精神障碍患者的护理

一、护理评估

通过询问、观察、体格检查、实验室及其他辅助检查进行评估，评估内容与脑器质性精神障碍类似，重点是对躯体疾病的严重程度及诱因的评估。

（一）生理评估

1. 既往健康状况。包括患病史（如慢性阻塞性肺病、慢性肝病、糖尿病、慢性肾病等）、家庭史、药物过敏史及诱因（如感染、创伤、劳累、某些药物的不当使用、饮食不当等）。

2. 一般状况。生命体征情况、营养状况、进食情况、排泄和睡眠状况等。

3. 躯体疾病。起病缓急，早期症状的表现，与精神症状之间的关系，发展规律和演变过程等。如躯体感染所致的精神障碍患者，着重收集患者体温变化情况；检查患者有无因不能正常进食和饮水而致体力消耗、营养缺乏和脱水、衰竭、能量供应不足等体征；内脏器官疾病所致的精神障碍，着重收集患者重要内脏器官心、肺、肝、肾等病变影响机体循环、代谢障碍、水与电解质紊乱和酸碱不平衡的生理功能情况等。

4. 自我照顾能力。如进食、沐浴、穿衣、如厕等方面是否需要帮助。

5. 实验室及其他辅助检查。检验、电生理检查、脑电图、CT、MRI 等检查，以帮助判断疾病的性质和严重程度。

（二）心理 - 社会评估

1. 心理功能。患者的定向力、记忆力、注意力、理解力、判断力等有无障碍及程度。

2. 精神症状。患者的注意力、智能及自知力，有无幻觉、妄想等症状。

3. 社会状况。患者家庭支持系统及经济状况，家庭对疾病的认识及对患者的应对态度、可利用的家庭外资源等。

二、护理诊断/护理问题

1. 体温过高。与躯体感染有关。

2. 营养失调——低于机体需要量。与发热、摄入不足、感染等有关。

3. 睡眠形态紊乱。与躯体疾病所致的情绪障碍有关。

4. 意识障碍。与躯体疾病引起脑组织缺氧、代谢障碍等所致脑组织损害有关。

5. 有受伤的危险。与定向障碍、幻觉等有关。

6. 有暴力行为的危险。与兴奋、躁动、幻觉等精神症状有关。

7. 生活自理缺陷。与意识障碍或精神障碍、运动障碍等有关。

8. 社会支持缺乏。与家属对疾病知识不了解等有关。

三、护理目标

（1）患者体温恢复正常，营养状况和睡眠状况好转。

（2）患者能增加摄入食物的品种和数量，营养状况好转。

（3）患者意识恢复或意识障碍不继续加重。

（4）患者能够减少或不发生自伤或伤人的事件。

（5）患者维护健康能力提高，能进行良好的自我照顾。

（6）家属能正确看待患者，为患者提供适宜的照顾。

四、护理措施

（一）生活护理

1. 病情观察。加强对患者躯体疾病的观察，包括生命体征、意识状态、缺氧程度等，避免和预防诱发因素，保持呼吸道通畅。

2. 饮食护理。结合原发性疾病，提供易消化、营养丰富的饮食，注意水的摄入，对吞咽困难的患者可通过静脉输液或鼻饲保证患者营养需求。

3. 睡眠护理。创造良好的睡眠环境，改善患者睡眠环境，如保持宁静、舒适、光线适中、空气清新，减少不必要的护理操作及干扰患者的外界因素，指导患者睡前不宜过于兴奋或多次排泄而影响睡眠质量，指导患者采用协助睡眠的辅助方法，密切观察和记录患者睡眠情况和失眠表现。

4. 排泄护理。观察患者的排泄情况，保持二便通畅。对二便失禁患者要更换衣裤；嘱咐尿潴留患者平时要多饮水，排尿困难时，采取诱导排尿或遵医嘱导尿；嘱咐便秘者平时要多食纤维食物，多食蔬菜水果，训练患者排便规律，必要时给予灌肠。

5. 个人卫生护理。做好晨晚间护理，定期沐浴、更衣，保持个人卫生，防止并发症的发生。

（二）心理护理

与患者建立治疗性人际关系，主动发现其身心需要并及时采取措施，尽可能地给予满足。减轻或去除由精神障碍及躯体疾病所致感知改变的相关心理因素。对因注意力分散而感知减弱的患者，应加强对患者的体检和观察，增加询问患者疼痛、不适等感知。因注意力过于集中、感知及思维障碍而夸大或歪曲感知的患者，在护理时应分散其注意力，如安排适当的作业劳动、娱乐活动等。对患者及照顾者进行健康教育和指导，包括相关的精神障碍表现、治疗和护理，患者应如何正确对待疾病，照顾者如何做好患者的心理护理等。

（三）社会支持

指导家属学习和掌握照顾患者的必要知识和技术指导，如识别疾病早期症状，掌握复发先兆；了解患者所服药物的名称、剂量、服药方法及药物常见不良反应的简单处理；帮助患者建立健康生活模式，为其创造恢复健康的良好环境。

五、护理评价

（1）患者躯体状况情况是否好转，睡眠是否充足。
（2）患者能否正常摄入足够的营养，或增加摄入营养物的品种和数量。
（3）患者意识是否恢复，精神症状是否能得控制或缓解。
（4）患者有无出现因冲动行为而导致自伤或伤人的不良后果。
（5）患者维护自我健康的能力有无提高。
（6）家庭社会参与和支持程度有无提高。

第七节　精神分裂患者的护理

精神分裂症患者临床症状复杂、病程迁徙、预后不佳，且患者自知力有不同程度的损害，部分生活不能处理，可能对自己或周围人群造成损害，影响社会秩序等。因此，做好精神分裂症患者的护理十分重要。

一、护理评估

对精神分裂症患者的护理评估重点包括健康史、一般情况、精神检查、心理社会方面等，主要通过交谈、观察、体格检查结合相应的辅助检查进行评估。由于精神分裂症患者对自身疾病缺乏自知力，很难正确反映病史，所以还要通过家属、朋友、同事或护送人收集资料，也可借助于一些心理、社会功能量表进行评估。

（一）健康史

1. 个人史。评估患者成长发育过程如何，包括母孕期健康状况、患者的智力发育、学习成绩、就业情况、婚姻状况等，女性患者还应评估月经史和生育史。

2. 现病史。评估此次发病的时间、表现、有无诱因、对学习工作的影响程度、就医经过、饮食、睡眠、是否服用安眠药等。

3. 既往史。评估有无躯体疾病或物质滥用引发精神病性症状或诱发精神分裂症的可能性；过去是否有过发病；第一次发病的时间和表现、治疗经过、效果如何、是否坚持服药、病后的社会交往能力等。

4. 家族史。评估两系三代有无精神障碍、精神异常和行为异常史，特别是精神病家族史。

（二）生理评估

1. 营养状况。患者的饮食、营养状况，评估有无营养失调。

2. 睡眠状况。患者的睡眠情况，有无入睡困难、早睡、多梦等情况。

3. 排泄状况。患者有无排尿困难、尿失禁、尿潴留、便秘、大便失禁等情况。

4. 自理状况。患者自我照顾及个人卫生情况，如衣服、头发、指甲是否整洁，有无体味难闻，能否自行如厕等。

（三）心理评估

1. 感知。患者有无幻觉、错觉，幻觉的表现形式和内容等。

2. 思维。患者有无思维联想障碍，如思维插入、思维中断、思维云集、思维松散、思维破裂等；有无思维逻辑障碍，如词语新作、逻辑倒错；有无思维内容障碍，如有无妄想，其种类、内容、性质、出现时间、涉及范围是否固定，发展动态有无泛化趋势，内容荒谬或接近现实。

3. 情感情绪。患者的情感反应，有无情感淡漠、情感迟钝、情感反应与周围环境是否相符等。

4. 意志行为。患者的意志是否减退，行为是否被动、退缩；患者的行为与周围环境是否适宜，有无意向倒错，有无违拗等。

5. 病前个性特点与人格。患者病前性格特点如何，是内向还是外向型；兴趣爱好有哪些，学习、工作、生活能力如何。患者有无人格改变、人格衰退、人格解体等表现。

6. 对疾病的认知。有无自知力，是否存在不承认自己有病。患者对住院、治疗的依从性如何，是否配合治疗和检查，对医护人员的态度如何。

（四）社会评估

1. 生活事件。患者在近期（半年内）有无重大生活事件发生，如至亲死亡、工作变化、失业、离婚等，患者有什么样的反应等。

2. 应对方式。患者是如何应对挫折和压力的，具体的应对方式有哪些，效果如何。

3. 社会交往能力。患者病前的社会交往能力如何，是否善于与人交往；患者病前对于社会活动是否积极、退缩、回避等。患者人际关系如何，有无特别亲密或异常的关系，包括与家人、男女朋友、同事和同学等。

4. 社会支持系统情况。患者的社会支持系统如何，患病后单位同事、同学、亲属与患者的关系有无改变，家庭成员对患者的关心程度、照顾方式、婚姻状况有无改变等。

5. 经济状况。患者自身的经济状况如何，对医疗费用支出的态度等。

二、护理诊断/护理问题

1. 有冲动、暴力行为的危险（对自己或对他人）。与幻觉、妄想、精神性兴奋、缺乏自知力等有关。

2. 思维过程改变。与思维内容障碍（妄想）、思维逻辑障碍、思维联想障碍等有关。

3. 不合作（特定的）。与幻觉、妄想、自知力缺乏、对药物的不良反应产生恐惧、违拗等有关。

4. 生活自理缺陷。与紧张性木僵，疾病急性期，精神症状丰富，极度焦虑和紧张，精神衰退、生活懒散，自伤、他伤而造成行为不便等因素有关。

5. 睡眠形态紊乱。与环境生疏、警觉性增强、精神病症状干扰等因素有关。

6. 个人对应对无效。与无能应对妄想的内容、对现实问题无奈、难以耐受的药物不良反应等因素有关。

7. 营养失调，低于机体需要。与幻觉、妄想、极度兴奋、躁动，消耗量过大及摄入量不足有关。

8. 医护合作问题。与药物不良反应，如急性肌张力障碍、体位性低血压等有关。

三、护理目标

（1）患者在住院期间能定时、定量进餐，能满足机体代谢的需要。

（2）患者身体清洁无异味，并最大限度地形成良好的生活自理模式。

（3）患者的睡眠质量得到改善，能按时入睡，睡眠质量有所提高。

（4）患者的精神病症状逐步得到控制，且日常生活不被精神病症状所困扰，表现出符合自身的社会角色特点，能最大限度地完成社会功能。

（5）患者能有效处理与控制情绪和行为，在住院期间不发生冲动伤人、毁物的现象，能控制攻击行为。

（6）患者对疾病有正确的认识，自知力部分或全部恢复，能主动服药，能描述不配合治疗的不良后果。

四、护理措施

（一）生活护理

1. 饮食护理。确保患者每天营养摄入量。以维持机体的新陈代谢，增强抵抗力和预防疾病。因被害妄想拒食的患者可让其自行选择食物，对有自罪妄想拒食的患者要耐心劝说其进食，并可将饭菜混合后让患者食用；有异食症的患者应在护士看护下进食，尽量限制患者的活动范围，随时观察患者的异常行为；对服用抗精神病药出现锥体外系反应患者，护士应协助进食并密切观察，防止因吞咽困难导致噎食；对于木僵患者在环境无刺激时可自行活动、进食、排便的特点，将饭菜放置于患者伸手可及之处，同时准备好便器，放置于患者视线范围之内，在不引起患者注意的情况下观察患者进食和排便情况。如果患者出现蜡样屈曲症状，护士要随时保证患者肢体处于功能位状态。

2. 睡眠护理。提供良好的睡眠条件，保持环境安静，温度适宜，避免强光刺激。对于新入院的患者因环境陌生而入睡困难，护士应在病房多陪伴，直至其入睡；合理安排患者作息制度，防止睡眠规律倒置，鼓励患者白天尽量多参加集体活动，保证夜间睡眠质量，指导患者睡前不喝浓茶、咖啡等饮料，或使用一些促进睡眠的方法，如深呼吸、放松术等；对严重的睡眠障碍的患者，经诱导无效，可遵医嘱运用镇静催眠药物辅助睡眠，用药后注意患者睡眠的改善情况并做好记录与交班。

3. 个人卫生护理。对于生活懒散、行为退缩的患者，护士需与患者一起制订生活计划，并督促检查其完成情况，必要时协助和指导其生活自理能力，如穿衣、叠被、洗脸、刷牙等。对于木僵或不能完全自理的患者，护士要定时为患者更衣、沐浴，做好口腔护理、皮肤护理、女性患者的经期护理、二便护理。

（二）安全护理

精神分裂症患者由于缺乏对自己行为控制的能力，在精神病症状的支配下，可能发生各种行为障碍。因此，加强患者的安全管理，采取有效的防范措施，防止意外事件的发生，一直都是护理工作的重要内容。

1. 合理安置患者。将妄想明显、症状活跃、情绪不稳等患者与木僵、痴呆等行为迟缓的患者分开安置；将易激惹与兴奋躁动的患者分开安置；有自伤、自杀、逃跑等行为者，应安置在重症病房，有专人看护，一旦有意外发生，应及时处理。

2. 有冲动行为的患者护理。预防患者冲动行为的发生是非常重要的。做好病房的安全管理工作，提供安静、舒适的环境，患者需在护士的视线下活动；一旦出现冲动行为，护士应保持冷静，沉着、敏捷地给予口头限制，并配合药物控制；如有伤人、毁物等暴力行为，给予保护性约束，病情缓解后及时解除约束；冲动结束后与患者共同评价冲动前后的感觉，并让其说出自己的感受，给予理解和帮助支持。

3. 妄想患者的护理。妄想是精神分裂症患者最常见的思维障碍，在妄想内容的影响下，患者出现自杀、伤人、毁物、拒食、拒服药等情况，应根据妄想的内容，有针对性地处理。如有被害妄想者，护士应耐心劝导，外出有人陪伴；如拒食，可采用集体进餐；如对同病房患者有被害嫌疑时，应及时将患者安置在不同病房；如护士也被牵连进其妄想内容，护士不要过多解释，注意安全，必要时进行调整。有关系妄想者，护士在接触时语言应谨慎，避免在患者看不到却听得到的地方低耳轻语、发出笑声或谈论其病情症状，以免加重其病情。对有自杀倾向的患者，要禁止其在危险场所逗留，禁止单独活动，外出时严格陪伴制度。

4. 不合作患者的护理。对于不合作患者，护士应主动关心、体贴、照顾患者，让其感到自己被重视、接纳；严格执行操作规程，发药到手，看服到口，服后检查口腔、水杯，确保药物到胃，但要注意采取适当的方式，需尊重患者的人格；对拒绝服药的患者，应耐心劝导，必要时采取注射或使用长效制剂。

（三）药物治疗的护理

药物治疗是治疗精神分裂症的主要方法。但药物在治疗精神病症状的同时，又会出现各种不良反应，从而导致患者服药依从性差。患者药物依从性差是疾病复发的重要原因。因此，对于服用抗精神病药物的患者应加强护理，从而提高患者的服药依从性，减少复发。

1. 确保患者服下药物。给药前要熟悉了解患者情况，包括他们的精神病症状和躯体状况等。发药时必须集中注意力，做到准确无误。有些患者往往不能清楚地叙述自己的姓名和床号，护士必须做好"三查八对"，认清患者姓名、床号、面貌后再发药，并看着患者确实将药物吞下后方可离开，防止患者弃药而得不到应有的治疗。此外，要警惕患者藏药累积后吞服自杀。对拒绝服药者，要耐心说服、劝导，尽量取得合作。对劝说无效者，应与医生协商，改用其他给药方式，如肌内注射长效针剂等。

2. 注意观察患者服药效果及不良反应。护理人员要知道给药的目的、药物疗效、常用剂量和可能发生的不良反应，细心观察疗效及药物不良反应，如发现患者有眩晕、心悸、面色苍白、皮疹、黄疸、吞咽困难、意识模糊等，视情况暂缓给药，并报告医生，作重点观察和详细交班。

（四）心理护理

1. 与患者建立良好的护患关系。精神分裂症患者意识清晰，智能良好，但无自知力，对住院常持敌视态度，对周围持有怀疑或抵抗态度，对医护人员警觉性高。因此，只有与患者建立良好的患护关系，取得患者信任，才能深入了解病情，顺利完成观察和护理工作。对于患者的精神病症状应予理解接纳，尊重其人格；态度和蔼、耐心、温和、冷静、坦诚，避免谈及敏感话题而激惹患者。

2. 正确运用沟通技巧。护士应掌握与患者接触的技巧，如耐心倾听患者的述说，鼓励其用语言表达内心感受而非冲动行为，并作出行为约定，承诺今后用其方式表达愤怒和激动情绪；与患者交谈时，态度亲切温和，语言具体、简单、明确，给他们足够时间回答问题，严禁训斥、责备及讽刺患者。不与患者争论有关妄想的内容，并且适当提出自己的不同感受，避免一再追问妄想内容的细节。对思维贫乏的患者，护士不要提出过多要求。

（五）社会支持

（1）鼓励患者参加集体活动，淡化不良刺激因素对其的影响，安排合理娱乐活动，转移注意力，缓解其恶劣情绪。

（2）当患者病情缓解后，可与其共同制订生活技能训练、社交技巧训练，以及工作康复训练计划，鼓励患者自理，并参加各项工作娱乐活动，促进患者的社会功能的康复。

（六）预防与健康教育

对恢复期患者及家属做好卫生知识的教育，主要包括以下几个方面。

（1）指导患者和家属掌握有关精神分裂症的基本知识，使其认识到疾病复发的危害，认识药物维持治疗、心理治疗对预防疾病复发防止疾病恶化的重要性。

（2）让患者及家属了解有关药物的知识，对药物的作用、不良反应，告诉患者服用药物应维持的年限及服用时的注意事项。教育患者按时复诊，并在医生的指导下服药，不擅自增药、减药或停药。使患者及家属能识别药物的不良反应，并能采取适当的应急措施。

（3）教育患者及家属识别疾病复发的早期征兆，如睡眠障碍、情绪不稳、生活不能自理、懒散、不能正常完成作业等现象，应及时到医院就诊。

（4）保持良好的生活习惯，避免精神刺激，以及与亲朋好友的交往；引导患者扩大接触面，克服自卑心理，进一步提高生活自理和工作技能，尽早回归社会。

五、护理评价

（1）患者最基本的生理需要是否得到满足。

（2）患者精神症状缓解的情况、自知力恢复的情况。

（3）患者有无意外事件和并发症的发生。

（4）患者基本生活自理能力和社会交往技巧的恢复情况。

（5）患者是否配合治疗、护理，并按时服药。

（6）患者对疾病的看法和对治疗的态度是否改变。

（7）患者及家属对疾病知识是否有所了解。

第八节　脑器质性精神障碍患者的护理

一、护理评估

通过交谈、观察、体格检查，并结合相应的辅助检查，从生理、心理和社会等方面对患者进行全面评估。

（一）生理评估

1. 一般情况。生命体征、食欲、大小便及睡眠状况等。

2. 神经系统状况。如有无意识障碍、感觉障碍及偏瘫、失语等。

3. 自我照顾能力。如进食、沐浴、穿衣、如厕等方面是否需要帮助。

4. 实验室及其他辅助检查。检验、电生理检查，以及脑电图、CT、MRI 等检查，可帮助判断疾病的性质和严重程度。

（二）心理评估

1. 认知活动。

（1）患者有无知觉的改变，如出现幻听、幻视等症状。

（2）患者有无思维内容障碍及思维过程方面的改变。

（3）患者有无智力与记忆损害，如遗忘、错构、虚构。

（4）患者有无注意力减退和定向力障碍。

2. 情感活动。

（1）患者有无焦虑、抑郁、紧张、恐惧不安等情绪。

（2）患者有无兴奋、吵闹、易激惹和不稳情绪。

3. 人格特征。

（1）患者有无人格不成熟或缺陷，如经受不住失败与挫折、容易冲动、反社会倾向等。

（2）患者是否缺乏自信及决策能力，自卑感强烈而隐蔽，内心孤独、退缩、不合群、冷酷、仇恨、缺乏爱心等。

（三）社会评估

（1）患者目前症状对其工作能力、人际关系、日常生活能力有无影响。

（2）患者家属是否正确认识疾病对患者行为的影响，能否为患者提供关心、帮助及支持。

二、护理诊断/护理问题

1. 营养失调（低于机体需要量）。与摄入不足、感染等有关。

2. 睡眠形态紊乱。与意识障碍、感觉障碍、精神障碍有关。

3. 有暴力行为的危险。与兴奋、躁动、幻觉等精神症状有关。

4. 有受伤的危险。与意识障碍、感觉障碍或精神障碍有关。

5. 急性意识障碍。与各种脑器质性疾病所致脑组织损害有关。

6. 生活自理缺陷。与意识障碍或精神障碍、运动障碍等有关。

7. 社交障碍。与思维过程改变、认知功能下降等有关。

三、护理目标

（1）饮食量增加，基本能满足机体代谢的需要。

（2）患者的睡眠质量得到改善。

（3）患者能有效处理和控制情绪和行为，未发生暴力冲动行为。

（4）患者没有受伤，并能述说如何预防受伤。

（5）患者的意识障碍逐渐好转。

（6）患者生活能基本处理或经协助完成，能最大限度地参与肢体锻炼及康复训练。

（7）患者能保持和提高一定的社交技能，能与周围相关人员进行沟通。

四、护理措施

（一）生活护理和安全护理

1. 病情观察。生命体征的变化与脑部疾病的关系十分密切，应密切监测。观察两侧瞳孔的大小是否正常，是否等大、同圆，对光反应是否正常。此外，意识障碍的程度是提示颅内疾病轻重程度的重要指标，要随时注意意识状态的变化。

2. 饮食护理。在病情许可下尽量照顾患者的饮食偏好，提供患者喜欢的食物以增进食欲；对于意识不清、烦躁不安、自理能力下降者可协助喂食，必要时给予鼻饲或静脉营养支持，维持机体营养及水、电解质平衡。

3. 睡眠护理。指导患者建立规律的作息习惯，如在常规时间内安排治疗或活动；改善患者睡眠环境，如保持宁静、舒适、光线适中、空气清新；指导患者睡前不宜太饿或太饱，不宜大量饮水；睡前给患者按摩、温水泡脚、听音乐等方式消除其紧张情绪。

4. 排泄护理。观察患者的排泄情况，防止尿潴留和肠梗阻。对随时随地便溺者，定时带患者到指定的地点如厕，训练其定时排泄习惯；对二便失禁患者要及时更换衣裤；嘱咐尿潴留患者平时要多饮水，有尿意排出困难时，采取诱导排尿或遵医嘱给予导尿；嘱咐便秘者平时要多食纤维食物和蔬菜水果，训练患者养成排便规律，必要时给予灌肠。

5. 个人卫生护理。加强患者的口腔护理、皮肤护理，保持床单位的清洁、干燥、舒适。对有认知障碍者，应定时带其到卫生间，帮助患者识记卫生的标志与位置，训练患者规律的排便习惯；对长期卧床者，应定时提供便器，使其逐渐适应床上排便。

6. 安全护理。为患者提供安全的治疗环境，对意识障碍、重度痴呆、癫痫发作患者及年老患者，应设专人护理。对长期卧床的患者，应安装床档或适当给予保护性约束，防止坠床。对意识模糊、行走不便及反应迟钝的患者，可适当限制其活动范围，活动时需有人陪伴。加强危险物品的管理，减少环境中对患者有潜在危险的因素，清除环境中的障碍物。

（二）心理护理

1. 建立治疗性护患关系。尊重理解患者，协助患者维护尊严，加强护患间的沟通与交流，帮助患者正确认识和接纳疾病带来的影响，鼓励患者积极表达自己的想法，调动患者积极情绪，同时促进患者的安全感。在此基础上，鼓励患者参加有益的活动（绘画、下棋、听音乐等娱乐活动），耐心帮助患者建立治疗的信心。

2. 对于认知障碍患者。尊重、理解患者，主动、耐心地倾听患者诉说，了解、分析患者的所需所想；每天可重复带领患者熟悉环境、认识亲人，反复强化，以增强记忆；患者随身要有介绍卡（包括患者姓名、年龄、家庭住址、联系人及电话号码、病情简介等），以保证患者走失后能有效地与亲属联系。

3. 谵妄状态的护理。处于谵妄状态的患者，对周围环境的认知功能差，在幻觉、错觉及妄想的影响下，患者可表现为情绪激动、恐惧，还可能因此而产生冲动或逃避的行为，从而导致自伤伤人的后果。为了防止发生意外，应有专人护理，随时注意加强防范，如病床要加床挡，控制患者的活动范围，病室内的设施要简单。当患者激动不安时，护士应该陪伴在患者的床边，耐心地予以安慰，帮助其稳定情绪。必要时可以用约束带暂时给予保护，按照医嘱给予镇静剂协助患者安静。

4. 对于癫痫患者。应由专人护理，并做好基础护理，保证患者的安全。注意观察，出现先兆症状时让患者立即平卧，避免摔伤。抽搐发作时，保持呼吸道通畅，迅速将牙垫放入患者的口腔内上、下齿之间，防止抽搐时咬破唇舌。松解衣领和裤带，适当保护下颌和四肢，防止肢体过度伸张时导致关节脱臼。但注意不要用力按压，防止发生骨折。抽搐停止后，将头转向一侧，以防口腔分泌物被吸入气管内。发作终止后，应让患者卧床休息，专人守护，观察其意识恢复情况，防止出现癫痫持续状态。对发作后意识蒙眬、兴奋躁动的患者，需注意保护，防止摔伤。

5. 幻觉妄想症状的护理。了解患者的幻觉、妄想内容，予以解释和劝导，并将其与被怀疑的对象隔离开。如有暴力行为或自杀行动倾向者应设立专人护理，及时给予保护性约束或药物控制，防止患者冲动性的自伤或伤人事件的发生。

（三）社会支持

1. 提高患者应对能力。指导患者正确处理有关的社会矛盾和生活事件，尽量避免有害的应激原造成对自身的不良影响，协助患者维护身心平衡。

2. 保持患者社会功能。与患者、家属一起制订可行性康复目标，使患者尽快适应病后所需的生活方式；鼓励患者与社会接触，最大限度地保持社会功能。

3. 疾病知识宣教。告知患者及其家属疾病相关知识，以及本病与脑器质性病变的关系。为家属提供照顾患者的必要知识和技术指导，如识别疾病发展特征，明确早期治疗的好处及延误治疗的危害；了解患者所服药物的名称、剂量、服药方法及药物常见不良反应的简单处理；帮助患者建立健康生活模式，保持生活规律，减少诱发因素等。

五、护理评价

（1）患者的营养状况是否良好。

（2）患者的睡眠状态是否改善。

（3）患者能否有效处理和控制情绪和行为。

（4）患者是否在安全环境下接受治疗和护理，未发生意外事件。

（5）患者的意识状态有无好转。

（6）患者能否主动料理自己的生活，能否参与肢体锻炼及康复训练。

（7）患者能否与他人进行有效交流。

第五章

常见急重症护理

第一节　脑梗死护理

脑梗死又称缺血性脑卒中，是指局部脑组织因血液供应障碍引起缺血、缺氧，导致缺血性坏死或脑软化。脑梗死约占全部脑卒中的70%，主要包括脑血栓形成、脑栓塞、腔隙性梗死等类型。

一、脑血栓形成患者的护理

（一）概述

脑血栓形成是脑梗死最常见的类型。系由于脑动脉血管壁病变，尤其是在动脉粥样硬化的基础上发生血流缓慢、血液成分改变或血黏度增加，而使动脉管腔明显狭窄、闭塞或在狭窄的基础上形成血栓，引起脑局部的急性血流中断、缺血缺氧、脑组织软化、坏死。临床上常表现为偏瘫、失语、偏盲、偏身感觉障碍、共济失调等局灶性神经功能确实。

随着老年人口的增加，脑血栓形成的发病率亦相应增高，相关研究亦显示，随着儿童肥胖症和早发性动脉粥样硬化的增多，脑血栓形成更趋向年轻化。

（二）病因和发病机制

能够引起脑血栓形成的病因，老年人中以动脉粥样硬化和高血压为主，在青少年人群中则以凝血功能异常为多见。

1. 动脉血管壁粥样硬化。这是脑血栓形成的首要病因。动脉粥样硬化的主要病变是内膜深层的脂肪变性、胆固醇沉积、粥样硬化斑形成、纤维组织增生、斑块内出血或表面溃疡、血管内壁受损害、表面粗糙使血小板聚集黏附、破坏释放出促使凝血的血小板因子、血小板聚积而促使血栓形成，使血管腔狭窄甚至闭塞。高血压、高脂血症和糖尿病等可加速脑动脉硬化。

2. 动脉炎。包括大动脉炎、变态反应性和肉芽肿性动脉炎、特异性感染（钩端螺旋体病、梅毒、结核等）与非特异性感染性（严重扁桃体炎、淋巴结炎）动脉炎、血栓闭塞性脉管炎等。

3. 血液成分的改变及凝血功能异常。如真性红细胞增多、血小板增多症，以及血液黏度增加、血液凝固性增高等均是血栓形成的因素。

4. 血流动力学异常。如各种原因引起的血流速度过缓和血流量过低，可引起脑灌注压下降。随灌注压下降，脑的小动脉扩张，血流速度更缓慢，若有动脉粥样硬化存在，则更易使血栓形成。

（三）病理

动脉粥样硬化是脑血栓形成的基础。动脉粥样硬化好发于颈总动脉起始部、颈内动脉起始部和虹吸部、大脑前中后动脉起始部、脑底动脉环、椎动脉起始部及进入颅腔处。当颅内任何一条动脉因血栓形成发生闭塞时，其远端供血中断，脑组织发生缺血缺氧，葡萄糖无氧代谢，能量耗竭，造成该动脉闭塞远端神经细胞坏死，同时坏死的脑组织产生大量自由基对周围的脑组织造成损害。脑动脉闭塞6小时内脑组织改变尚不明显，仅发生轻度细胞肿胀；48小时内缺血最重的中心部位发生梗死，脑组织肿胀、变软、灰白质界限不清，梗死的范围可大小不等。如果梗死范围大，脑组织高度肿胀时，可向对侧移位，甚至形成脑疝。

病理改变可分五期：

（1）超早期（1~6小时）：病变脑组织变化不明显，可见部分血管内皮细胞、神经细胞轻度肿胀。代谢紊乱，功能暂时消失，如果治疗及时，这部分脑神经细胞可以恢复其原有的各种功能，是可逆性的。

（2）急性期（6~24小时）：病变脑组织苍白和轻度肿胀。

（3）坏死期（24~48小时）：镜下见组织结构不清，神经细胞及胶质细胞坏死，毛细血管轻度扩张，周围可见液体或红细胞渗出。脑组织水肿明显。

（4）软化期（3天~3周）：脑组织开始液化，周围水肿明显，病变区明显变软，神经细胞消失，吞噬细胞大量出现，星形细胞增生。

（5）恢复期（3~4周后）：液化的坏死组织被吞噬和移走，胶质细胞、胶质纤维及毛细血管增生，小病灶形成胶质瘢痕，大病灶形成中风囊。此期可持续数月至1~2年。

绝大多数脑血栓形成呈上述病理改变，称为白色梗死。少数梗死区，特别是近皮质者，由于血管丰富，于再灌注时可继发出血，呈现出血性梗死或称红色梗死。

（四）护理评估

1. 健康史。认真评估患者是否存在脑血栓形成的危险因素。主要危险因素包括：①短暂性脑缺血发作；②卒中史；③高血压；④心脏疾病；⑤全身动脉粥样硬化临床征象；⑥糖尿病。次要危险因素包括：①高脂血症；②高血红蛋白；③吸烟；④肥胖；⑤口服避孕药；⑥高同型半胱氨酸血症；⑦饮酒；⑧纤维蛋白原增高。另外还应评估患者年龄、性别、家族史等。

2. 临床表现。脑血栓的临床特点如下。

（1）在安静、睡眠、血压低、血流缓慢时起病。

（2）发病常不突然，其神经症状和体征可呈明显的台阶样加重，或在脑梗死之前先出现一系列短暂脑缺血发作，在12小时内进行性加重。

（3）发病时多数患者意识清楚。如果是大面积大脑半球的梗死或梗死累及脑干时，发病后可很快发生意识障碍。

（4）多数患者有头痛症状，但头痛较轻并局限于梗死一侧。

（5）不同动脉血栓形成时，局灶性神经症状和体征因受累血管不同、血管病变程度不同和脑循环的代偿功能状况不同而各异。

1）颈内动脉：常见症状为对侧偏瘫、偏身感觉障碍，优势半球病变时可有失语。如颈内动脉近端血栓影响眼动脉，可出现特征性的病变，即同侧一过性视力障碍。检查可见患侧颈内动脉搏动减弱或消失，局部可闻收缩期血管杂音，同侧视网膜动脉压下降，颞浅动脉额支扩张充血搏动增强。患者也可因发病缓慢、侧支循环好而无症状。

2）大脑中动脉：①大脑中动脉主干闭塞：出现病变对侧中枢性面舌瘫与偏瘫、偏身感觉障碍和偏盲。优势半球受累还可出现完全性失语。梗死面积大症状严重者可引起颅内压增高、昏迷，甚至死亡；②皮质支闭塞：偏瘫及偏身感觉障碍以面部及上肢为重，优势半球受累可有失语，非优势半球受累可出现对侧偏侧忽视症等体象障碍；③深穿支闭塞：内囊部分软化，出现对侧偏瘫，可伴面舌瘫，对侧偏身感觉障碍及偏盲，优势半球受损时，可有失语。

3）大脑前动脉：近端阻塞时因前交通支侧支循环良好可无症状。前交通支以后阻塞时，额叶内侧缺血，出现对侧下肢运动及感觉障碍，因旁中央小叶受累排尿不易控制。深穿支闭塞时，内囊前肢和尾状核缺血，出现对侧中枢性面舌瘫及上肢轻瘫。双侧大脑前动脉闭塞时，可出现淡漠、欣快等精神症状及双下肢瘫痪。

4）大脑后动脉：大脑后动脉供应大脑半球后部、丘脑及上部脑干。梗死时常见对侧同向性偏盲（有黄斑回避）。优势半球受累可出现命名性失语、失读。非优势半球受累可有体象障碍。深穿支阻塞累及丘脑和上部脑干，出现丘脑综合征，表现为对侧偏身感觉障碍，如感觉异常、感觉过度、丘脑痛；锥体外系症状如手足徐动、舞蹈、震颤等；还可出现动眼神经麻痹、小脑性共济失调。

5）椎－基底动脉：常出现眩晕、眼震、复视、构音障碍、吞咽困难、共济失调、交叉瘫等症状。基底动脉主干闭塞时出现四肢瘫、延髓性麻痹、意识障碍，常迅速死亡。脑桥基底部梗死可出现闭锁综合征，患者意识清楚，因四肢瘫、双侧面瘫、延髓性麻痹，不能言语、不能进食、不能做各种动作，只能以眼球上下运动来表达自己的意愿。

6）椎动脉：此处梗死又称延髓背外侧综合征或 Wallenberg 综合征。临床表现为突然眩晕，恶心呕吐，眼球震颤，吞咽困难，病灶侧软腭及声带麻痹（舌咽、迷走神经疑核受损），共济失调（前庭小脑纤维受损），面部痛觉、温度觉障碍（三叉神经脊束核受损），Horner 综合征（交感神经下行纤维受损），对侧半身痛觉、温度觉障碍（脊髓丘脑束受损）。

3. 辅助检查。

（1）头颅 CT 检查：是诊断脑血栓形成的重要手段。一般脑梗死在发病 24 小时后逐渐显示低密度梗死灶，多为三角形或扇形。该检查的准确率受检查时间的限制及病灶大小、部位的影响。脑干或小脑部位的较小梗死灶较难通过 CT 辨认。

（2）MRI 扫描：可以弥补 CT 检查的不足，可清晰显示早期缺血性梗死、脑干及小脑梗死。梗死数小时后出现 T_1 低信号、T_2 高信号病灶。出血性梗死显示其中混杂 T_1 高信号。

（3）经颅多普勒（Transcranial Doppler，TCD）：可判断颅内和颅外颈动脉有无严重狭窄和闭塞；了解大血管闭塞后侧支循环建立情况等。

（4）数字减影血管造影（Digital Subtraction Angiography DSA）：可显示血栓形成的部位、范围及侧支循环的情况。但该检查属创伤性检查，有一定危险性，仅在有外科手术适应证时或必须明确血管病变时考虑行此检查。

（5）血液检查：除一般血、尿常规外，还应检查血生化、血脂、肝功能、肾功能。血液流变学检查、钩端螺旋体凝溶试验及艾滋病相关检查等，以有助于病因诊断及指导治疗。

4. 心理社会评估。患者多会出现焦虑抑郁、寂寞孤独、怨恨自己或他人、无奈、担心疾病恶化、担心成为家庭负担或预感性悲哀等心理变化。

（五）护理诊断及医护合作性问题

1. 潜在的并发症。颅内压增高、肺部感染、出血、深静脉血栓形成。

2. 有误吸的危险。与舌咽神经及迷走神经受损导致咽部感觉丧失、咽反射消失有关。

3. 焦虑。与患者突然患病且病情严重有关。

4. 有皮肤完整性受损的危险。与长期卧床及便失禁有关。

5. 尿潴留。与神经反射消失有关。

6. 尿失禁。与神经反射消失有关。

7. 躯体移动障碍。与偏身瘫痪有关。

8. 生活自理缺陷。与偏身瘫痪有关。

9. 有受伤的危险。与一侧肢体肌力差或偏身感觉障碍或偏盲等有关。

10. 沟通交流障碍。与运动性和/或感觉性失语有关。

11. 有失用综合征的危险。与长期卧床及脑血管疾病后异常的痉挛模式有关。

12. 预感性悲哀。与脑血管疾病的病死率、致残率高有关。

13. 知识缺乏。缺乏有关治疗、康复及预防复发等知识与疾病的复杂性及缺乏知识来源有关。

（六）计划与实施

治疗原则：尽快改善脑的血液循环障碍，增加缺血区的血液及氧的供应；消除脑水肿，防止缺血进一步扩展；尽早开始神经功能锻炼，降低致残率。通过治疗与护理，患者颅内压保持在正常范围内；不出现肺部、皮肤、尿路感染等并发症；不发生失用综合征，肢体功能顺利康复；有良好的心理状态；掌握疾病预防与康复等相关的医学知识。

1. 一般护理。

（1）尽量实现新的管理模式——卒中单元：卒中单元的核心工作人员包括临床医师、专业护士、物理治疗师、职业治疗师、语言治疗师和社会工作者。卒中单元体现多学科合作的理念，使患者在一个医疗单元可以完成药物治疗、肢体康复、语言训练、心理康复和健康教育。

（2）保持安静：注意患者情绪变化，医护人员及患者家属不在患者面前谈论病情，以免患者情绪变化，不利于治疗与康复。

（3）病情监测：在急性期内，患者病情变化快且复杂。应定时观察患者的意识、瞳孔、体温、呼吸、血压和肢体活动能力的变化，认真听取患者主诉，及时发现患者的病情变化并给予处理。

（4）维持呼吸道通畅：对于病重者尤其是昏迷患者，保持呼吸道通畅是抢救成败的关键。定时用吸引器吸出呼吸道分泌物、误吸的胃内容物等，头稍偏向一侧，注意吸痰操作要轻柔，以免损伤气管黏膜，如吸痰困难，可滴入化痰药物数滴，吸痰前可轻拍患者胸背部，使痰液易吸出，对于昏迷者、痰多不易吸出者、有呼吸道梗阻者，应急诊行气管切开或借助人工呼吸机辅助呼吸。已行气管切开者，要按气管切开常规护理。

（5）血压控制：定时测量血压，观察血压变化。急性期不宜过度降低血压，因为血压下降会减少脑灌注，加重脑缺血。病后24~48小时收缩压>220mmHg（29.3kPa）、舒张压>120mmHg（16.0kPa）或平均动脉压>130mmHg（17.3kPa）时可用降压药，可选用血管紧张素转化酶抵制剂（ACEI）类降压药物，如卡托普利6.25~12.5mg含服。

（6）满足营养需求：尽量经口或鼻胃管进食，不可过多或过快。急性期不宜多用高渗或等渗葡萄糖，以免加重脑损伤。昏迷及重症患者可暂时禁食1~2天，期间适当补充液体。有关进食的注意事项参看防止肺部并发症的护理。

（7）血糖水平监测：血糖水平宜控制在6~9mmol/L，过高或过低均会加重缺血性脑损伤，如果血糖>10mmol/L应给予胰岛素治疗。

（8）保障患者安全：对于有癫痫发作者要进行抗癫痫药物治疗。有精神症状者应及时应用抗精神病药物。要注意保障患者的安全，防止各种外伤。

2. 用药护理。

（1）降颅压治疗：脑水肿是指脑实质液体的增多导致脑容积的增加。脑血栓所致脑水肿是细胞毒性和血管源性脑水肿的混合型。在脑梗死数分钟至6小时内，因细胞缺血缺氧所发生的脑水肿为细胞毒性；随着缺血缺氧时间的延长，细胞内蛋白质、脂肪、核酸等溶解，微粒释放，组织渗透压梯度改变，毛细血管通透性增加，血-脑屏障破坏，出现血管源性脑水肿。脑水肿的出现，结果必导致颅内压增高，若不及时解除脑水肿、降低颅内压，最终可因脑疝致死。患者发病后48小时至5天为脑水肿高峰期，此期应密切观察颅内压增高症状并及时用药。

消除脑水肿、降低颅内压的常用药物有200g/L甘露醇、100g/L甘油果糖和呋塞米。200g/L甘露醇250mL快速静脉滴注，6~8小时一次。甘露醇经静脉注射后，主要分布于细胞外液，血浆渗透压迅速提高。其药理作用为：①增加血-脑及血-脑脊液渗透压梯度；②使脑血管收缩，血容量减少，颅内压下降；③使血液黏稠度降低；④可扩张肾小动脉，增加肾血流量，使利尿作用增强；⑤有清除自由基的作用，因自由基可引起并加重脑水肿缺血性脑损伤，甘露醇特别对毒性强的羟自由基（OH·）清除作用最显著。甘露醇主要不良反应为引起水电解质及酸碱平衡紊乱、肾衰竭等，严重者可以致死。应尽量减少甘露醇用药，避免盲目用药。应用前需评估患者有无肾功能不全等，如有者需慎用或不用。在应用甘露醇后应观察并记录患者尿量。

（2）溶栓治疗：溶栓治疗是超早期治疗的主要内容。应力争在发病3~6小时治疗时间窗内溶栓治疗。静脉溶栓法：①尿激酶（UK）：50~150万单位溶入100mL生理盐水，在1小时内静脉滴注。或

10%的剂量先静脉推注，其余剂量在 1 小时内持续静脉滴注；②重组组织型纤溶酶原激活物（rt‐PA）：用量为 0.9mg/kg，最大剂量 <90mg。10%的剂量先静脉推注，其余剂量在 1 小时内持续静脉滴注。动脉溶栓法：溶栓药物直接向阻塞部位分次注入，之后重复局部造影。溶栓适应证：急性缺血性卒中，无昏迷；发病 6 小时内；大于等于 18 岁；已排除颅内出血。溶栓禁忌证：积极治疗后血压仍 >185/110mmHg（24.7/14.7kPa）；可疑蛛网膜下隙出血；CT 检查怀疑出血、脑水肿、肿瘤、占位效应、动静脉畸形；2 周内有过大手术或创伤；7 天内做过动脉穿刺、有活动性内出血；正在应用抗凝剂或卒中前 48 小时用过肝素治疗；有血液疾病或有出血素质、凝血障碍。

溶栓并发症及其处理：①脑出血：用药后应密切监测出凝血时间和凝血因子活动度。用药时和用药后应密切观察患者生命体征及神经体征的变化，患者如果出现突然的意识障碍、急性高血压，主诉新出现的头痛、恶心、呕吐，应立即停止溶栓治疗并即刻行 CT 检查；②血管再闭塞：患者表现为已经改善的神经功能再次加重，应行头颅 CT 检查排除继发出血。

（3）抗凝治疗：为防止血栓扩展、进展性卒中、溶栓后再闭塞等可短期应用抗凝治疗。常用药物为肝素、低分子肝素、双香豆素、华法林。卧床患者可用低分子肝素 4 000 皮下注射，1～2 次/天，预防肺栓塞和深静脉血栓形成。治疗期间应监测出凝血时间及凝血因子活动度。同时注意预防和观察出血并发症，定期检查尿常规、大便潜血，观察并防止其他器官的出血，如牙龈出血、皮下出血，可建议患者使用软毛刷刷牙，指导并协助患者活动，避免摔伤等意外发生。治疗期间应避免针灸、腰椎穿刺和任何外科小手术。进行肌内注射等侵入性操作后应延长按压时间。如有出血则应停止抗凝治疗，同时给予维生素 K 10～40mg 肌肉或静脉注射。应用肝素出血时可用鱼精蛋白中和。

（4）抗血小板治疗：在排除出血性疾病之后，不能进行溶栓治疗的患者应尽快给予抗血小板药物治疗。应用阿司匹林 50～300mg/d。

（5）脑保护治疗：其临床效果尚不明确。可应用的药物有依达拉本、胞磷胆碱等。

3. 并发症的预防与护理。脑血管疾病常见并发症有肺部感染、尿路感染、压疮。

（1）预防肺部感染：脑血管疾病患者通常伴有昏迷、呼吸中枢处于抑制状态、呼吸道纤毛运动减弱使分泌物积聚、应用脱水剂、误吸呕吐物、舌后坠以及长期卧床等情况，这些因素可使脑血管疾病患者极易发生窒息及肺部感染等并发症。主要的护理措施有：①保持呼吸道通畅，及时有效吸痰，必要时行气管切开；②保持口腔卫生，协助患者早晚刷牙一次，饭后漱口，昏迷者应进行口腔护理；③定时协助患者变换体位，侧卧或坐位有利于排痰，同时辅助叩背，叩背应由下到上，由外侧到内侧；④密切监测患者体温变化，及时行胸部 X 光检查，给予抗感染治疗；⑤评估患者有无吞咽障碍的症状，如进食中及进食后呛咳、进食时间延长、进食内容变化只选择容易吞咽的食物、进食时疲劳、口腔内污物多等。如果有上述表现，则应严格执行以下护理内容，防止窒息和误吸：a. 协助患者进食，速度宜慢，每勺食量要少，给患者充分的时间咀嚼吞咽，避免呛咳，防止食物或水误吸入气道；b. 选择软饭或半流食，避免粗糙、干硬、辛辣的食物；c. 在进食期间保持周围环境安静，避免分散患者注意力；d. 进食时患者不要讲话，以免引起误吸；e. 吞咽障碍严重者需经鼻胃管喂食，留置鼻胃管者头部应稍抬高，防止胃内容物反流导致误吸，尤其是在夜间睡眠状态；f. 鼻饲之前应先抽吸胃液，确认胃管位置，防止将食物注入呼吸道。

（2）预防尿路感染：偏瘫患者长期卧床，且常伴有不同程度的大小便功能障碍如尿失禁或尿潴留，因此很容易并发尿路感染。主要的护理措施有：①保持会阴部卫生，勤换衣裤和床单，对不能自理者应进行会阴冲洗；②尿潴留或尿失禁者可留置导尿管，并间歇开放；③注意观察尿液颜色、性质和量；④长期留置尿管者或怀疑有尿路感染者应行膀胱冲洗，操作时注意遵守无菌原则；⑤定时做尿常规及尿液细菌培养；⑥发生尿路感染者应予抗生素治疗，同时注意多饮水。

（3）皮肤的护理：脑血管患者多数伴有不同程度的活动障碍和感觉缺失，如果护理上疏忽，常可导致皮肤完整性受损，发生压疮。压疮主要因为身体局部组织长期受压，血液循环障碍，以致局部组织失去正常功能而形成溃烂和组织坏死。压疮不仅给患者增加痛苦，严重时可因继发感染引起败血症而危及生命。因此，必须加强护理，维持患者皮肤完整性，杜绝压疮的发生。压疮的易发部位多在受压、缺乏脂肪组织保护、无肌肉包裹或肌层较薄的骨骼隆突处，如枕骨粗隆，耳郭、肩胛部、肘部、脊椎体隆突处、骶尾部、膝关节的内外侧、内外踝、足跟部等处。压疮的预防主要在于消除发生的原因。具体护理措施：①避免局部长期受压，应鼓励和协助卧床患者床上活动并经常更换卧位，使骨隆突处交替地减轻压迫。一般每2小时翻身一次。协助翻身时应避免拖、拉、推的动作，以防擦破皮肤。床上活动不仅可有效预防压疮的发生，同时也是预防下肢深静脉血栓的重要措施；②保护骨隆突处和支持身体空隙处：协助患者摆放好体位后，可在身体空隙处垫软枕或海绵垫，必要时可垫海绵垫褥或气垫褥等，使支持体重的面积宽而均匀；③避免潮湿、摩擦及排泄物的刺激，床铺要保持清洁、干燥、平整、无碎屑。伤口若有分泌物，要及时更换敷料；有大小便失禁、呕吐及出汗等情况者，应及时擦洗干净，污染的被服及时更换；④对容易发生压疮者，要经常检查受压部位，定时用50%酒精按摩背部及受压处，经常用温水擦澡，擦背或用湿热毛巾行局部按摩，以促进血液循环，改善局部循环状况；⑤增加营养摄入，根据病情给予高蛋白、高维生素膳食，以增强抵抗力和组织修复能力。

4. 脑血管疾病患者的心理护理。脑血管疾病的突发对于患者的心理也是一个重大打击。脑血管疾病人群中焦虑和抑郁的发生率远高于一般人群。医护人员要态度和蔼、语言亲切、动作轻柔。多与患者进行交流，耐心倾听患者心声。对于有偏瘫或失语等功能障碍的患者要给予更多关注。偏瘫患者生活不能自理，常常对治疗丧失信心，对肢体锻炼不热心，甚至不配合。护士应主动为患者介绍疾病的相关知识以及配合康复治疗的重要性。有言语障碍的患者更易发生情绪低落，甚至悲观厌世。护理人员对待这样的患者要更有耐心，努力尝试多种交流方式，如手势、图片、画板等，尽快找到有效的交流方式，满足其生理和心理需求。

（七）预期结果与评价

（1）护士及时发现颅内压增高、肺部感染及继发出血等并发症，并及时处理。

（2）患者呼吸道通畅，不发生误吸。

（3）患者情绪稳定，焦虑程度逐渐减轻。

（4）患者皮肤完好，不出现压疮等皮肤破损。

（5）患者应用留置尿管，尿潴留得到缓解。

（6）患者躯体移动能力逐渐增强，活动范围逐渐扩大。

（7）患者自理能力逐渐增强，最终达到完全自理。

（8）患者在疾病恢复期间无外伤发生。

（9）患者肌力逐渐增强，活动耐力逐渐增强。

（10）通过良好的康复，患者不出现肌肉萎缩、关节强直等失用综合征的表现。

（11）患者能够表达悲哀情绪，主动配合治疗，对治愈疾病充满信心。

（12）患者能够了解有关疾病治疗、康复、预防的有关知识，并愿意依从。

二、脑栓塞患者的护理

（一）概述

脑栓塞系指由于各种栓子随血流进入颅内使血管腔急性闭塞，引起相应供血区的脑组织缺血、坏死，导致相应的脑功能障碍的一种急性缺血性脑血管疾病。

（二）病因和发病机制

根据栓子来源不同，可分为心源性脑栓塞、非心源性脑栓塞和来源不明脑栓塞。

1. 心源性脑栓塞。约占脑栓塞的50%及以上，能引起脑栓塞的常见心脏病有：

（1）风湿性心脏病：风湿性心脏病二尖瓣狭窄并发心房颤动时，左心房扩大，血流缓慢淤滞，易发生附壁血栓，血流不规则易使栓子脱落形成栓塞。

（2）亚急性细菌性心内膜炎：瓣膜上的炎性赘生物质嫩而且易脱落，脱落后成为栓子引起栓塞。

（3）心肌梗死及心肌病：心内膜病变形成附壁血栓，在心房颤动或心肌收缩时附壁血栓脱落，成为栓子。

（4）其他：心力衰竭、先天性心脏病、心脏瓣膜手术等亦可成为脑栓塞的原因。

2. 非心源性脑栓塞。系指除心源性栓子以外，能查明栓子来源的脑栓塞。常见的栓子来源有：

（1）动脉及其发出的大血管发生动脉粥样硬化，一旦出现粥样硬化斑块溃疡，会有胆固醇结晶与脂质凝集成栓子进入血流，随血流运行阻塞脑动脉形成脑栓塞。

（2）肺静脉血栓或血凝块，血栓脱落随血流至脑动脉引起脑栓塞。

（3）其他：较不常见的有骨折后的脂肪栓塞、各种原因引起的空气栓塞、癌细胞栓塞、寄生虫或虫卵栓塞、感染脓栓栓塞。

3. 来源不明脑栓塞。指临床已证实为脑栓塞，但栓子来源未能明确查出者。

（三）病理

任何类型的栓子进入脑循环，最后栓塞在脑动脉血管内，使被栓塞的血管所供应的脑组织区域发生脑梗死。脑栓塞多见于颈内动脉系统，特别是大脑中动脉，栓子堵塞的部位多在动脉的分叉处。由于栓子突然堵塞动脉不但可引起供血区的急性缺血，而且还经常引起局部脑血管痉挛，甚至可引起整个血管床发生弥漫性痉挛，使缺血范围更加扩大。当痉挛减轻，栓子可因分裂溶解或血管扩张而向动脉远端移去，以及侧支循环建立，缺血范围缩小，症状减轻。

脑栓塞引起的病理改变大体上与脑血栓形成相似，但可多发，且出血性梗死更为常见，占 50% 左右。这是因为栓子阻塞血管可引起血管壁坏死，当血管痉挛减轻、栓子分解破裂，栓子移向动脉远端后，使血流恢复，已受损的血管壁可在血流恢复后发生渗漏性出血；此外，某些固体栓子常为不规则形凝块，不易将血管完全阻塞，血液可通过缺血损伤的血管漏出。病灶周围有大片脑水肿，脑回肿胀呈棕红色，镜检显示神经元、髓鞘及神经胶质不同程度的分解，血管周围出血。

脑栓塞可多发，当栓子来源未消除时，还可反复发生。继发于心源性疾病的脑栓塞常为多发性与出血性梗死；死于脂肪栓塞的患者，其脑无特征性改变，供应的动脉可显示气泡；炎性栓子可引起局限性脑炎、脑脓肿，局限性脑动脉内膜炎，或形成细菌性动脉瘤；寄生虫或虫卵栓塞可见栓塞部位发生寄生虫性肉芽肿。

（四）护理评估

1. 健康史。评估患者有无引起脑栓塞的疾病史，如近期心肌梗死、风湿性心脏病伴二尖瓣狭窄与心房颤动、动脉粥样硬化、骨折、手术等。

2. 临床表现。脑栓塞的临床特点为：

（1）发病急骤，症状多在数秒钟或数分钟达到高峰，约 2/3 的患者在活动中发病，1/3 的患者在夜间睡眠中发病，大部分患者无任何前驱症状。

（2）患者的意识障碍多较轻，但是如果在颈内动脉或大脑中动脉主干栓塞则可导致大面积脑梗死，可发生严重脑水肿、颅内压增高，甚至脑疝和昏迷。椎－基底动脉系统发生栓塞常发生昏迷。

（3）脑栓塞可发生在单一动脉，也可广泛多发，发病后立即出现的局灶性神经体征，按受累动脉不同而表现为各种脑动脉阻塞综合征。大约 4/5 的脑栓塞累及 Willis 环前半部分，以大脑中动脉阻塞最常见，双侧受累的机会大致相等。表现为突然发作的偏瘫、失语、偏盲、偏身感觉障碍、局灶性癫痫发作等颈内动脉－大脑中动脉系统受累。偏瘫以面部和上肢为重，下肢相对较轻。抽搐大多数为局灶性，如为全身性大发作，则提示栓塞范围广泛，病情较重。大约 1/5 的脑栓塞发生在 Willis 环后半部的分布区，即椎－基底动脉系统，临床表现为眩晕、复视、共济失调、交叉瘫、四肢瘫、构音障碍及吞咽困难等。累及网状结构及丘脑下部受累为主者可出现昏迷与高热。累及延髓生命中枢较严重者可迅速致死。一侧或双侧大脑后动脉阻塞可致双眼同向偏盲或皮层盲。累及小脑下部可因水肿而引起急性脑干受压或枕大孔疝，导致患者很快死亡。

3. 辅助检查。

（1）头颅 CT 检查：一般于发病 48 小时后可见低密度梗死区，如在低密度区中有散在高密度影提示为出血性梗死。并发出血性梗死高度支持脑栓塞诊断。CT 检查不仅可确定梗死的部位及范围，同时还可发现脑水肿、有无脑室受压、移位及脑疝形成。

（2）MRI 检查：在脑 CT 扫描不能确诊时，或脑干、小脑受累时可行此项检查。

（3）脑脊液检查：多数无色透明，压力正常，细胞数正常或仅含少数白细胞；大面积梗死者压力可增高；出血性梗死者脑脊液可呈血性，压力增高；感染性栓子引起脑炎或脑膜炎者脑脊液中白细胞与蛋白明显增加；脂肪栓塞者则可见脂肪球。

（4）经颅超声多普勒（TCD）：可见栓塞血管的血流速度降低，若小血管栓塞，可无阳性发现。

（5）心电图和超声心动图：对脑栓塞患者是一项必不可少的检查，可发现异常，借以推断是否为心源性脑栓塞。

（6）血、尿、大便常规：细菌性栓子栓塞时，患者血中白细胞总数和中性粒细胞升高。脂肪栓塞时，患者的尿中可发现脂肪球。大便常规一般无异常，但重症患者要检查大便潜血，以便及时发现消化道出血。

4. 心理社会评估。由于疾病突然，患者多难以接受患病现实，表现为焦虑、悲哀、无奈、脆弱或易激惹。由于患者多伴有心脏疾患，患者会更担心预后。

（五）护理诊断及医护合作性问题

1. 潜在的并发症。颅内压增高、出血、再栓塞。
2. 感知觉改变。与脑动脉循环受阻有关。
3. 生活自理缺陷。与偏瘫有关。
4. 焦虑。与突然患病及疾病的严重程度有关。
5. 有失用综合征的危险。与疾病导致长期卧床有关。

（六）计划与实施

通过治疗与护理，患者颅内压增高得到控制；不出现出血并发症；通过良好的康复，肌力增强、自理能力增强、不发生失用综合征。

脑栓塞的治疗护理大致与脑血栓形成相同，但更应注意原发病的治疗，尤其是心脏病导致的心源性脑栓塞，治疗护理中应注意以下几点：

（1）当患者有意识障碍时多并发有严重的脑水肿，应密切观察患者的意识、瞳孔、血压、呼吸、脉搏的变化，注意有无脑疝的发生，应积极脱水、降颅压治疗。

（2）应注意心功能情况，记录出入量：在输液过程中注意观察病情变化，尤其在输注甘露醇时，注意有无心、肾功能的衰竭征象。

（3）应用抗凝治疗预防随后多发栓塞：治疗中定期监测凝血功能并调节剂量，密切观察患者有无颅内出血征象。

（4）患者有再栓塞的危险，再次栓塞可能发生在脑的其他血管，也可能在身体的其他脏器或部位，应严密监护。

（七）预期结果与评价

（1）护士能够及时发现患者颅内压的改变，并给予及时的处理。
（2）护士能够及时发现患者出血的征象，并给予处理。
（3）护士能够及时发现患者再栓塞的征象，并给予及时的处理。
（4）患者感知觉明显改善。
（5）患者自理能力逐渐增强，最终达到完全自理。
（6）患者焦虑程度减轻，情绪稳定，能够主动配合医务人员的治疗与护理。
（7）通过良好的康复，患者不出现肌肉萎缩、关节强直等失用综合征表现。

第二节　脑疝护理

脑疝是由于颅内压不断增高，其自动调节机制失代偿，脑组织从压力较高区向低压区移位，部分脑组织通过颅内生理空间或裂隙疝出，压迫脑干和相邻的重要血管和神经，出现特有的临床征象，是颅内压增高的危象，也是引起患者死亡的主要原因。脑疝是脑移位进一步发展的后果，一经形成便会直接威胁中脑或延髓，损害生命中枢，常于短期内引起死亡。

一、专科护理

（一）护理要点

降低颅内压，严密观察病情变化，及时发现脑疝发生，给予急救护理。

（二）主要护理问题

1. 脑组织灌注量异常。与颅内压增高、脑疝有关。
2. 清理呼吸道无效。与脑疝发生意识障碍有关。
3. 躯体移动障碍。与脑疝有关。
4. 潜在并发症。意识障碍、呼吸、心脏骤停。

（三）护理措施

1. 一般护理。病室温湿度适宜，定期开窗通风，光线柔和，减少人员探视。患者取头高位，床头抬高 15°～30°，做好基础护理。急救药品、物品及器械完好备用。

2. 对症护理。

（1）脑组织灌注量异常的护理。

1）给予低流量持续吸氧。

2）药物治疗颅内压增高，防止颅内压反跳现象发生。

3）维持血压的稳定性，从而保证颅内血液的灌注。

（2）清理呼吸道无效的护理。

1）及时清理呼吸道分泌物，保持呼吸道通畅。

2）舌根后坠者应抬起下颌或放置口咽通气道，以免阻碍呼吸。

3）翻身后保证患者体位舒适，处于功能位，防止颈部扭曲。

4）昏迷患者必要时行气管插管或气管切开，防止二氧化碳蓄积而加重颅内压增高，必要时使用呼吸机辅助呼吸。

（3）躯体移动障碍的护理。

1）给予每 1～2 小时翻身一次，避免拖、拉、推等动作。

2）每日行四肢关节被动活动并给予肌肉按摩，防止肢体挛缩。

3）保持肢体处于功能位，防止足下垂。

（4）潜在并发症的护理。

1）密切观察脑疝的前驱症状，及早发现颅内压增高，及时对症处理。

2）加强气管插管、气管切开患者的护理，进行湿化气道，避免呼吸道分泌物黏稠不易排出。

3）对呼吸骤停者，在迅速降颅压的基础上按脑复苏技术进行抢救，给予呼吸支持、循环支持和药物支持。

二、健康指导

(一) 疾病知识指导

1. 概念。当颅腔内某一分腔有占位性病变时，该分腔的压力高于邻近分腔，由于颅压的持续增高迫使一部分脑组织向压力最小的方向移位，并被挤进一些狭窄的裂隙，造成该处脑组织、血管及神经受压，产生相应的临床症状和体征，称为脑疝。根据移位的脑组织及其通过的硬脑膜间隙和孔道，可将脑疝分为：小脑幕切迹疝，是位于幕上的脑组织（颞叶的海马回、沟回）通过小脑幕切迹被挤向幕下，又称颞叶沟回疝；枕骨大孔疝是位于幕下的小脑扁桃体及延髓经枕骨大孔被挤向椎管内，又称为小脑扁桃体疝；一侧大脑半球的扣带回经镰下孔被挤入对侧分腔可产生大脑镰下疝，又称扣带回疝。

2. 主要的临床症状。

(1) 小脑幕切迹疝。

1) 颅内压增高的症状：表现为剧烈头痛及频繁呕吐，并有烦躁不安。

2) 意识改变：表现为意识模糊、浅昏迷以至深昏迷，对外界的刺激反应迟钝或消失。

3) 瞳孔改变：双侧瞳孔不等大。初起时患侧瞳孔略缩小，对光反射稍迟钝，逐渐患侧瞳孔出现散大，略不规则，直接及间接对光反射消失，但对侧瞳孔仍可正常。这是由于患侧动眼神经受到压迫牵拉所致。另外，患侧还可有眼睑下垂、眼球外斜等。如脑疝继续发展，则出现双侧瞳孔散大，对光反射消失。

4) 运动障碍：多发生于瞳孔散大侧的对侧，表现为肢体的自主活动减少或消失。如果脑疝继续发展，症状可波及双侧，引起四肢肌力减退或间歇性出现头颈后仰、四肢挺直、躯背过伸、角弓反张等去大脑强直症状，是脑干严重受损的特征性表现。

5) 生命体征的紊乱：表现为血压、脉搏、呼吸、体温的改变。严重时血压忽高忽低，呼吸忽快忽慢，出现面色潮红、大汗淋漓，或者面色苍白等症状。体温可高达41℃以上，也可低至35℃以下而不升，甚至呼吸、心跳相继停止而死亡。

(2) 枕骨大孔疝：表现为颅内压增高、剧烈头痛、频繁呕吐、颈项强直或强迫头位等。生命体征紊乱出现较早，意识障碍、瞳孔改变出现较晚。因脑干缺氧，瞳孔可忽大忽小。由于位于延髓的呼吸中枢严重受损，呼吸功能衰竭的表现更为突出，患者早期即可突发呼吸骤停而死亡。

(3) 大脑镰下疝：引起患侧大脑半球内侧面受压部的脑组织软化坏死，可出现对侧下肢轻瘫，排尿障碍等症状。

3. 脑疝的诊断。脑疝的最大危害是干扰或损害脑干功能，通过脑干受累临床表现进行诊断。由于病程短促，常常无法进行头部 CT 检查。

4. 脑疝的处理原则。

(1) 关键在于及时发现和处理：对于需要手术治疗的病例，应尽快进行手术治疗。患者出现典型脑疝症状时，应立即选用快速降低颅内压的方法进行紧急处理。

(2) 可通过脑脊液分流术、侧脑室外引流术等降低颅内压、治疗脑疝。

(二) 饮食指导

(1) 保证热量、蛋白质、维生素、碳水化合物、氨基酸等摄入。

(2) 注意水、电解质平衡。

(3) 保持大便通畅，必要时可使用开塞露通便、服用缓泻剂或给予灌肠。

(三) 用药指导

(1) 遵医嘱按时、准确使用脱水利尿药物，甘露醇应快速静脉滴注，同时要预防静脉炎的发生。

(2) 补充钾、镁离子等限制输液滴速药物时，要告知患者家属注意事项，合理安排选择穿刺血管。

(3) 根据病情变化调整抗生素前，详细询问药物过敏史。

（四）日常生活指导

（1）意识昏迷、植物生存状态患者应每日定时翻身、叩背，保持皮肤完整性。加强观察与护理，防止压疮、泌尿系感染、肺部感染，暴露性角膜炎及废用综合征等并发症发生。

（2）肢体保持功能位，给予康复训练。

三、案例再现

（一）入院

杨某，男，35岁，农民，在行走过程中被车辆撞倒，头部着地，意识丧失，由急救车送至医院急诊科进行头部 CT 检查后初步诊断为颅脑损伤，分诊至神经外科病房进一步治疗。

1. 护理评估。

（1）询问病史：患者发生车祸后出现意识障碍、尿失禁、躁动不安。既往身体健康，吸烟史12年，每日约12支。

（2）身体评估：患者体温36.3℃，脉搏70次/min，呼吸16次/min，血压126/78mmHg，血氧饱和度95%。意识处于模糊状态，双侧瞳孔等大等圆，直径约3mm，对光反射迟钝，左侧肢体肌力Ⅰ级，右侧Ⅳ级，头部有明显外伤，身体有数处擦皮伤。

（3）心理和社会支持状况：因突发车祸，患者家属出现恐惧、不安等情绪，护士应有针对性地给予心理支持。

2. 护理诊断/问题。

（1）急性疼痛：与车祸造成头部外伤有关。

（2）有外伤的危险：与患者躁动有关。

（3）潜在并发症：脑疝。

3. 护理措施。

（1）立即给予静脉留置针建立静脉通路，同时遵医嘱快速静脉滴注20%甘露醇注射液。

（2）使患者头偏向一侧，迅速清除呕吐物及呼吸道分泌物，防止窒息及吸入性肺炎等发生。

（3）遵医嘱留置导尿护理，急诊采集血液标本并送检。

（4）密切监测病情变化，如意识状态转为昏迷、瞳孔出现不等大时立即通知医生进行处理。

（5）防止患者坠床，使用约束带护理。

（6）及时更换衣裤，保持床铺、皮肤清洁。

4. 护理评价。

（1）患者疼痛减轻。

（2）患者无外伤发生。

（3）严密观察患者病情变化，发现脑疝及时通知医生。

（二）入院30分钟

患者出现双侧瞳孔不等大，直径左侧3mm，右侧5mm，对光反射消失，医生诊断为脑疝。与患者家属进行术前沟通，拟急诊全身麻醉下行血肿清除、去骨瓣减压术，并详细告知手术风险及预后，患者家属同意手术。

1. 治疗方案。

（1）严密观察病情变化，并进行术前准备。

（2）应用脱水、止血药物。

2. 护理。

（1）身体状况：患者体温36.3℃，脉搏62次/分钟，呼吸14次/分钟，血压170/100mmHg，意识处于浅昏迷状态，四肢肌力Ⅰ级。

（2）心理和社会支持状况：因患者术后治疗时间可能较长，家属经济负担、精神负担均很重，护士给予必要的心理疏导，缓解其焦虑情绪。

3. 护理诊断/问题。

（1）清理呼吸道无效：与意识障碍有关。

（2）皮肤完整性受损：与车祸擦伤有关。

4. 护理措施。

（1）遵医嘱进行急诊采集血液、尿液标本，及时送检。

（2）采集患者血液标本，进行交叉配血试验，保证术中用血。

（3）保持患者颜面及其他部位擦皮伤处皮肤清洁、干燥，及时清理血迹。

（4）及时给予吸痰，保持呼吸道通畅。

1）核对床号、姓名，接电源及各导管，调节吸引器负压至45kPa。

2）协助患者将头转向操作者。

3）备两瓶生理盐水，戴手套持吸痰管试吸生理盐水，检查管道是否通畅。

4）根据病情选择通气良好、无不适的鼻腔，用棉签蘸清水，清洁鼻腔2遍。或选择从口腔吸出分泌物，使用压舌板打开其口腔。在口腔及鼻腔间更换时须更换吸痰管。

5）协助患者取枕仰卧位，垫起肩颈部位其头后仰。

6）吸痰时折叠导管末端，插入气管内适宜深度，放开导管末端，边吸边将吸管上下移动，左右旋转，动作要轻，每次抽吸时间不超过15秒，如痰未吸尽，休息2~3分钟再吸。动作敏捷，稳重，态度和蔼可亲。

7）做好记录，整理用物。

8）操作过程符合无菌操作原则，吸痰管每使用一次即更换1根，不可重复使用，以免引起感染。体现人文关怀，注意患者舒适、安全。

9）吸痰前后应加大吸氧浓度，以减轻吸痰时血氧浓度的变化。

（5）将患者私人物品交由患者家属保管，送至手术室。

5. 护理评价。

（1）患者未出现呼吸困难及误吸。

（2）患者颜面外伤清洁。

（三）入院4小时

患者手术后返回病室，一级护理，有头部引流护理、气管切开护理、留置尿管护理。

1. 治疗方案。

（1）降低颅内压减轻脑水肿治疗。

（2）营养支持治疗。

（3）给予镇静药物。

（4）预防消化道应激性溃疡。

（5）给予促进苏醒药物。

2. 护理。

（1）护理评估：测量患者体温36.8℃，脉搏85次/分钟，呼吸24次/分钟，血压164/96mmHg。意识呈浅昏迷状态，双侧瞳孔等大，直径约3mm，对光反射消失，四肢肌力Ⅰ级。

（2）护理诊断/问题：①急性意识障碍：与脑水肿有关；②有感染的危险：与气管切开及排尿方式改变有关；③潜在并发症：颅内压增高。

（3）护理措施。

1）严密监测生命体征、意识、瞳孔、血氧饱和度的变化。

2）保持头部引流管通畅，注意观察引流液的颜色、性质、量，并准确记录。

3）给予气管切开护理：①将患者安置于安静、清洁、空气新鲜的病室内，室温保持在21℃，湿度保持在60%；②分泌物结痂可引起气管套管阻塞，应及时清除；③气管切开的患者，应及时清除痰液，吸痰时严格遵守操作规程；④给予患者雾化吸入，每 6 小时一次；⑤减少探视，避免交叉感染，加强营养，提高机体抵抗力。

4）保持尿管通畅，注意观察尿液的颜色、性质、量，并准确记录。给予患者翻身等护理时夹闭尿管，防止尿液回流引起泌尿系感染。

3. 评价。

（1）患者意识处于昏迷状态。

（2）患者呼吸平稳。

（3）患者无颅内压增高征象。

（四）术后第 2 天

患者意识处于浅昏迷状态，颜面外伤已结痂，给予留置胃管。

1. 护理评估。患者生命体征为体温 37.2℃，脉搏 86 次/分钟，呼吸 22 次/分钟，血压 154/92mmHg。双侧瞳孔等大约为 3mm，对光反射迟钝，右侧上下肢体肌力Ⅰ级，左侧上下肢体Ⅲ级。

2. 护理诊断/问题。

（1）便秘：与术后卧床肠蠕动慢有关。

（2）营养失调——低于机体需要量：与术后机体高代谢有关。

（3）潜在并发症：感染、体液失衡。

3. 护理措施。

（1）进食低脂、高蛋白、高热量饮食及蔬菜、水果等。

（2）遵医嘱给予肠内营养。

4. 护理评价。

（1）无便秘发生。

（2）患者营养状况转好。

（五）入院第 15 天

患者意识模糊，生命体征平稳，四肢肌力右侧Ⅰ级，左侧Ⅴ级，有气管切开护理、留置胃管、尿管护理。患者家属及肇事车主要求转到社区医院，医生下达出院医嘱。

（1）继续功能锻炼每日 3～4 次，幅度、次数逐渐增加。同时配合针灸、理疗、按摩以促进康复。

（2）生活规律，建议戒烟。

（3）有颅骨缺损，应注意保护脑组织，勿冲撞、碰伤缺损部位。

（4）颅骨缺损可在伤后半年进行颅骨成形术。

四、循证护理

脑疝是颅内高压的严重并发症。张治华对 126 例外伤性颅内血肿致脑疝患者的研究结果显示，当患者 GCS 评分从 8 分逐渐下降时，应加大脱水治疗力度，改善患者的颅内高压状态，为手术赢得时间。王自然的研究结果显示，对于重度妊娠高血压综合征的患者，护理人员应重视观察意识、瞳孔的变化，尤其重视对应用镇静剂的患者的夜间观察，以便预防或及早发现脑疝的发生。

第三节　颅内高压护理

当脑组织肿胀、颅内占位性病变或脑脊液分泌过多、吸收障碍、循环受阻或脑血流灌注过多导致颅内压持续保持在 2.0kPa（15mmHg）以上时称颅内高压。

1. 临床表现。

（1）头痛是颅内高压最常见的症状，任何引起颅内压增高的因素如咳嗽、排便等均可使疼痛加剧。

（2）呕吐：一般与饮食无关，呕吐前有或无恶心，常呈喷射性，且多伴有剧烈头痛、头晕，头痛剧烈时呕吐症状也较重。

（3）视力障碍：表现为一过性黑矇，逐渐发展为视力减退甚至失明。

（4）意识障碍：烦躁、淡漠、迟钝、嗜睡甚至昏迷。

（5）癫痫或肢体强直性发作。

（6）生命体征变化：血压升高，脉搏慢而洪大，呼吸慢而深即库欣三大主征。严重颅内压升高者脉搏可在每分钟 50 次以下，呼吸每分钟 10 次左右，收缩压可达 24kPa（180mmHg）以上，此为脑疝的先兆征象。

（7）脑疝的表现：常见脑疝有以下两种。

1）小脑幕切迹疝（颞叶沟回疝）：同侧动眼神经麻痹，表现为眼睑下垂，瞳孔扩大，对光反射迟钝或消失，不同程度意识障碍，生命体征变化，对侧肢体瘫痪和出现病理反射。

2）枕骨大孔疝（小脑扁桃体疝）：后颈部及枕部疼痛，颈肌强直，强迫头位，嗜睡，意识障碍，大小便失禁甚至深昏迷，双侧瞳孔散大，对光反射迟钝或消失，呼吸深慢或突然停止。

2. 急救措施。

（1）一般措施。

1）及时、适量地给予脱水治疗，有效地降低颅内压，使患者平稳度过急性期，是急性颅内高压抢救成功的关键。

2）急性颅内高压的患者应绝对卧床休息，抬高床头 15°～30°，可降低脑静脉压和脑血容量，这是降低颅压的简单方法。

3）呕吐时将患者的头颈保持侧位，以防误吸。

4）保持气道通畅，防止气道阻塞、低氧血症和高碳酸血症，并保证血氧饱和度实时监测，及时吸氧。

（2）减轻脑水肿。

1）首选高渗脱水药：临床常用 20% 甘露醇，它是国内外临床疗效肯定、应用最为广泛的渗透性脱水药。

2）髓袢利尿药：呋塞米是颅内高压伴有心、肺、肾功能障碍者的首选药，它与甘露醇有协同作用，可减少后者的用量与延长用药间歇时间，还可使脑脊液生成减少 40%～70%。

3）胶体脱水药：如人白蛋白、冻干血浆、植物蛋白制剂 β－七叶皂苷钠，可单独或与其他脱水药联合应用。

4）降温和止痉：目前可供临床使用的方法为头颅局部物理降温联合人工冬眠疗法，可使脑血流量下降、脑体积缩小，不仅可降低高颅压，还可降低脑代谢率，增加脑组织对缺氧的耐受力。

5）巴比妥类药物麻醉：本类药物除降低脑代谢率、减少脑容量外，尚可作为自由基清除剂。

6）激素：肾上腺皮质激素和地塞米松亦有降低颅内压的作用，前者对血管源性脑水肿疗效较好，但不应作为颅内高压治疗的常规用药。

7）应用镇静止痛药：适当地应用镇静止痛药物是颅内压增高的重要辅助治疗手段。常用苯二氮䓬类及异丙酚等镇静药。

8）适当控制血压。

9）过度换气：迅速将 PCO_2 降至 25～30mmHg，几分钟内即可降低颅内压。

10）手术治疗：急性颅内压增高应做 CT 或 MRI 检查确定血液、脑脊液和水肿组织的病理容积。手术治疗方法包括切除颅内占位性病变、脑脊液引流和颅骨开瓣减压手术。

3. 观察要点。

（1）意识状态：烦躁不安的患者突然转为安静、昏睡，提示病情恶化，排除应用镇静药物影响。

如深昏迷患者出现吞咽反射、躲避动作或意识转为恍惚、清醒，提示病情好转。对神志清醒的患者，如果出现剧烈头痛、频繁呕吐或出现进行性意识障碍要考虑病情加重，立即通知医师。

（2）瞳孔变化：瞳孔出现大小、性状变化，对光反射减弱或消失，提示颅内压增高并伴有脑神经或脑干损伤，或继发了脑受压、脑疝等。

（3）生命体征：密切监测生命体征变化，若出现血压升高，尤其是舒张压升高，脉压变小，脉搏缓慢而有力，呼吸深慢，提示颅内压升高。

（4）头痛、呕吐：观察头痛、呕吐的程度。若头痛、呕吐逐渐加重，提示可能继发了脑疝。

4. 护理要点。

（1）患者应该保持安静，绝对卧床休息，抬高床头15°~30°，以利于颅内静脉回流，减轻脑水肿。

（2）呕吐者头偏向一侧，以防窒息，并观察记录其呕吐次数、内容物颜色与量。

（3）搬运及翻身时，动作要轻柔，防止颈部过屈、过伸及受压，坐起或大小便时切勿用力过猛，以免颅内压增高及脑疝形成。

（4）凡有急性脑水肿，需要限制液体摄入量，成人每日入水量一般在2 000mL以内，静脉补液速度不宜过快，20~30滴/分钟。

（5）高热、尿崩、呕吐频繁及使用利尿脱水药、激素药时应注意电解质平衡，按医嘱记录出入水量。

（6）凡安放脑室引流管行颅内压监护者，注意引流是否通畅，并按医嘱观察记录颅内变化，发现引流不通畅或颅内压急骤升高25~30mmHg，要及时通知医师。

（7）保持大便通畅，3天未排大便者，根据医嘱予轻泻药或低压灌肠，禁用高压及大量液体灌肠。

第四节　颅脑损伤护理

颅脑损伤可分为颅和脑两部分损伤，颅部包括头皮、颅骨，脑部泛指颅腔内容物，即脑组织、脑血管和脑脊液。对头部来说，损伤包括开放的和闭合的，原发性颅脑损伤与继发性脑损伤。头部损伤是临床上经常遇到的人体创伤之一，由于伤及中枢神经系统，其病死率和致残率均高，历来都被视为人体创伤的险要者。

一、病因

颅脑损伤是因外界暴力作用于头部而引起的。在城市中，引起颅脑损伤的主要原因是交通事故，占总损伤人数的32%，其中自行车和摩托车事故占2/3；其次是打击伤，占头外伤的24%，包括工伤意外、自然灾害以及斗殴等；坠落伤占22%；摔跌伤占15%；刺伤2%；其他伤害为5%。在农村及少数民族地区，以坠落伤为主，占总损伤人数的40%；其他依次为摔跌伤、交通事故、砍伤、火器伤。

二、病理生理

颅脑损伤病理改变的轻重是由致伤因素和致伤方式决定的。由于颅脑解剖生理的影响，头部受伤后引起的病理过程也有其特殊性。暴力作用于头部时，头皮、颅骨作为表面屏障首先对抗外力，如果暴力强度较小，则仅仅引起头皮和/或颅骨的损伤，而脑部无损伤或损伤较轻微；若暴力超过了表面屏障的致伤阈，则头皮、颅骨、脑组织同时受损；若暴力是通过身体其他部位间接作用于头部，则只引起脑组织的损伤，而头皮和颅骨往往完好无损。不仅如此，遭受暴力而受伤的脑组织，除了发生原发性损伤之外，并在受损组织的周围，引起不同程度和不同范围的脑缺血、出血、水肿及变性等一系列继发性损伤。而后或继续加重、恶化，累及全脑甚至全身；或经一定时间逐渐吸收、消退和修复。

三、护理评估

(一) 病史

颅脑损伤患者常因有逆行性遗忘，往往不能自述病史，对目睹者或陪送人要详细询问：受伤时间、致伤原因、病情表现和处理经过，特别是对暴力的性质、大小、方向等；对伤后意识的改变，有无昏迷及昏迷的程度、持续时间，是否出现中间意识好转期和清醒的程度；对伤后表现，有无头痛、呕吐、抽搐、瘫痪，是否加重，有无瞳孔异常和耳鼻出血；既往疾病史等，均应一一了解。

(二) 临床表现

1. 一般临床表现。颅脑损伤的临床表现虽因损伤机制、损伤部位和就诊时间而有差异，但就其伤后常见的症状和体征，有一些共同的特点。

(1) 意识障碍：伤后绝大多数患者都有立即出现的意识丧失，谓之原发性昏迷，也是判断患者有无颅脑损伤的重要依据。昏迷时间可长可短，轻者数秒钟至数分钟可逐渐清醒，重者可持续昏迷直至死亡。

头部外伤后意识障碍可有以下由轻到重的表现：

1) 嗜睡：对周围事物淡漠，呈嗜睡状态，各种生理反射存在，对物理刺激有反应，唤醒后可以回答问题，但合作欠佳，应答后随即入睡。

2) 蒙眬：对外界刺激反应迟钝，瞳孔、角膜及吞咽反射存在，蜷卧或轻度烦躁，能主动变换体位，对检查不合作，不能正确回答问题。

3) 浅昏迷：意识迟钝，反复呼唤偶能反应，但不能回答问题，对痛刺激有逃避动作，深、浅反射尚存在。

4) 昏迷：意识丧失，常有躁动，对语言无反应，给予痛刺激反应迟钝，浅反射消失，深反射减退或消失，角膜和吞咽反射尚在，常有溺尿。

5) 深昏迷：对外界一切刺激均无反应，深、浅反射消失，瞳孔光反射迟钝或消失，角膜和吞咽反射消失，四肢肌张力消失或极度增强，尿潴留。

(2) 头痛、呕吐：头部外伤后头痛可因头皮、颅骨的创伤而致。头部局限性疼痛的部位，常代表致伤的着力点，整个头部持续性剧痛伴眼球胀痛不断加重时，常暗示颅内有继发性血肿的可能。伤后呕吐也是常见的症状之一。

(3) 眼部征象：眼部的症状和体征对头伤患者的伤情判断和预后估计均有重要意义，特别是当患者处于昏迷状态时，眼部体征更是能够客观反映病情的可靠征象。

1) 瞳孔：如果伤后一侧瞳孔立即散大，光反射消失，或同时伴有眼内直肌麻痹，眼球外斜，而患者意识清醒，应考虑动眼神经的直接原发性损伤；若伤后双侧瞳孔不等大，光反应灵敏，瞳孔缩小侧睑裂变窄，眼球内陷，同侧面部潮红、少汗，为同侧霍纳征，系颈交感神经节损伤所致；若伤后双侧瞳孔散大或缩小，而对光反应正常，患者意识清楚，则无临床意义；若双侧瞳孔大小不等，一侧或双侧时大时小，伴有眼球位置歪斜时，表示中脑受损；若双侧瞳孔极度缩小，光反应消失，并伴中枢性高热，为桥脑损伤；若一侧瞳孔先缩小，继而散大，光反应差，患者意识障碍加重，而对侧瞳孔早期正常，晚期亦随之散大，为典型的小脑幕切迹疝表现；若双侧瞳孔均散大固定，光反应消失，多示濒危状态。

2) 眼球运动：眼外肌是由Ⅲ、Ⅳ、Ⅵ脑神经及其核所支配，任何一神经受损，均将出现眼球运动及位置异常，且有复视；如果双眼运动不协调，出现眼球分离、歪斜情况时，多示脑干损伤；若双眼同向凝视，常表示对侧额中回后份有激惹性损伤；桥脑侧视中枢受损时，双眼向对侧凝视；眼球震颤多见于小脑或前庭系统的损伤。

3) 眼底改变：颅脑损伤后早期多无眼底改变，但偶尔可因严重对冲性额或颞部脑挫裂伤、前凹骨折、伴急性颅内出血或后颅窝血肿时，伤后30分钟即可出现眼底视神经盘水肿及火焰状出血。

(4) 锥体束征：表现为偏瘫或不对称的感觉障碍；若有双侧锥体束征，双侧肌张力增加，腱反射亢进，病理反射阳性，则为脑干受压或后颅窝血肿所致；凡伤后早期没有锥体束征的表现，继后逐渐出现，同时伴有躁动和意识障碍加重，常为颅内继发血肿的信号；若表现阵发性四肢强直，角弓反张，两臂前旋，呈去大脑强直发作，说明脑干受损；若伤后单肢运动障碍，肌张力降低，可能为局限性脑皮质损伤。

（5）生命体征：脑损伤时，患者立即出现意识障碍、面色苍白及四肢松软等一过性表现，同时伴有呼吸、脉搏浅弱，节律紊乱，血压下降，经数分钟或十多分钟后逐渐恢复正常。若伤后呼吸、脉搏、血压的暂时性紊乱时间延长，且无恢复的迹象，则常表现有脑干较严重的损伤；若伤后生命体征已恢复正常，但随后又逐渐出现血压升高、脉压增大、呼吸脉搏变慢等改变时，即说明有进行性颅内压增高，常暗示颅内有继发性血肿；若患者早期出现休克，除婴幼儿之外，均应考虑身体其他部分合并有创伤性出血。

（6）脑疝：是颅脑损伤后颅压增高的严重后果。最常见的是小脑幕切迹疝和枕骨大孔疝。

2. 特殊表现。

（1）小儿和老人颅脑损伤特点。

1）小儿颅脑损伤特点：小儿颅内血肿临床表现较轻，脑疝症状出现较晚，往往病情变化急骤，一旦瞳孔散大，迅速进入濒危状态；不过脑组织代偿能力强，伤后恢复较快，后遗症较成人少。

2）老人颅脑损伤特点：老年人头外伤临床表现个体差异很大，并且进展缓慢。

（2）水、电解质紊乱的特殊表现：颅脑损伤患者，由于中枢神经系统受损，影响了神经内分泌调节，肾脏排泄功能及代谢紊乱，常导致明显的，有时是特殊的水、电解质代谢紊乱，如尿崩症、高钠或低钠综合征。

（3）高渗性高血糖非酮症昏迷：本症起病早期仅表现为口渴、多尿、无力和精神症状，但往往因意识障碍而被掩盖；继而出现脱水征、精神淡漠、嗜睡和四肢不自主运动、摸索行为。病死率高达50%～70%。

（4）脑性肺水肿：发生于严重颅脑损伤，起病急，发展快，可于头外伤后早期出现呼吸困难、缺氧、发绀、大量血性泡沫痰等，如不及时救治，短期即可死亡。

（5）脑死亡：严重颅脑损伤中枢性衰竭的患者，呼吸已经停止，但借助人工呼吸器还可以继续维持心跳。其诊断标准：①对外界和体内各种刺激均无反应；②连续观察1小时以上无自主呼吸或运动；③双瞳孔散大、固定，无对光反应，角膜反射消失超过1小时；④脑电图描记增益$5\mu V/mm$。连续十分钟以上没有脑电反应。需要由专职组织裁定。

（三）分型

分型的目的在于指导治疗，评价疗效及预后。临床常用的方法有三种：临床诊断分类、伤情轻重分类和Glasgow昏迷程度分类。

1. 临床诊断分类。适用于临床诊断，是以颅脑解剖部位和损伤病理形态改变而定的诊断术语。

2. 伤情轻重分类。国内公认的标准。

（1）轻型（指单纯性脑震荡伴有或无颅骨骨折）：昏迷0～30分钟；仅有轻度头晕、头痛等自觉症状；神经系统和脑脊液检查无明显改变。

（2）中型（指轻度脑挫裂伤伴有或无颅骨骨折及蛛网膜下隙出血，无脑组织受压者）：昏迷在12小时以内；有轻度神经系统阳性体征；体温、呼吸、脉搏、血压有轻度改变。

（3）重型（指广泛颅骨骨折，广泛脑挫裂伤、脑干损伤或颅内血肿）：昏迷在12小时以上，意识障碍逐渐加重或出现再次昏迷；有明显神经系统阳性体征；体温、呼吸、脉搏、血压有明显改变。

（4）特重型（指比重型更急更重者）：脑原发性损伤严重，伤后深昏迷，有去大脑强直或伴有其他部位的脏器伤、休克等；已经有晚期脑疝，包括双瞳散大，生命体征严重紊乱或呼吸已经停止。

3. Glasgow昏迷程度分类（GCS）。

（1）轻型GCS评分，总分：13～15分，伤后昏迷在30分钟以内。

（2）中型GCS评分，总分：9～12分，伤后昏迷时间在6小时以内。

（3）重型 GCS 评分，总分：3~8 分，伤后昏迷在 6 小时以上，或在伤后 24 小时以内意识恶化，再次昏迷 6 小时以上者。

（四）辅助检查

1. 腰椎穿刺术。目的在于测定颅内压高低；了解脑脊液的生化改变；有无颅内感染征象；引流脑脊液；经椎管给药。

2. 颅脑超声检查。确定颅内各种结构的位置变化和有无异常波形出现，以判断颅脑损伤的情况。

3. X 线平片检查。不但有助于颅骨骨折、颅内积气或异物的诊断，对分析致伤机制、脑伤情况以及血肿的部位均有重要价值。因此，头伤患者若病情允许，均应行 X 光片检查。

4. 脑血管造影检查。适用于无 CT 设备的地区或有外伤性动脉瘤、动静脉瘘的患者，是不可缺少的重要检查手段。

5. 计算机断层扫描检查（CT）。可以真实地反映损伤的病理及范围，同时还可以动态地观察病变的发展与转归，对一些特殊性脑损害、迟发性病变以及预后的判定有重要意义。

6. 磁共振成像（MRI）检查。提高了病变的检出率，特别是对颅脑损伤中某些 CT 检查比较困难的病变有明显的优越性。但是对急性头外伤患者首选的检查方法仍以 CT 为佳。

7. 颅内压监护。适用于 Glasgow（GCS）8 分以下的重型颅脑损伤，特别是年龄大、伤情严重、曾有过低血压、缺氧及高碳酸血症的患者。

8. 其他辅助检查。包括脑电图、脑诱发电位及放射性核素检查，适用于颅脑损伤后期并发症，或脑损伤患者的鉴定，较少用于急诊性颅脑外伤。

四、护理诊断及医护合作性问题

1. 疼痛。与损伤有关。
2. 焦虑。与意外伤害有关。
3. 恐惧。与受伤及手术有关。
4. 生活自理能力缺陷。与肢体活动障碍有关。
5. 失用性综合征的危险。与长期卧床有关。
6. 皮肤完整性受损的危险。与长期卧床有关。
7. 受伤的危险。与昏迷、躁动有关。
8. 感知改变。与损伤有关。
9. 体温调节紊乱。与脑干损伤有关。
10. 便秘。与颅脑损伤有关。
11. 潜在并发症。颅内压增高、颅内感染、颅内血肿、脑疝。
12. 潜在并发症。休克与损伤后失血过多有关。
13. 沟通交流障碍。与语言中枢受损有关。

五、计划与实施

（一）观察病情

观察评估临床表现要求护理人员应当熟悉有关神经系统和生命体征的内容，分析病情变化的特点和临床意义，以便正确地反映病情。

（1）意识状态的评估：意识改变是颅脑损伤最常见的症状之一，可表现为清醒、嗜睡、朦胧、浅昏迷、昏迷。其检查与判断的方法一般是：观察患者的表情与姿势，并通过语言刺激，即定时唤醒患者作简单的对话；如无反应则进一步用疼痛刺激，即压迫眶上神经或用针刺，或用手捏胸大肌外侧缘等方法。此时应观察患者的反应。

（2）眼部征象：主要是瞳孔的改变。瞳孔的改变对判断病情和及时发现颅内高压、小脑幕切迹疝非常重要。观察两侧瞳孔的大小是否对称、等圆，以及瞳孔对光反应，并应连续了解其动态改变。

正常瞳孔直径约为 2.5 ~ 5mm，对光反应灵敏。两侧瞳孔大小的差别正常时不超过 1/4mm。此外还要考虑年龄和药物对瞳孔的影响。新生儿和老年人瞳孔较小，青少年则较大；药物如氯丙嗪、吗啡、巴比妥等常使瞳孔缩小；阿托品、肾上腺素、可卡因、麦角等使瞳孔扩大。

双侧瞳孔等圆，大小正常，光反应灵敏——脑组织损伤较轻；一侧瞳孔缩小随之呈进行性扩大，直接与间接光反应迟钝或消失——小脑幕上有血肿或发生严重脑水肿；双侧瞳孔时大时小，直接或间接光反应消失——动眼神经损伤；直接光反应消失或间接光反应存在——视神经损伤；双侧瞳孔时大时小或形状不圆，眼球活动受限——脑干损伤；双侧瞳孔呈针孔样——脑桥损伤或蛛网膜下隙出血；双侧瞳孔散大，光反应消失——伤情危重。

（3）生命体征的观察：一般应 0.5 ~ 1 小时测量一次呼吸、脉搏、血压、体温，颅脑损伤多有低热，体温常为 38℃ 左右；而中枢性高热多出现于丘脑下部损伤或手术以后，为间歇性高热，四肢远端部分厥冷，应当即时给予降温；当体温逐渐升高，应考虑有伤口、颅内、肺部、泌尿感染的可能性；体温低于正常或不升，表明患者周身衰竭，亦为濒危征象。

（4）头痛、呕吐：头痛剧烈伴有频繁呕吐，患者躁动，常为颅内压急剧升高的表现，应警惕颅内血肿及脑疝发生的可能性。

（二）特殊护理

1. 体位。患者的体位依其伤情采取平卧、侧卧或头高、头低卧位。具体如下：

（1）低颅压：应取平卧位，若采取头高位，头痛会加重。

（2）颅内压增高：宜取头高位，有利于静脉回流，以减轻颅内瘀血，缓解颅内高压。

（3）有脑脊液漏时，应当取平卧位或头高位。以头偏向患侧为宜，以便引流，防止脑脊液逆流造成颅内感染。

（4）重伤、昏迷的患者：取平卧、侧卧或侧俯卧位，以利于呼吸道内分泌物的外流，保持呼吸道通畅。

（5）休克患者取平卧或头低卧位，但持续时间不宜过长，以避免加重颅内瘀血。

2. 伤口的护理。观察患者伤口敷料有无血性液渗透情况，并及时更换；减压性的伤口因颅内压升高，局部张力较大，应避免局部伤口受压。

3. 营养与补液。颅脑损伤可导致患者消化吸收功能减退，由于创伤的恢复、感染或高热等原因，使机体消耗量增加，应维持营养及水、电解质平衡。待肠鸣音恢复后，可采用鼻饲给予高蛋白、高热量、高维生素和易于消化的流质食物。每次鼻饲前检查鼻饲管是否在胃内（方法略），保持胃管通畅，并注意观察有无腹胀。当患者吞咽反射恢复后，即可试行喂食，先从水开始，然后是流食、半流食、普食。

重型颅脑损伤、有意识障碍及开颅后的患者，应禁食 2 ~ 3 天，给予补液，输液量控制在 1 500 ~ 2 000mL，输液量不宜过多，速度不宜过快，以免加重脑水肿。严重的脑水肿应当先脱水后补液，脱水剂应快速输入。

4. 皮肤护理。勤给患者翻身，每 2 小时一次，容易发生压疮的部位应当垫气垫、软枕，保持皮肤清洁、干燥、床单平整，大小便浸湿及时更换；执行输液、注射等操作时，严格无菌，防止皮肤及软组织感染化脓。

5. 五官的护理。

（1）注意保护角膜：戴眼罩，涂眼药膏，定时滴抗生素液。

（2）有脑脊液鼻漏、耳漏的患者：取平卧或半卧位，将血迹擦干净，不宜用水冲洗，也不宜用纱条填塞，任其自然流出即可。尽可能避免挖鼻孔、打喷嚏和咳嗽，严禁经鼻吸痰和插胃管，以免引起逆行感染。

（3）口腔护理：对重症颅脑损伤的患者每日做好口腔护理；配有义齿的患者，应将义齿取下，防止掉入气管内。

6. 呼吸道护理。保持呼吸道通畅，防止窒息、肺性脑缺氧及肺部感染。

7. 胃肠道护理。

（1）胃部容易大出血，要稳定患者生命体征，暂时禁食，必要时给予止血药物。

（2）患者胃肠蠕动减慢、麻痹及腹胀，酌情为患者做轻柔按摩或胃肠减压。

（3）当患者出现腹痛并伴有腹膜刺激征应及时报告医生，防止腹膜炎。

8. 泌尿系的护理。颅脑损伤患者会有不同程度的小便失禁，因此要留置尿管。保持尿管通畅，勿打折、反流；每周更换尿袋，注意无菌操作。

9. 躁动不安的护理。颅脑损伤急性期易发生躁动，由颅内压增高引起，应适当约束四肢，防止自伤或坠床；并及时改善缺氧，对症治疗。

10. 高热护理。凡脑挫裂伤、脑干及丘脑下部损伤伴有中枢高热者，采用冬眠疗法，以达到镇静、安眠、减低脑组织新陈代谢、提高脑组织对缺氧的耐受力，以保护受伤脑组织，减轻脑水肿。常用药物有冬眠Ⅰ号、Ⅱ号、Ⅳ号合剂。护理时应注意：

（1）遵医嘱选用适当的冬眠合剂，待自主神经受到充分阻滞、机体御寒反应消除，患者进入昏睡状态后，再加用物理降温措施。因为如果没有冬眠药物的保护，36℃以下的体温可使机体产生寒战，从而增加机体耗氧，并消耗热能。降温以肛温32～34℃为宜，冬眠时间一般为3～5天。

（2）患者房间应保持安静，光线较暗，室温在18～20℃。有专人看护，并备有急救药品和物品。患者保持平卧，搬动患者或翻身时，动作要轻柔、缓慢以防止发生体位性低血压。

（3）治疗前观察并记录患者的生命体征、意识及瞳孔变化等，以比较治疗前后症状变化。治疗期间严密观察病情，特别是血压和体温的变化，发现异常及时采取措施。

（4）冬眠药物最好静脉滴注，以便通过滴速的调节控制冬眠的深度，使体温稳定在治疗要求的范围内。

11. 心理护理。颅脑损伤的患者容易对病情产生焦虑和恐惧的心理，应当及时与患者进行交流，介绍疾病的知识；同时鼓励患者进行肢体的功能锻炼，并鼓励患者家属参与锻炼，增强亲人的支持。

六、护理评价

（1）患者无疼痛的感觉或疼痛能得到及时地缓解。

（2）患者主诉焦虑、恐惧的感觉下降。

（3）基本的生活需要能够得到满足。

（4）皮肤完整、无破溃。

（5）患者肢体活动最大限度的恢复，无失用性综合征发生。

（6）患者安全，无院内外伤发生。

（7）每日能有规律的排便。

（8）患者能避免因局部感知障碍而造成的伤害。

（9）中枢性高热能得到及时有效的处理，患者的体温维持在正常范围内。

（10）患者不发生休克，或发生休克后能及时观察并处理。

（11）同患者维持有效的非语言沟通。

第五节　出血性脑血管疾病护理

一、脑出血

脑出血是指脑实质内的血管破裂引起的出血。外伤性和非外伤性因素均可引起脑血管破裂。约80%以上由高血压性脑内细小动脉病变引起，故也称为高血压动脉硬化性脑出血或高血压性脑出血，占各类脑血管病的 20% ~ 30%，是病死率最高的脑血管病类型。

（一）常见病因及发病机制

1. 常见病因。高血压和动脉硬化是脑出血的主要因素，还可由先天性脑动脉瘤、脑血管畸形、脑瘤、血液病、感染、药物（如抗凝及溶栓剂等）、外伤及中毒等所致。

2. 发病机制。①脑内小动脉的病变：表现脑内小动脉分叉处或其附近中层退变、平滑肌细胞不规则性萎缩以至消失，与长期高血压有直接关系；②微小动脉瘤：好发于大脑半球深部（如壳核、丘脑、尾状核），其次为脑皮质及皮质下白质中。

（二）临床表现

1. 全脑症状。

（1）意识障碍：轻者躁动不安、意识模糊不清，严重者多在半小时内进入昏迷状态，眼球固定于正中位，面色潮红或苍白，大汗尿失禁或尿潴留等。

（2）头痛与呕吐：神志清或轻度意识障碍者可述头痛，呕吐多见，多为喷射性，呕吐物为胃内容物，多数为咖啡色。

（3）去大脑性强直与抽搐：如出血量大，破入脑室和影响脑干上部功能时，可出现阵发性去皮质性强直发作（两上肢屈曲、两下肢伸直性，持续几秒钟或几分钟不等）或去脑强直性发作（四肢伸直性强直）。少数患者可出现全身性或部分性痉挛性癫痫发作。

（4）呼吸与血压：患者一般呼吸较快，病情重者呼吸深而慢，病情恶化时转为快而不规则，或呈潮式呼吸，叹息样呼吸，双吸气等。血压突然升高，可达 200/120mmHg（26.7/16kPa）及以上。血压高低不稳和逐渐下降是循环中枢功能衰竭征象。

（5）体温：出血后即刻出现高热，是丘脑下部体温调节中枢受损害征象；还可出现感染热、吸收热。

（6）瞳孔：早期双侧瞳孔可时大时小，若病灶侧瞳也散大，对光反应迟钝或消失，是小脑幕切迹疝形成的征象；若双侧瞳孔均逐渐散大，对光反应消失，是双侧小脑幕切迹全疝或深昏迷的征象；若两侧瞳孔缩小或呈针尖样，提示脑桥出血。

2. 局限性神经症状。与出血的部位、出血量和出血灶的多少有关。

（1）大脑基底区出血：病灶对侧出现不同程度的偏瘫、偏身感觉障碍和偏盲，双眼球常偏向病灶侧。主侧大脑半球出血者可有失语、失用等症状。

（2）脑叶性出血：大脑半球皮质下白质内出血。多为病灶对侧单瘫或轻偏瘫，或为局部肢体抽搐和感觉障碍。

（3）脑室出血：多数昏迷较深，常伴强直性抽搐。

（4）脑桥出血：常见出血侧周围性面瘫和对侧肢体瘫痪。若出血波及两侧时出现双侧周围性面瘫和四肢瘫。两侧瞳孔可呈针尖样，两眼球向病灶对侧偏视。体温升高。

（5）小脑出血：可表现为眩晕、视物不清、恶心呕吐、步态不稳、共济失调等。

（三）辅助检查

1. CT。是确诊脑出血的首选检查，发病后即可显示新鲜血肿，为圆形或卵圆形均匀高密度区。

2. MRI。对脑干出血优于 CT，可区别陈旧性脑出血和脑梗死，MRI 较 CT 更易发现血管畸形、血管瘤及肿瘤等出血原因。

3. 数字减影脑血管造影（DSA）。脑血管畸形，血压正常的年轻患者应考虑以查明病因，预防复发。

4. 脑脊液检查。颅内压力多数增高，并呈血性，但约 25% 的局限性脑出血脑脊液外观也可正常。高血压病史患者，情绪激动或体力活动时突然发病，具有典型的全脑症状或和局限性神经体征。脑脊液压力增高，多数为血性。

（四）治疗原则

颅高压、脑疝是脑出血急性期的主要死亡原因，因此，控制脑水肿、颅高压是降低病死率的关键，恢复期注意积极康复，预防并发症。

（1）安静卧床：对烦躁不安者或癫痫者，应用镇静、止痉和镇痛药。

（2）降颅内压：20%甘露醇或甘油果糖250mL；利尿药；激素。

（3）调整血压：血压维持在（150~160）/（90~100）mmHg［（20.0~21.3）/（12.0~13.3）kPa］为宜。

（4）控制体温：头部降温，用冰帽或冰水以降低脑部温度，降低颅内新陈代谢，有利于减轻脑水肿及颅内高压。

（5）保持水、电解质及酸碱平衡。

（6）防治并发症：肺部感染、压疮、尿路感染、消化道出血等。

（7）手术治疗：开颅血肿清除术、钻颅穿刺吸除术、脑室引流术等。

（8）功能锻炼：生活自理能力的锻炼，以逐步恢复生活能力及劳动能力。

（9）可选用促进神经代谢的药物，如吡拉西坦（脑复康）等。

（10）辅助治疗：可选用理疗、针灸等。

（五）护理

1. 评估。

（1）评估健康史：流行病学调查显示，中国居民中脑出血的发生率大大高于欧美人；来自社区居民的研究资料显示，脑出血的发生频率为30%~40%。

（2）身心状况：脑出血多发生在50岁以上，血压控制不良的高血压患者。常在体力活动或情绪激动时突然发病。

2. 护理措施。

（1）提供安静、舒适的环境，急性期应绝对卧床休息4~6周。

（2）抬高床头15°~30°，促进脑部血液回流，减轻脑水肿。特别是发病2周内，应尽量减少探视，避免各种不良情绪影响。意识障碍、躁动及合并精神症状者加护栏、适当约束，必要时给予少量镇静药。

（3）严密观察生命体征、头痛、瞳孔、意识等变化。出血头痛加剧、意识改变、瞳孔变化、脉搏减慢甚至呕吐，立即报告医师，进行脱水、降颅压处理，防止脑疝发生。观察发热的类型及原因，高热时按高热护理常规执行。

（4）保持呼吸道的通畅，加强叩背、吸痰，预防肺部感染。舌后坠明显者给予留置口咽通气管，可取侧卧位或平卧位头偏向一侧，以防止呕吐物误吸入气道，准备负压吸引器，痰多时应随时吸痰以免发生窒息，必要时给予氧气雾化吸入。

（5）急性期给予低脂、高蛋白质、高维生素、高热量饮食。限制钠盐摄入（每日少于3g），钠盐过多潴留会加重脑水肿。

（6）意识障碍者应留置胃管。鼻饲前协助翻身、叩背，清理呼吸道分泌物，抬高床头15°~30°，进食后30分钟，减少对于患者的刺激与翻动，预防食物反流。

（7）保持排便通畅，增加膳食纤维的摄入。便秘者使用缓泻剂，必要时用开塞露通便，切忌大便时用力过度和憋气，导致再次发生脑出血。

（8）密切观察药物疗效。使用脱水药物时，防止药物外渗。

（9）准确记录24小时出入量。

（10）保持床单位干燥整洁。

（11）保持瘫痪肢体功能位置。

（12）康复护理。

3. 健康教育。

（1）避免情绪激动，保持心情舒畅。

（2）监测血压。按时服用调整血压的药物。

（3）饮食清淡，多吃含水分含纤维素的食物，多食蔬菜、水果，忌烟酒及辛辣等刺激性强的食物。

（4）生活规律，养成定时排便的习惯，切忌大便时用力过度和憋气。

（5）适当运动，注意劳逸结合。

（6）康复训练循序渐进，持之以恒，训练过程中防止跌倒。

二、蛛网膜下隙出血

蛛网膜下隙出血（Subarachnoid Hemorrhage，SAH）是脑表面、颅底部血管破裂后，血液流入蛛网膜下隙引起相应临床症状，又称为原发性蛛网膜下隙出血。脑实质出血、脑室出血、硬膜外或硬膜下血管破裂，破入蛛网膜下隙称为继发性蛛网膜下隙出血。

（一）常见病因及发病机制

1. 常见病因。

（1）颅内动脉瘤、动静脉畸形、高血压动脉硬化症、脑底异常血管网和血液病等为最常见。

（2）危险因素。动脉瘤破裂危险因素包括高血压、吸烟、过量饮酒、动脉瘤体大，在情绪激动或过度用力时发病。

2. 发病机制。动脉瘤可能由动脉壁先天性肌层缺陷或内弹力层变性或两者的联合作用所致。一部分患者有家族史。随着年龄增长，动脉壁弹性减弱，薄弱处管壁在血流冲击等因数影响下向外突出形成囊状动脉瘤。多见于颅底 Willis 环部位。病变血管可自发破裂或在激动、用力等诱因下破裂。

（二）临床表现

1. 剧烈头痛与呕吐。突发头部剧烈胀痛或炸裂样痛，位于前额、枕部或全头部，难以忍受，常伴恶心、喷射状呕吐。

2. 意识障碍和精神症状。多数患者无意识障碍，但可有烦躁不安。危重者可有谵妄，不同程度的意识不清及至昏迷，少数可出现癫痫发作和精神症状。

3. 脑膜刺激征。表现为颈项强直、柯尼征和马氏征阳性。

4. 其他临床症状。如低热、腰背腿痛等。亦可见轻偏瘫、视力障碍，第Ⅲ、Ⅴ、Ⅵ、Ⅶ对脑神经麻痹，视网膜片状出血和视盘水肿等。此外还可并发上消化道出血和呼吸道感染等。

（三）辅助检查

1. 头颅 CT。是诊断蛛网膜下隙出血的首选检查方法。

2. 头颅 MRI。在病后 1~2 周作为诊断的重要方法。

3. 脑脊液检查。腰穿颅内压多增高，脑脊液为均匀血性是诊断该病的主要依据。

4. 脑血管造影。可明确动脉瘤或动静脉畸形的部位和供血动脉。

5. 经颅超声多普勒（TCD）检查。了解颅内动脉血流状况。

（四）治疗原则

防治再出血、脑血管痉挛、脑积水等并发症。

（1）绝对卧床休息 4~6 周，床头抬高 15°~20°，病房保持安静。

（2）避免引起血压及颅压增高的诱因，如用力排便、咳嗽、喷嚏和情绪激动等以免发生动脉瘤再破裂。

（3）烦躁者镇静、镇痛，保持排便通畅可用缓泻药。心电监护防止心律失常，注意营养支持，防止并发症。避免使用损伤血小板功能药物，如阿司匹林。

（4）降低颅内压：应用 20% 甘露醇、呋噻米（速尿）和人血白蛋白等脱水降颅压治疗。颅内高压征象明显有脑疝形成趋势者可行颞下减压术和脑室引流。

（5）预防再出血：抗纤溶药可抑制纤溶酶形成，推迟血块溶解和防止再出血。常用氨基己酸（6-氨基己酸）、氨甲苯酸（止血芳酸）等药物。稳定血压，收缩压＞180mmHg 给予降压处理，不可将血压降得太低。

（6）防治脑血管痉挛：预防性应用钙通道拮抗药物尼莫地平。

（7）脑脊液置换疗法：腰穿缓慢放出血性脑脊液，每次 10～20mL，每周 2 次，可减少迟发性血管痉挛、脑积水发生率，降颅内压，改善脑脊液循环。

（8）手术治疗：动脉瘤颈夹闭术、动脉瘤切除术、血管内介入治疗采用超选择导管技术、可脱性球囊或铂金微弹簧圈栓塞术治疗动脉瘤。动静脉畸形可采用供血动脉结扎术、血管内介入栓塞或 γ 刀治疗等。

（五）护理

1. 护理评估。

（1）健康史：女性多见，发病率随年龄增长而增加，并在 60 岁左右达到高峰。最多见于 60～69 岁，但年龄进一步增大，发病率反而下降。

（2）身心状况：患者突然起病，可有剧烈运动，情绪激动、咳嗽、用力等诱因，少数发病前有头痛、头晕、视物模糊或长期间歇性头痛病史。

2. 护理措施。

（1）颅内高压、头痛的护理：剧烈的头痛，频繁的呕吐是蛛网膜下隙出血最主要的临床症状，与出血刺激脑膜以及脑水肿有关。患者绝对卧床休息，一般为 4～6 周，头抬高 15°～20°，有利于颅内静脉回流，并保持病室安静。遵医嘱给予降颅内压，如 20% 甘露醇快速静脉滴注，必要时给予镇静镇痛药。因患者输液时间长，静脉穿刺时有计划从四肢远端到近心端，并观察药物有无外渗。

（2）昏迷及意识障碍的护理：意识障碍的出现与蛛网膜下隙出血后的脑血管痉挛、脑水肿、脑代谢障碍等有关。对昏迷期患者加用床栏，防止坠床；对躁动不安者，可用镇静药，以免病情加重。

（3）密切观察生命体征：注意意识及瞳孔的变化，有否头痛加剧，如有异常及时汇报医生。一周内血压应保持在（150～160）/（90～100）mmHg［（19～21）/（11～13.3）kPa］左右为宜，不应过低，以防引起脑供血不足、低血容量而诱发脑梗死。

（4）高热患者的护理。

（5）防止压疮发生。

（6）保持排尿、排便通畅：昏迷患者出现反射性尿失禁时，使用接尿器或留置尿管，保持尿液通畅和外阴部清洁，每日用 1∶5 000 呋喃西林溶液行膀胱冲洗 2 次，每 2 周更换导尿管一次，避免尿路感染及排尿困难。便秘与限制卧位、活动减少有关。保持排便通畅，可给予缓泻药，以免因排便过度用力引起再次出血或脑疝形成。

（7）饮食护理：避免食用生、冷、硬食物，应食质软、易消化营养丰富的食物。对昏迷患者给予鼻饲流质食物，每 4 小时鼻饲一次。

（8）并发症的预防：保持呼吸道通畅，及时清除呼吸道分泌物或呕吐物，叩背、咳痰，自上而下、由内向外。对昏迷患者及时吸痰及氧气吸入，不仅能预防肺部感染，还可改善或纠正脑缺氧，减轻脑水肿。

（9）心理护理：了解患者的心理活动，做好患者的思想工作，解除心理障碍，满足患者的各种生活需求。给患者讲与疾病相关知识。

3. 健康教育。

（1）保持情绪稳定，避免不良刺激影响。

（2）4～6 周严格卧床休息。6 周后避免剧烈运动。

（3）保持排便通畅，预防便秘药物使用对防止再次出血发生的重要性。

（4）稳定血压，定时监测血压。

（5）讲解血管造影在判断动脉瘤及血管畸形中的作用及预防再次出血的重要性等。

第六章

介入护理

第一节　介入治疗患者心理护理

一、心理护理的意义与做法

1948 年世界卫生组织（World Health Organization，WHO）所制定且在宪章中提出的："健康不但是没有疾病和身体缺陷，还要有完整的心理状态和良好的社会适应能力。"

护理心理学是一门护理学与心理学有机结合的边缘学科，是医学心理学的一个分支，心理护理是整体护理的核心部分。介入诊疗是一项新兴的微创诊疗技术，在世界范围的发展不过是近 30 年的事情，最近 10 年才在我国得到快速发展，人们对介入诊疗与传统的外科手术相比还比较陌生，普遍存在着模糊认识和错误认知，正因如此，围术期患者在介入诊疗前，均存在不同程度的应激反应，焦虑指数较高，特别是急重症患者对介入诊疗的负性情绪更加明显。介入诊疗患者的不良心理状况，显然不利于介入诊疗手术的配合，对手术的成功率和预后均存在负面影响。因此，对介入诊疗患者的心理维护与情绪调节显得更加重要。心理护理就是运用心理学的理论和方法，积极地影响患者的心理活动，使患者身心处于最佳状态，提高手术成功率。

（一）心理护理发展现状

自 20 世纪 70 年代后期以来，世界范围内的医学思想发生了巨大变化，新医学模式的提出，使护理工作的内容不再是单纯的疾病护理，而是以患者为中心或以人的健康为中心的整体护理。国外心理护理研究主张：把疾病与患者视为一个整体；把"生物学的患者"与"社会、心理学的患者"视为一个整体；把患者与社会及其生存的整个外环境视为一个整体；把患者从入院到出院视为一个连续的整体。1977 年，美国罗彻斯特大学恩格尔（Engel GL）教授提出生物 - 心理 - 社会医学模式，进一步强化了"以患者为中心"的全新护理观念。

临床心理护理作为整体护理的核心内容，以个性化护理、程序化护理、文化护理或宗教护理等形式，在护患沟通中得以充分的体现。在临床护理实践中，以护理程序为核心，对患者生理、心理、社会等方面的资料进行全面评估，进而做出周密的护理诊断，制订并实施系统的护理计划。随着护理学科的迅速发展和护理实践的不断变革，作为护理学重要组成部分的护理心理学也得到了前所未有的飞速发展。集中表现在：护理工作从病情需要向患者的需求转变，按照新型护理程序，从生理、心理、社会、精神及文化等各方面系统地护理患者；护理工作除了执行医嘱和熟练完成各项护理技术操作之外，更多的是要发现和满足患者的心理、情感方面的需要。

护士的角色已不仅仅是患者的照顾者，而更多的是担当患者的教育者、咨询者和管理者、倾听者。在欧美国和东南亚国家，心理护理作为一种制度已经存在多年了。就美国的普通医院而言，它们有专业的心理护理人员为患者开展各种各样的服务。在大手术前后，心理学家总会与患者进行情感沟通，了解他们的情绪，建立心理服务档案，为治疗及护理提供有效的依据。将心理疗法应用于临床心理护理实践，也成了国外护理心理学研究的一个重要特色。

近年来，运用护理心理学进行心理护理，提高护理质量，已被国内医护人员所接受和认同，护理人员的学历教育及培训也纳入了心理学和护理学的内容，这方面的研究也不断展开。鹿瑞云等根据马斯洛的"需要层次论"对患者的需求进行了分析，并提出在临床护理中，满足患者的各种需要是心理护理的重要内容，尤其是手术患者，普遍会产生较强烈的生理与心理应激反应，心理维护和调理至关重要，但还没有形成制度，护理人员这方面的素质还普遍缺乏，就开展得比较好的医院而言也还处于试验阶段，心理护理的理论和临床实践经验还相当缺乏。

（二）心理护理的概念及其应用目的

1. 心理护理的概念。心理护理是指在整个医疗过程中，医护人员（主要是护理人员）借鉴心理学方法或个性化服务，积极地影响患者的心理状态，帮助患者在其自身条件下获得最适宜身心状态。人们常忽视护士的作用，以为治病是医生的事，其实人类对健康问题的"反应"则是多方面的，生理上的问题是可以通过医学方法解决，而心理和精神方面的反应（如悲观和抑郁），需要用心理学等社会人文科学知识和方法来处理。需要以护士为主的医务人员运用心理治疗方法，包括环境体验、光线、音乐、放松疗法、身体语言等影响和改变患者的不良心理状态与行为，使之更有利于介入诊疗的配合、预后及康复，以便达到医疗的最佳效果。

2. 心理护理的目的。人在患病后，正常的社会角色发生了急剧的变化，既要经受疾病的折磨，又要适应门诊或住院的环境及新的群体，会产生患者特有的心理需求和反应（如同情、鼓舞、安慰、信心、心理舒适、平静和安全感等）。护理人员需要利用心理学的方法或个性化的服务，尽可能满足患者的上述需求，对患者的心理进行维护与调理，促其改变负性心理状态和行为，其中包括：

（1）解除或降低患者负性情绪（如紧张、焦虑、悲观、抑郁等），帮助患者树立起战胜疾病的信心。

（2）帮助患者建立新的人际关系，特别是医患关系，护患关系，患者之间的关系，以协助患者适应新的社会角色和生活环境。

（3）通过心理护理尽可能帮助患者调适到有利于治疗和康复的最佳心身状态。

（三）心理护理的具体做法

美国心理护理的实施程序包括：患者心理状态的评估，心理护理的计划，心理护理的实施，心理护理效果的评价。国外较常应用于临床心理护理的心理疗法有音乐疗法、松弛训练法、认知－行为疗法、森田疗法等，不排斥按照患者的需要自创方法，强调实用与效果，不少研究采用心理量表进行对照测验，确保患者获益。

国内医院的心理护理没有形成制度，绝大部分还停留在表面，没有系统的评估和评价体系，离真正的心理护理相差甚远。

我们应该从个性化与共性化两方面来开展心理护理。解放军总医院介入放射科导管室从2007年开始探索介入诊疗患者的心理护理，共性化方面以环境体验为主，如音乐疗法、认知－行为疗法、放松疗法等，个性化心理护理借鉴心理诊疗的有关方法，形成了术前访视缓压、术中音乐、视频及身体语言减压，术后信心鼓励排压的心理护理模式。近5年的临床实践虽然没有经过严格意义的评估与评价，但从患者及家属的反映来看，普遍受到患者的认可，效果是良好的。

如何全方位采集心理信息，通常主要采用临床观察法、访谈法，条件许可时，还可采用问卷调查法、心理测量法、个案分析法、现场实验法等方法进行全方位的信息收集。如可以向患者显示心理测量问卷，了解患者目前处于何种状态，这种轻松易沟通的方法常可诱导患者说出心中的担忧与顾虑，明确护理方向，顺利开展心理护理，优化患者身心，使患者积极主动地配合手术，提高手术成功率。

（四）心理护理的原则

心理护理要遵循心理学的基本原理，以个体化为原则，要避免停滞于表面，泛泛而谈，像做思想政治谈话，一般要遵循下列基本原则。

1. 接受性原则。常规护理遵照医嘱执行便可，心理护理则应以患者愿意接受为前提条件。护理人员首先对患者的疾患要感同身受，以极大的同情心来理解患者的所作所为，与患者建立起信任关系，要以非常通俗贴切的语言打开患者的心扉，只有取得患者的信任，才有可能让患者积极地接受治疗并取得良好的效果，不能在事前没有做任何铺垫和沟通的情况下，做公式化的灌输，这样有可能适得其反。所以护士的诚恳态度、真挚的语言、得体的举止、真诚的微笑非常重要。如对患者的痛苦表现出同情与耐心，而不是厌恶与排斥。并主动与患者建立起融洽的关系。

2. 支持性原则。心理护理与心理治疗不同，心理护理一般没有固定的疗程和模式，不得强迫患者接受，以支持和协助为主要方式。只有在临床心理护理过程中做到"无损伤于患者身心健康"不违背患者主观意愿才能为患者接受，才能准确把握患者心理反应的一般规律，分析原因，评估问题，选择正确的对策，充分展现心理护理的价值。

3. 个体化原则。心理护理要避免公式化，团体化，泛泛而谈，要切合患者的个体化心理需要，方式方法要根据患者自身的条件确定，切不可模式化、公式化。对一个具体患者来说，要了解他的主要心理反应的性质，知道他主要心理反应的强度以及导致患者负性心理反应的主要原因，帮助患者提高对疾病治疗及自身情况的认知水平。只有这样才能达到个体化护理的目的。

4. 保密性原则。对在咨询过程中获知的患者隐私，非经患者许可不可向任何人泄露，不要对患者不想深谈的话题穷追不舍。

5. 自我护理的原则。由于心理护理具有诊疗过程中的支持性、协助性特点，外因要通过内因起作用，心理护理的目的是启发患者自我护理，激发患者内在的主观能动性，反之则心理护理的作用将大打折扣。

二、环境与它对治疗的作用

心理护理不应该仅仅局限于运用心理学的一些方法对患者进行心理维护，应该也包括对诊疗环境的利用。人是环境的产物，环境或多或少地在人的心理上投射下影响，正常人如此，患病之人对环境就更加敏感，所以在诊疗环境的建设和布置上，不能忽略环境对患者的心理调节作用。

环境是自然环境的简称，随着人类社会的发展，环境概念拓展为自然环境与人工环境。国内外有关环境的心理影响投射研究表明，一个适宜的自然环境能给人很好的安抚作用，借助自然环境要素营造的人工环境也具有同样的作用。诊疗环境作为患者疗伤和康复的场所，统筹好建筑结构内的各个要素或适当地添加人文内容，可以有效地帮助患者缓解陌生环境带来的窘迫感和无助感，帮助患者进行环境脱敏，降低患者的焦虑指数，改善患者的诊疗体验。

（一）环境舒压系统的作用

所谓"环境舒压"，就是利用环境给人的安抚作用，缓解患者的受迫感和无助感，有效安抚患者及家属的焦虑情绪，改善患者的诊疗体验。传统的医院诊疗环境建设，受医院建筑环境及意识的影响，色彩单调，灯光昏暗，功能混乱，没有作特殊处理。对患者的诊疗焦虑不可能起到正性的调节作用。解放军总医院肿瘤中心介入放射科导管室在装修设计之初，借鉴国外环境情景体验的经验和我国的五行学说，对诊疗环境的各个要素，诸如光线、色彩、声音、视频、图画、指导性用语、文化宣教等要素识别等进行综合筹划，使得诊疗环境结构和技术进行完美结合，在环境布置上体现更多的人文关怀，建成了综合的、立体的环境舒压系统，经过近 5 年的临床实践和患者及家属反馈表明，温馨友好的诊疗环境，确实能在一定程度上缓解患者及家属的焦虑情绪，改善患者的就诊体验。

（二）诊疗环境的统合要素

医院环境舒压系统由色彩、音乐、照明及人文内容四个元素构成，在顺应建筑结构的情况下，对上述五个要素进行系统筹划，使之能够呈现出色彩清新、音乐缭绕、照明柔和、人文内容丰富的诊疗环境。

1. 颜色。现代色彩研究成果显示，不同颜色会给人以不同的感受，如蓝色是平衡和谐调的色彩，给人以冷静、深邃的感觉，可降低神经的亢进，心境放松，可应用于医护人员办公区，可以使医护人员更加理智，降低压力。

绿色象征生命、青春、新生等。其色彩属性与人眼的视觉感知系统是最相适应的，有消除疲劳的效果。绿色能使人的身心保持冷静与平和，有助于降低血压，镇静交感神经系统以及对肿瘤患者的康复有促进作用，可以大面积地应用于候诊区和手术间。

紫色有镇静作用，有制怒之效，另外紫色还可以减缓饥饿感，可以小面积地应用于候诊区和家属等候区。

黄色可促进消化作用及肠胃活动，亦有强化及刺激神经的作用，可使运动神经活跃起来并产生肌肉的能量，常被应用在促进肝、肠胃及膀胱的新陈代谢上，对增加肿瘤患者的生理功能有促进作用，可以作为主要颜色应用于候诊区和手术间。

解放军总医院介入放射科导管室实行医患独立通道，分别采用蓝色和绿色，血管造影墙面采用浅果绿色，导管柜采用米黄色，观察窗采用自动收卷的风景画，患者家属等候区天花板上画有太极星云图、墙上布置风景壁挂等，构成一个与其他社会机构或家庭相类似或相同的温馨环境，有效化解传统医院诊疗环境的压抑气氛，帮助患者较好地环境脱敏，缓解患者由于环境的生疏窘迫带来的焦虑。

2. 音乐。音乐主要是通过中枢神经系统对机体进行调节，它带来的影响及治疗作用是毋庸置疑的，我们的祖先很早就应用音乐调节身心和治疗疾病，传统的五行学说又把五音与五脏联系起来，音乐对环境的调节和烘托至关重要，是诊疗环境舒压系统中的重要因素，可以在候诊区域使用，也可以在手术间使用。所使用的音乐要进行有针对性的编制，无特定对象时，可以放一些节奏舒缓、安静的古典名曲或轻音乐，通过节奏、曲调、旋律、速度、力度等因素传递信息，引起人体五脏六腑、肌肉、脑电波等的和谐共振，促进各器官节律趋于协调一致，起到使人呼吸减慢、心境平和，利于降低患者及家属的焦虑与紧张。也注意编辑一些有地域特色、民族特色的音乐，以满足有特殊爱好患者的需要。解放军总医院介入放射科导管室不仅在候诊区播放音乐，同时在手术床上设置了耳机或双声道音乐枕，根据术前访视所得到的信息，为局部麻醉患者播放个性化定制音乐，借以分散患者的注意力。

3. 照明。诊疗环境中的照明不仅用来满足诊疗活动的需要，同时也起到了调节患者及家属情绪的作用。传统医院诊疗场所都使用白炽灯照明，光线偏冷，大多数候诊场所照明不足，给人一种压抑和惨淡的感觉，客观上加剧了患者及家属的焦虑和无助的心情，不利于患者的诊疗配合。舒压情境中的照明需要精心设计，根据功能的需要，可以分区按团组来规划照明，在照明充分的情况下尽量使用暖色灯，营造出温暖体贴的氛围，融化一些患者心中的失意与不快，至少不至于加剧患者心中的孤独与无助。

4. 人文化内容。诊疗环境中的物理因素统合以后，如果没有人文的内容，仍然无法充分表达医护人员的态度和意识，仍然无法迅速在医护人员与患者之间、诊疗环境与患者之间建立起友好的联系，若使患者迅速沐浴到医护人员殷殷的关怀，使患者对诊疗环境有居家之感，则更多的是要在诊疗环境中注入人文内涵。指导用语和宣教要去命令化和说教化，要涓涓细语；要给患者及家属预留有表达感情和情绪的园地；在适当的悬挂有象征意味的心理疏导语言或图画；在二级候诊区安排一些有心理调适内涵的小游戏等，总之，要在诊疗环境中处处流淌着医护人员对患者及家属的人文关怀。

解放军总医院介入放射科导管室在这方面做了有益的尝试，取得了良好的效果。例如：在大门上贴有"不欢迎您来，但备爱心满虚位；却高兴您走，唯用希望相壮行"的轻松幽默对联，寓意希望患者健康，但同时又虚位以待，随时准备为患者的提供帮助。从患者踏进导管室门口起，就被友好的气氛和人文气氛包围。二级候诊区有"希望之墙"墙报，患者可以在上面的留言表达情绪；二级候诊区张贴着"致患者家属的一封信"，表达医护人员与患者家属感同身受，对家属劝慰与鼓励；患者家属信的对面悬挂有"医护人员宣言"，表明医护人员捍卫医德的决心。在患者换衣服的地方建有"心语吧"，患者家属及亲戚朋友可以在上面表达对患者的爱、鼓励与支持。在三级候诊区的适当部位置有"心理暗示性语言贴图"，帮助患者缓解焦虑。很多患者及家属在感谢信中或临离开时都不约而同地表达了诊疗环境带给他们的感动。

有关反馈调查结果表明，医院设计创造出更加温馨、友好的环境，能够改善患者在诊疗过程中的体验，对患者及其家属有着积极的安抚作用，能有效缓解患者的受迫感和无助感，能有效降低患者的焦虑和紧张情绪，有助于提高手术成功率和手术预后。

三、如何接待患者与其家属

接待患者及家属是护理工作的起点，也是护理工作的终点，患者到医院诊疗，与医院医护人员接触的过程就是其诊疗的过程，也是医护人员诊疗与护理的过程，接待好患者与家属既是程序意义上的起点，也是心理护理的开始或转折点，所以十分重要。

（一）首先要有恻隐之心

中国传统文化认为"医乃仁术"，"仁"是中国传统道德"四维八德"的重要内容，所谓"仁"者即爱人，即平等地爱所有的人，可见医道即是爱人和助人之术。古语云：不为良相即为良医，可见良医是有道君子们济世救民的崇高抱负之一。唐代名医药王孙思邈云"凡大医治病，必当安神定志，无欲无求，先发大慈恻隐之心，誓愿普救含灵之苦。若有疾厄来求救者，不得问其贵贱贫富，长幼妍媸，怨亲善友，华夷智愚，普同一等，皆如至亲之想"。孟子认为"恻隐之心，仁之端也。"可见行医做护首先要有恻隐之心，对患者的疾患感同身受，只有如此方能对患者由衷生出同情、怜悯、关爱之心，方能对患者做至亲之想，方能够由衷急患者所急，如此才能放低自己的身段，不做公事化的应付，倾自己所能为患者提供周到的接待服务。

（二）要有工作热情

具备了诚敬的心，就有了做好护理工作的主观愿望，但还必须有工作热情。现代护理先驱南丁格尔认为"护士必须有一颗同情心和一双愿意工作的手"。护理人员在接待患者及家属时，映入患者及家属眼帘的可能不是别的，首先是护理人员的服务热情，有了工作热情，你才不会怠慢你的工作对象，才会主动为患者及家属提供服务，才会让患者及家属所得超出他们的预期。做人的工作态度很重要，医护工作者的态度对患者来说就更加重要，医患关系、护患关系紧张很大一部分源于医护人员的畸化态度，而非诊疗技术的优劣，所以，热情的工作态度对护理人员来说非常重要的，也是基本要求，虽然由于工作负荷大，工作环境及待遇不近理想，护理业界普遍存在职业倦怠的情况，这也正是对护理人员保持服务热情难能可贵的考验。

（三）服务用语要规范

接待患者及家属语言交流是其主要服务方式，患者及家属希望能从医护人员口中得到安慰，或某种承诺甚至保证，都是可以理解的，然而不合时宜的安慰，不切实际的承诺与保证，并不能给患者及家属带来真正帮助，相反还会给患者及家属带来困惑，容易引起患者及家属误解，对预后抱着不合理的期待，容易引起非医源性纠纷，所以，医护人员在接待患者及家属时，服务用语要规范严密，切不可信口开河，拣患者及家属喜欢的说，顺着患者的意愿说。

除了日常的礼貌用语外，最好能够形成一套护理接待的用语规范，对患者及家属可能提到的问题设有预答，对技术性的问题或超出护理人员业务范围的问题，不能以不知道作答，而是要为患者给出寻找答案的路径。

（四）仪态要得体

医护工作者是一个受人信赖的职业，应该具有端庄、严谨、亲和的职业形象，医护人员的外在形象应该是端庄大方、整洁素雅，在接待患者及家属时，眼神应专注而亲切，注视着患者，身姿端正略倾向患者，行为动作应该稳当轻巧，耐心倾听患者及家属的主诉，不要随意打断，对患者的隐私或患者不愿深谈的问题不过多追问，也不要不顾患者的需要而滔滔不绝地自说自话，总之，既要满足患者及家属诉说的愿望，又要对患者及家属的问题予以适当的回答。如果在接待当中有急务要处理，一定要礼貌性地征得患者同意，事后要向患者表示歉意，接待结束时，一定要起身目送患者。得体的仪态，能够加强患者对医护人员的信任。

四、心理护理技巧

心理护理不同于心理治疗，没有严格的疗程控制和方式方法上的自主性，可以借鉴心理治疗的一些方法，也可以根据需要和患者特殊情况自创方法，强调的是实用与效果，让患者能够实实在在受益，临床实践中多领域地运用比灵活的心理护理技巧大体有如下几种。

（一）认知疗法

认知疗法，简单地说就是通过认知和行为技术来改变患者的不良认知，达到纠正由此引起的行为和情感的心理治疗方法。认知疗法的基本观点是：认知过程及其导致的错误观念是行为和情感的中介，适应不良行为和情感与适应不良认知有关。认知疗法常采用认知重建、心理应付、问题解决等技术进行心理辅导和治疗，其中认知重建最为关键。在介入患者中实施认知疗法，目的在于帮助患者重建正确的介入诊疗认知。

介入治疗是一项新兴诊疗技术，涉及人体消化、呼吸、心血管、神经、泌尿、骨骼等几乎所有系统疾病的诊断和治疗。相对于传统诊疗方法，介入治疗患者可提取的信息有限，可借鉴的经验较少，因此，很容易受到片面或错误认知的影响，由此引起无谓的紧张和焦虑，影响到介入诊疗的实施和预后。为了帮助患者认知重建，需要在术前访视和候诊时向患者及家属进行简单明了的宣教，可以在门口设立电子宣教屏，候诊区的播放宣教视频，印制《介入诊疗手册》等，从多方面帮助患者重建介入诊疗的正确认知，纠正由此的紧张、焦虑或误解，使患者能以理性的态度对待介入诊疗，为预后的合理期待打下基础。

（二）主观评定量表

主观评定量表也可以称之为心理评定量表，心理评定量表是指对心理现象的观察所得印象进行质的描述或量化的标准化定式测查程序。心理评定量表几乎在社会各个领域均有应用，其中用于评定心理健康目的的称为心理健康评定量表。对患者进行心理健康评估时也可以患者的自创一些简易的评估方式。解放军总医院介入放射科导管室自创了"脸谱化心理评定量表"，而是将患者的焦虑程度卡通脸谱化，让患者在术前选取能够代表其焦虑程度表情的脸谱，我们再根据患者所选脸谱所代表的焦虑程度，针对性地进行放松训练，训练后由患者再一次选取脸谱，以此评定患者焦虑程度的变化。

虽然很难说严谨，但在短暂的介入诊疗时间内，让患者能够借助卡通脸谱看到自己的心境，能够很自然地引起让其描述其原因的话题，并有针对性采用其他放松训练方法，帮助其消除或减轻其焦虑，效果还是很明显的，看似轻描淡写，不少患者通过这种找心境脸谱行为的本身，焦虑程度就有不同程度的降低。

（三）肌肉渐进性放松训练

放松训练不仅是心理护理的需要，同时也是手术的需要。渐进性肌肉放松训练的方法与我国的"放松功"基本相似，放松功主要靠摒弃杂念、自我暗示来有顺序地放松各组肌肉。心理护理当中借鉴渐进性肌肉放松训练，其目的并不是对患者进行放松治疗，主要是借助肌肉放松训练手段，有效转移患者的注意力，缓解其焦虑指数。如果术前患者的主观评定量表超过5分，说明患者焦虑程度较高，环境舒压、认知疗法等均不足以缓解其焦虑水平的情况下，让患者进行放松训练，是一个简单有效的方法。心理护理当中的肌肉放松训练与放松功不同，引导患者想象最能令人松弛和愉快的情景，护理人员在一旁辅以语言指导和暗示，令患者全身的肌肉得到深度松弛，同时患者在专注于肌肉放松与收紧的感觉中，有效地转移了注意力，无形之中帮助了患者缓解了紧张的情绪，降低了患者术前焦虑水平。

具体操作方法可以根据患者个人的情况及时间而定，程序也不一定要完整，达到有效转移患者注意力即可。

（四）呼吸疗法

呼吸疗法通过对呼吸功能的训练达到恢复体力、脑力、降低心理活动强度、减轻病症的一种方法。由于患者心理承受能力、生理体质的个体差异性，患者对痛感以及忍耐程度均有不同，有的患者体质差，精力保持时间短，有的患者痛感低，耐受程度差，尽管之前已经做了针对性的心理护理，但在临到手术前或手术中的异样感觉，仍然会惊慌紧张，这个时候其他放松训练方法已不便实施，采用呼吸疗法，简单易行，在短时间内让患者恢复镇静、降低痛感、恢复体力等。具体做法是：用 1 到 2 次的深呼吸开始，鼻子吸气嘴呼气，每次呼气要把最后一点气都挤出来，有助于吸入更多的氧气。几次深深的腹式呼吸后，患者感觉更加清醒和镇静。呼吸训练也可结合音乐的联想，使之发挥更好的效果。

（五）音乐疗法

音乐治疗是新兴的边缘学科。它以心理治疗的理论和方法为基础，运用音乐特有的生理、心理效应，使求治者在音乐治疗师的共同参与下，通过对各种专门设计的音乐的体验，达到消除心理障碍，恢复或增进心身健康的目的。音乐是常用的一种减压方式，生活中运用很普遍，主动去欣赏音乐与被动听音乐，都能够有效分散注意力，达到减压的目的。心理护理中使用音乐疗法，不是严格意义上的音乐治疗，没有疗程的要求和音乐治疗师的陪伴，而是借助欣赏音乐与被动听音乐的方法，达到为患者减压的目的。

（六）抚触疗法

抚触具有安慰患者和传递感情的双重作用。在患者感到痛苦时，护士及时实施抚触疗法，即能使其肌肉放松，减少焦虑情绪，又能取得患者的信任建立良好的护患关系。抚触的疗效绝不亚于微笑，它是一剂心形的镇静药，一种无声的语言，一片情感的载体，具有转移感情、减轻痛苦、树立战胜疾病的信心和勇气、提高患者积极配合医护人员的信念等积极作用的一种重要护理手段。

每个人的心理承受能力、痛阈均存在个体差异，一部分患者术前还比较平静，可临近手术或在手术中，情绪波动很大、表现失常。然而另一部分经过心理护理的患者焦虑指数明显下降，情绪平稳，当然也不排除有的患者术中情绪突然波动，可能还有一些意想不到的情况发生，在手术中，别的心理护理方式不便进行，运用抚触疗法则简单易行，轻握患者的手或上前轻按患者的肩膀，便能给予患者以信心和鼓励。治疗性抚触可直接使患者放松、零距离传递情感、降低焦虑、增强信心、快捷移情、减轻痛苦是最有效的心理援助方式。

抚触疗法也可以在手术正常进行的情况下使用，给予患者以关爱，融洽护患关系，优化患者身心，为身心并护锦上添花，提高综合护理质量。

此外如果条件允许，还可以采取经催眠、按摩、香味、宗教方式等心理护理方式，满足患者对心理护理的多元化需求。

五、充分的隐私保护

所谓的心理护理，就是要把患者当成病的人，即不忽略患者作为人的社会属性。保护自己的隐私是人的社会属性的重要标志，任何人都有起码的自尊及维护隐私的心理需要。人生病以后，为了治病往往屈尊以求，对隐私的保护不敢有更多的反对意见，但对诊疗需要的隐私暴露仍然有较大心理障碍，特别是社会地位较高人，对其隐私的避讳更胜一筹。中国人历来以含蓄著称，隐私的暴露是国人诊疗的不可忽视的焦虑之一，因此做好患者的隐私的保护，是做心理护理的基础性工作之一。

何谓隐私呢？根据我国《现代汉语词典》对隐私的定义：隐私即为"不愿告他人的或不愿公开的个人的事"。隐私主要包括公民姓名、肖像、住址、住宅电话、身体肌肤形态（尤其是性器官）的秘密未经其许可，不得加以刺探、公开和传播。从法律角度讲，隐私是指与他人或公共利益生活无关的私人数据、私人事务、私人领域中的信息。它是一个受时间和文化制约的概念，其内容十分广泛，随着社会文明程度的提高，特别是自然人人格的解放，其内容和信息也日益丰富。

隐私所产生的相应的权益形成了隐私权，隐私权是人格权的一个重要部分，是自然人享有的对其个人的、与公共利益无关的个人信息、私人活动和私有领域进行支配的具体人格权。现代民法理论充分重视对人的尊重和权利的充分享有、行使。对隐私权的充分保护，是现代民法精神的体现之一，也是现代人权发展理论关注的一个方面，患者的隐私权的保护是现代民法和现代人权关注的重要内容。患者隐私权主要包括在医疗过程中患者不愿意让他人知悉的私人信息、私人空间的隐瞒权、维护权和支配权等。

医疗行为涉及的隐私主要是患者的健康信息及身体肌肤形态（尤其指性器官），可以统称个人医疗健康信息，个人医疗健康信息的泄露，如果被社会不特定的个人和团体加以别有用心的利用，将对患者的生活产生不可估量的影响，所以对患者的个人医疗健康信息管理及利用，必须用道德和法律来加以约束。《执业医师法》《护士管理办法》规定，医师、护士对所知悉的就医者的隐私不得泄露，但上述规定所强调的是法律层面的事后保护，与心理护理所强调的对隐私的保护有着很大的不同。心理护理所要做的是在于当下能让患者感觉到他或她的隐私，不仅不会泄露而且得到了很好的保护，从而从心理上疏解患者对隐私暴露与泄露的担忧。

患者在进行介入诊疗手术时，除了一般诊疗所要涉及的患者个人信息的隐私外，介入诊疗时一般会涉及患者胸部和私处的暴露，不少诊疗患者也存在隐私暴露的焦虑表现，有些患者反复询问会不会暴露，特别是有一定社会地位的女性患者常常会要求护士采取保护措施，以防隐私暴露，可见隐私暴露是困扰介入手术患者围术期的焦虑问题之一，因此做好介入患者的隐私保护是介入患者围术期心理护理的基础性工作。

除了一般诊疗需要注意的患者隐私保护之外。如男女患者分开诊疗、女患者诊疗要配备女性医护人员、隔离其他患者、关闭诊疗场所的门、进行私处诊疗时要尽量遮挡、有参观实习人员在场时要征得患者的同意等。介入诊疗由于诊疗方式的需要，涉及患者私处或胸部的暴露，如何采取措施尽可能减少隐私暴露范围和暴露时间，让患者感觉到医护方有充分的患者隐私保护意识，并采取了恰当的保护措施，从心理疏解患者隐私暴露的焦虑。临床实践表明，通过规范诊疗场所的区域功能、革新临床诊疗用具，以及规范化服务语言，都可以有效地疏解介入诊疗患者的焦虑程度。

（一）建立候诊缓冲区

将候诊区为三级候诊区，有两个方面的含义，一是将一般意义的候诊患者与需术前准备的患者隔离开；二是手术阶段患者与术前准备的患者分开。第一层意义在于避免患者在其他患者前不必要的暴露；第二层意义是避免过早地把患者接上手术台。分级候诊有效地缩小了患者隐私暴露的空间和时间。调查反馈及心理量表显示，分级候诊有利于为患者提供渐进性心理减压，有效帮助患者进行焦虑脱敏。也有利于保护患者隐私，有效去除患者对隐私暴露的焦虑，在最大程度上保有尊严的情况下接受诊疗。

进而从缓冲区起到尽可能和用我们自行设计并取得国家实用新型专利的介入专用分段被和手术病号服，在不影响医生诊疗操作的情况下，最大限度地减少了患者隐私部位的不必要暴露，让患者在尽可能保有尊严的前提下接受治疗。

1. 一级候诊区。该候诊区为一般意义的候诊区，即不需要暴露隐私做术前准备的患者皆可在此候诊（图6-1），不限制患者的陪护人数，通过播放视频，帮助患者了解介入诊疗的基本知识、科室的情况介绍以及手术室环境呈现等。

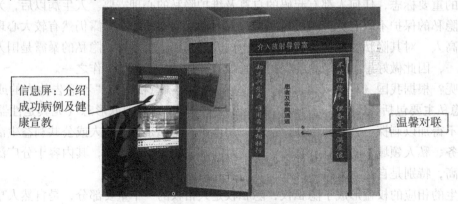

信息屏：介绍成功病例及健康宣教

温馨对联

图6-1 一级候诊区

2. 二级候诊区。该候诊区为个性化心理疏导区（图6-2），只允许患者及1~2名亲属进入，护士在此完成术前心理访谈，并根据患者情况和需要提供个性化的心理护理服务，采取看图、朗读心理暗示语言、听音乐等方式对患者进行放松训练。

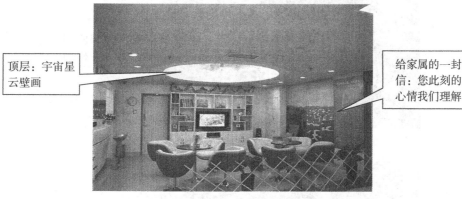

图 6-2　二级候诊区

3. 三级候诊区。该候诊区为手术缓冲区，只允许患者进入，治疗护士在此完成患者的术前准备和术后整理。治疗护士在此对患者进行静脉输液，并对患者进行术中关键词的复习教育（图6-3），包括术中患者的姿势、呼吸配合、互动方式等，并根据患者情况和需要作进一步的心理护理（图6-4）。

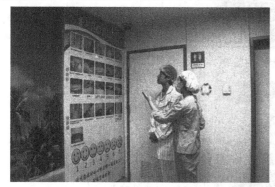

图 6-3　三级候诊区术前宣教

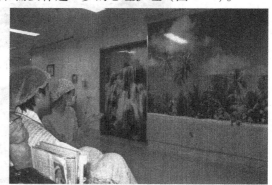

图 6-4　三级候诊区积极冥想

（二）革新介入手术护理用具

介入治疗是利用现代高科技手段进行的一种微创性治疗，具有不开刀，创伤小，手术部位局限等特点。介入手术部位多为心脏位置或大腿位置。术前准备和手术时只需裸露患者身体相应部位即可。通用的手术服与手术被，不太适应介入手术的需要，毫无必要地扩大了患者隐私暴露的范围，不利于患者隐私和体温保护。有必要对其进行革新改进。

1. 介入手术患者专用服装。改进后的介入患者手术专用服装，包括上衣和裤子。将上衣分为上开口部和衣身部，上开口部位于上衣的中上位置。做胸部介入手术诊疗或心电监护时，时仅需把上开口部手术部位掀开即可进行手术，而不需要脱掉整个上衣，衣身部可以遮挡患者隐私部位和保暖（图6-5）。裤子中上部侧边设有粘扣连接的开口，从患者大腿根部做介入手术诊疗时，只需掀开相应手术部位即可，无需将整条裤子脱掉，非常有效地保护了患者的隐私（图6-6）。

2. 介入手术患者专用被。通用的介入手术被均使用常规盖被，即长方形被子，没有考虑到介入手术方式的特殊性。从患者大腿根部和心脏部位进行手术时，仍然需要将整个盖被掀开，使患者的隐私不必要地暴露在众人之下。改进后的"介入手术分段被"将手术被至少分为上、中、下三段。上段被通常从人体肩部到脐部，中段被从人体脐部到大腿三分之一处；下段被从人体大腿三分之一处至脚部，还可以根据实际需要增减分段数量。在做介入诊疗时，只需掀开相应段的被子即可，无需将整个被子掀开（图6-7），"介入手术分段被"既满足了介入手术诊疗的需要，又很好地解决了对患者隐私的保护和保暖的需要，非常有效地保护了患者的隐私。

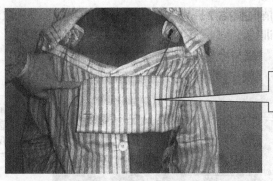

最大可能保护
患者胸部隐私

图6-5　介入患者专用服装

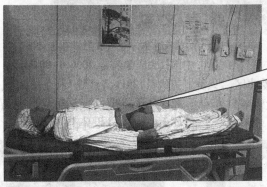

最大范围保护
患者隐私

图6-6　介入患者专用服装

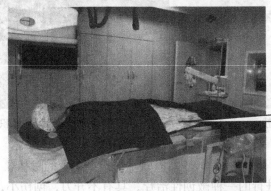

只暴露消毒范围

图6-7　介入患者专用被

　　改进后的介入患者手术专用服与专用被，既满足了介入手术的需要，又有效地保护了患者的隐私，患者反映良好，有效降低了患者的心理焦虑程度，提高了患者对介入手术护理的满意度。

　　临床实践中类似的可做的革新还有很多，如：凡是有需要患者暴露诊疗的场所加装围帘、在诊疗医护中避免谈论患者隐私等，总之，无论是革新护理用具还是其他的改进，唯一的目的是让患者感受到医护人员对他或她人格的尊重，对他或她隐私保护的充分重视，这便是隐私保护之于心理护理的作用所在。

第二节　围术期护理

　　介入手术的护理主要是指术前、术中及术后整个诊治时期中对患者的护理，即围手术期护理。围手术期患者不仅要受到疾病本身的刺激，还要受到手术创伤的刺激，从而引起机体代谢不同程度的紊乱和器官功能障碍；加上患者对疾病的焦虑、手术的恐惧、预后的不理解，削弱了患者的抗病力和对手术的耐受力，直接影响手术预后。因此，做好手术前准备、术中和术后护理，对增强患者承受手术的耐受力，防止术后并发症的发生，帮助患者顺利渡过手术，促进术后早日康复有着重要的意义。

一、术前准备及护理

（一）护理评估

术前的护理评估有助于确定最佳治疗方案、减少手术风险和提高患者对手术的耐受力。

（1）患者对手术有何顾虑和思想负担。

（2）年龄、病史，所患疾病是良性还是恶性。

（3）有无其他伴发病，如高血压、心脏病、血液病、糖尿病等。

（4）手术目的，预计手术方式。

（5）对手术的耐受力，如重要脏器功能及各种检查结果。

（6）患者及家属对疾病及其检查治疗方法、预后的认知程度及心理状态和承受能力。

（二）护理问题

介入手术面临的主要护理问题有可能造成手术风险和医疗纠纷的增加。

（1）患者的焦虑、恐惧。

（2）患者有潜在手术耐受力下降的危险。

（3）患者和医护人员知识缺乏。

（三）护理措施

1. 心理准备。术前了解患者及亲属的心理活动，采取针对性的护理措施消除他们的不良心理反应，使患者处于接受手术的最佳心理状态。争取他们的主动配合，以保证手术顺利进行。

同情、理解患者的感受，耐心倾听患者的述说，帮助患者正确认识和对待自己的疾病，消除对手术的顾虑、恐惧、紧张不安的不良心理反应，增强对手术的信心。

2. 个体差异。根据患者不同的性别、年龄、职业、文化程度、性格等个体差异，结合患者的病情，以通俗易懂的语言介绍手术的目的、方法及注意事项，使患者有所了解有关知识。

3. 联系。对患者提出的问题要给予明确、有效和积极的解释，建立良好的治疗性联系。

4. 保护性医疗。注意保护性医疗，减少和消除引起紧张的医源性相关因素，否则将增加患者的不良心理反应，从而失去治疗的信心。

5. 环境。创造安静、无刺激的环境。

6. 休息。对过度焦虑、紧张的患者，可适当使用镇静、安眠药物，以保证其休息。

7. 术前常规准备。根据不同的疾病、手术种类和手术方式，在术前应对患者进行卫生宣教和术后的功能锻炼及与医护人员配合等的指导。

（1）嘱患者注意保暖，防止上呼吸道感染。

（2）术前24小时不能进食固体或难以消化的食物，4～6小时禁食水，以防因麻醉或手术过程中所致的呕吐而引起窒息或吸入性肺炎。

（3）做抗生素、碘过敏试验，并记录。对于过敏体质的患者应格外小心，尽量使用非离子型造影剂。

（4）手术区皮肤准备：皮肤准备是预防感染的重要环节。根据插管部位不同而定备皮范围，如经股动脉插管，备皮范围应从脐平至双侧大腿上1/3前内侧皮肤；经肱动脉、腋动脉入路，须将同侧腋窝备皮。

（5）术前做好心电图、肝肾肺功能、血糖、血常规及凝血功能等检查。监测血压，注意检查穿刺部位远端动脉搏动情况，做好记录，便于术中、术后对照。全面了解患者的全身情况以及耐受手术的程度。

（6）排便练习：术前需指导患者练习床上大小便。因绝大多数患者不习惯在床上解便，很易发生尿潴留和便秘。故于术前给予必要的练习，可减少或避免术后尿潴留及便秘的发生。

（7）术前30分钟根据医嘱使用镇静剂，使患者以良好的状态接受介入手术。

二、术中配合及护理

在整个介入手术过程中，医护人员必须共同努力，紧密配合，精通各种手术的配合操作技能，做到准、稳、轻、快。具有敏锐的观察力和灵活主动性，才能确保手术的成功，争取高效、安全地完成手术任务。

（一）患者的护理

（1）热情的接待患者，以消除患者的恐惧、紧张心理，取得患者的信任，使患者感到轻松、放心，有安全感，能够主动配合医生。

（2）向患者讲明简单的手术操作步骤，手术中可能出现的感觉，如注射造影剂时有温热感，栓塞时可能出现的疼痛、恶心等反应，使患者有心理准备。

（3）按手术通知单核对患者姓名、年龄、性别、手术名称等；详细清点病房送来的病历、X射线片或CT片、药品等是否齐备。

（4）了解患者是否患有高血压、心脑血管疾病，是否有出血倾向；验证患者的血型、交叉试验结果，以做好输血准备。

（5）建立静脉通道并保持通畅，确保意外发生时的用药抢救。

（6）为患者创造最佳的手术环境和条件，做好护理计划。确保患者舒适、安全，使患者以平静的心态接受手术治疗，防止意外发生。

（7）检查患者术前的准备工作，如穿刺部位皮肤清洁是否合乎要求、义齿、饰物、发夹和贵重物品是否取下，必要时代为保管。

（8）根据手术要求安置体位，全身麻醉或神志不清的患者或儿童应适当约束，固定体位防止坠床，患者意识清楚时应给予解释其体位的目的及重要性，以取得患者的合作，协助医生暴露穿刺部位。

（9）掌握病情、手术名称、手术方式、术中有可能出现的情况，做到心中有数。

（二）手术配合

（1）检查介入手术床内各种药品是否齐备，各种抢救物品是否完善、安全，确保随时可用。调节好室温及光线。

（2）帮助手术人员穿手术衣，戴无菌手套，铺治疗巾、洞巾，防护吊帘套，配合皮肤消毒，安排各类人员就位。术前了解术者的喜好及病情需要，细致地准备手术器材和用品。熟悉手术器械的用法、目的及用途，以便准确无误地配合手术。

（3）准备造影剂和高压注射器，配肝素生理盐水备用，协助抽取2%利多卡因做局部麻醉。有计划、有步骤地主动配合手术者。

（4）随时注意术中的进展情况，随时供给术中所需物品。严密观察患者的生命体征变化，高度集中注意力。若发现休克、心搏骤停等意外情况，不惊慌、急躁，应沉着、果断，及时配合抢救，做好抢救工作。

（5）严密观察穿刺肢体的动脉搏动情况，并与术前对照肢体的温度、皮肤颜色是否改变，如有异常及时告诉操作医生，及时处理，尽量避免引起患者的惊慌。

（6）注射造影剂时，应密切观察患者有无变态反应。一旦发生过敏应立即停止注射并抢救，根据过敏轻重及时给予肾上腺素、地塞米松、异丙嗪等抗过敏药物，并氧气吸入、保暖等。

（7）协助医生灌注药物治疗及栓塞治疗等，如果出现药物反应应根据情况减慢推药速度或立即停止注药，在医生的指导下给予对症处理。

（8）保持手术间清洁、整齐，监督手术人员无菌技术操作，如有违反，立即纠正。随时注意手术台一切情况，以免污染。关心手术人员情况，及时给予解决。

（9）介入手术完毕，协助术者包扎穿刺点，如动脉穿刺应压迫止血15~20分钟，凝血功能不好者适当延长。包扎后观察穿刺点有无出血和血肿，穿刺肢体体温、颜色以及足背动脉搏动是否正常，并与病房护士作好交接班工作。

三、术后护理及并发症的预防和处理

术后护理的目的是根据患者的病情、术中情况找出术后护理问题，制定切实可行的护理计划，做到预见性观察和护理。了解术后并发症发生的原因和临床特点，及时观察其病情的变化做到早期诊断和早期处理，以有效地预防并发症的发生，减轻病的痛苦和不适，使患者顺利康复痊愈出院。

（一）护理评估

（1）患者所经历的手术，术中出血、输液、输血情况。手术是否顺利，穿刺部位是否妥善处理。

（2）生命体征的改变，引流物的性状。

（3）术后体位的改变，机体有何不适。

（4）患者术后心理状况。

（5）患者可能出现的并发症。

（二）护理问题

（1）潜在出血、感染的可能。

（2）疼痛。

（3）自理能力缺陷。

（4）体温升高。

（5）清理呼吸道。

（6）营养不足。

（7）心理障碍。

（三）心理护理

1. 心理护理。患者术后都显得非常疲乏和虚弱，护士应首先向患者祝贺手术成功，对患者进行安慰、支持和鼓励，增强患者抗病的信心和决心。患者术后可能出现疼痛、发热、穿刺肢体制动、排尿排便困难、恶心、呕吐等不适，加上支架、各种引流管的安置等都可使患者出现焦虑、紧张、恐惧、不安等心理障碍。护士应通过护送患者的医护人员询问手术方式和术中病情变化以及相应处理等具体情况，结合出现上述不适的原因做好患者及家属的解释工作，避免不必要的精神压力，使患者在术后有一个安静舒适的修养环境，尽量减少不必要的干扰，保证充分休息，使患者尽可能早日起床活动、恢复体力，以生活自理并缓解不良心理反应。

2. 穿刺部位、引流物的观察。手术后应观察穿刺部位有无出血、渗血、敷料脱落；术侧肢体足背动脉搏动情况、血供、皮温情况、皮肤颜色、感觉的变化，若发现问题立即处理。特别是动脉穿刺点，若有出血、渗血、血肿形成应立即更换敷料，加压包扎止血，并通知医生。对烦躁、昏迷患者和患儿，需使用约束带，给予必要的制动措施，防止抓脱敷料。大小便污染后应立即更换，防止引起感染。术后应保持引流管通畅，防止引流管道阻塞、扭曲、折叠和脱落等。严密观察和记录引流物的性状，发现有异常情况应立即报告医生，以便及时处理。必要时遵医嘱合理使用抗生素，预防感染，并询问药物敏感史，观察疗效及可能的药物反应。

3. 疼痛护理。栓塞剂及化疗药物等的应用，栓塞后组织的缺血、坏死，术后体位的改变和肢体的制动均可引起患者的疼痛，影响患者的休息和睡眠，严重者还可影响各器官的正常生理功能，因此，必须有效止痛，必要时可按医嘱合理使用止痛剂并记录用药后效果。除了患者主观评估外，护士还必须观察患者的面部表情，活动，睡眠，饮食，疼痛的性质、程度，伴随症状以及诱发因素等疼痛的观察指标，根据情况全面评价镇痛效果，以便做出适当调整。指导患者和家属应用松弛疗法保护疼痛部位，掌握减轻疼痛的方法，并帮助患者调整舒适的体位，给予精神安慰和心理疏导，以消除或减轻疼痛。

4. 体温升高。与某些疾病如恶性肿瘤、结缔组织病、变态反应性疾病、内分泌及代谢功能障碍、免疫缺陷等有关。肿瘤灌注化疗、栓塞、注射灭活术后，肿瘤组织坏死产生的吸收热以及组织感染等也可导致体温升高。

（1）高热患者卧床休息，保持室内通风，室温在18～22℃，湿度在50%～70%。定时监测体温并记录，观察其他全身症状。

（2）鼓励患者多饮水，加强饮食调理，给予清淡、易消化的高热量、高蛋白、含丰富维生素的流质或半流质饮食。

（3）体温超过38.5℃时根据病情采用适当的物理降温，如用温水擦浴，或用冰袋敷于头部、颈旁、腋窝及腹股沟处血管较浅且血流量大的部位。若伴有寒战，可在冷敷同时施以皮肤按摩，促使皮肤毛细血管扩张以达到降温目的。

（4）必要时可遵医嘱给予退热剂、抗生素、静脉补液并记录出入液量，高热患者予以吸氧。

（5）保持口腔清洁，口唇干燥时涂护唇油。

（6）穿衣和盖被不宜过厚，避免影响机体散热。出汗后及时更换衣服。在降温过程中必须随时测量体温，观察患者反应，评估退热效果，防止体温过低。

5. 自理能力缺陷。人在患病后，机体受到疾病影响不能独立完成自理活动，同时还会产生社会、心理等问题。因此，护士要协助患者完成各项活动并给予正确指导，预防并发症的发生，促进康复。定时更换体位，协助患者保持舒适的体位，活动和按摩受压部位；备呼叫器，常用物品放在伸手易拿到的地方；协助患者洗漱，病情严重者给予口腔护理；按需要更换衣服和床单，及时提供便器，协助做好便后清洁工作；鼓励患者尽力配合，逐步恢复自立生活水平。

6. 营养护理。手术、癌症等引起进食不足及代谢改变，影响患者的营养状况。导致机体抵抗力下降，增加感染机会，影响康复进程。因此，采取适宜的护理措施帮助患者恢复、维持和改善营养状况，促进患者早日康复。

（1）对患者的饮食习惯有所了解，根据对患者的营养评估进行有针对性的饮食护理，给予充足、合理的营养素。

（2）为患者创造一个清洁、整齐、安静、空气清新的进餐环境，去除一切不良气味和不良视觉印象，使患者在和谐环境中愉快进食。

（3）督促或协助患者洗手及漱口，病情严重者给予口腔护理，促进食欲。

（4）协助患者采取舒适的进餐姿势，不便下床者，可协助半坐位，放置床上桌。

（5）进食前应暂时停止非紧急的治疗、检查和护理工作。

（6）对恶心厌食者可进食前遵医嘱给予止吐剂；疼痛者给予适当止痛；高热者适时的降温。必要时鼓励患者少食多餐。

7. 清理呼吸道。患者常因感染、气道阻塞、身体虚弱乏力、疼痛，长期卧床等使痰液不易咳出甚至无法咳出导致呼吸道受阻。必须及时地排除呼吸道分泌物，保持气道通畅，改善呼吸功能，减轻患者的痛苦。

（1）观察痰液的量、性状及痰鸣音的变化：注意患者是否有呼吸困难、发绀加重、烦躁不安、意识障碍等呼吸道阻塞的情况发生。

（2）鼓励并指导患者学会有效的咳嗽：患者取坐位或半卧位，上身前倾，双手抱膝，深吸气后屏气，然后腹肌用力，用力做爆破性咳嗽，将痰咳出。

（3）用手叩打胸、背部，借助振动，使分泌物松脱而排出体外。边叩击边鼓励患者咳嗽。

（4）大量脓痰者应做体位引流：患者取头低足高位，护士轻叩相应部位，嘱患者间歇深呼吸并尽力咳嗽。痰液黏稠不易引流时，可给予蒸气或雾化吸入，有利排除痰液；如引流液大量涌出，应防止窒息。

（5）对于年老体弱、危重、昏迷、气管切开、麻醉未醒前等各种原因引起的不能有效咳嗽者应及时吸痰，以保持呼吸道通畅，预防吸入性肺炎、肺不张、窒息等并发症。

第三节　血管性介入治疗的护理

一、基本器械

介入治疗所用的器械种类繁多，最基本的有穿刺针、导丝、导管和血管鞘4大类。护士只有熟练掌握这些器械的结构、特性和规格才能得心应手地配合医生的治疗。

（一）穿刺针

医用穿刺针种类很多，有动脉穿刺针、静脉穿刺针、淋巴管穿刺针、软组织穿刺针等。它们的构造及作用均不同。本篇仅介绍经皮血管造影穿刺针，它是行血管造影的基础，利用它可以打开皮肤与血管的通道。经皮血管造影穿刺针不同于一般注射针，其作用是将导丝引入血管，是介入治疗最基本的器械。

1. 种类和结构。穿刺针分薄壁穿刺针和两部件套管针。薄壁穿刺针由2部分组成，前端由不锈钢制成，针端锐利呈斜面，针柄部分可有不同的基板，便于术者持握进行穿刺。两部件套管（鞘）针由外套管和针芯组成，套管（鞘）有金属的，也有塑料制成，针芯由不锈钢制成。

2. 规格。不论使用何种穿刺针，必须选择合适的规格，其长度以cm表示，成人以7cm为宜，儿童以4cm为宜。穿刺针的粗细以G表示，如18G或20G。码数越大，管径越细。导丝采用英寸制，导管采用F制，系国际通用，不同数码的针可通过粗细不同的导丝。

（二）导丝

1. 导丝的作用，如下所述。

（1）引导并支持导管通过皮下组织，经穿刺孔进入血管。

（2）引导导管通过迂曲、硬化的血管。

（3）加强导管的硬度，利于操纵导管。

（4）做交换导管用。

（5）头端柔软可减少导管对血管的损害。

2. 种类。按材料分为金属导丝和超滑亲水导丝。金属导丝由内芯和外弹簧套管构成。内芯为不锈钢丝，外弹簧套管由不锈钢丝绕制成为弹簧状线圈管。导丝表面涂有肝素膜，以增强导丝表面的光滑度，减少摩擦系数。超滑亲水导丝：导丝面为一层超滑的亲水性材料，导丝内无钢圈，仅为一根金属丝，在导管内滑动时摩擦系数极低，头端几乎不会损伤血管，可做选择性插管用。

3. 规格。导丝粗细用英寸（in）表示，多数在0.018～0.038in。成人血管造影一般用0.035in或0.038in导丝，正好与5～7F导管相配。导丝长度因用途而异，为50～260cm。

（三）导管

是经皮血管造影的关键设备。导管应具有适宜的硬度、弹性、柔软性和扭力。导管还应具有良好的不透X射线性能、形状记忆力要好、管壁应光滑、造影性能高，血栓形成性能应控制在最低范围。

造影导管为一根长形胶管，其主要作用为提供管道使造影剂能顺利引进血管内，产生造影效果。因此，一根造影导管应具备如下基本条件：

（1）内管柔滑可产生高流量。

（2）显影性能高。

（3）非创伤之头端并需有极高保持原型状性能不易变形。

（4）可容导丝容易通过等。

1. 导管的种类，如下所述。

（1）非选择造影导管：分为直形、单弯、猪尾3种。做主动脉和心房、心室造影者，导管头端均有侧孔。单弯侧孔管可做非选择性造影，单弯端孔管属多用途管。

（2）选择造影导管：预成形的导管都可做选择性插管用。按解剖部位分为脑动脉管、冠状动脉导管、内脏动静脉导管。

（3）超选择造影导管：①预成形的超选择导管：如肝动脉导管（RH）、胃左动脉导管（RLG）、胰背动脉导管（RDP）等，除能做选择性腹腔动脉造影外，还能做腹腔动脉分支的超选择性插管；②同轴超选择性导管：由外导管、内导管及导丝组成。外导管做导引用。内导管细，1～3F，因而可进入小血管分支。

（4）球囊导管：它由导管茎和球囊2部分组成，并分为完全孤立的2条腔道。一个腔道与普通造影导管一样，可通过导丝以引导球囊导管或注入造影剂；另一腔道则位于导管的外周，并于远端的球囊相通，通过此腔注入稀释的造影剂，使球囊膨胀。膨胀后的球囊呈圆柱形，其长度和直径因血管粗细而不同。球囊的远端部位一般距导管头端1～2cm，球囊两端装有金属环，能在透视下清楚显示球囊两端的部位。

2. 规格。血管造影导管管径一般采用法制标准1F＝0.330mm或0.013in，导管按需要有2～12F不等。成人常用5F、6F或7F的导管，儿童常用3F、4F或5F的导管；长度为60～150cm。

（四）其他器械

1. 导管插入鞘。导管（插入）鞘主要用于引导诊断性导管、球囊导管或其他血管内器具顺利进入血管，同时也主要用于导管交换，通过导管鞘交换导管，可以减少导丝交换的操作，特别当导管内发生凝血阻塞时，能直接拔出不通的导管，换用新管，不致使操作被迫停止。导管外鞘套是由穿刺针（可有可无）、外鞘、扩张器和短导丝组成。常见的有动脉鞘、静脉鞘、撕开鞘等。

2. 扩张管。扩张管是进入血管的通路，减轻血管损伤，减少导管头端的磨损，利于薄壁导管和细导管进入血管。扩张管应等于或小于所选用的导管，否则易造成穿刺孔漏血。

3. 连接管。用于连接高压注射器与导管、导管与手推注射器或导管与压力监测等。连接管两端接头分为金属和塑料，两头装有一子一母接头。管壁一般透明，也可加用金属网。长度30～240cm，管径用"F"表示。

4. 开关。分为金属和塑料2种。从功能上看，有一路、多路和多侧口开关。如三通（可做一般诊断血管造影）、三联三通（冠脉造影用，可同时做压力监测、肝素盐水冲洗、注射造影剂用）。而共轴导管需要用一种"人"字形接头。

二、护理常规

（一）患者进入介入手术室后护理常规

患者进入造影手术间后，护士要根据检查治疗申请单核对患者的姓名、年龄、性别、治疗部位，嘱患者先排便，老、弱患者要陪同到洗手间。然后安排患者躺在诊断床上，防止坠床。检查患者病历的碘过敏试验是否阴性，查看穿刺部位是否备皮。护士要对患者进行心理护理，帮助消除恐惧心理，指导患者练习吸气屏气动作。除不合作的患者和儿童外，一般只做局部浸润麻醉。

（二）血管性介入治疗常规药物准备

1. 肝素。在介入治疗过程中，导管内外与导丝表面可能有血凝块形成，为避免血凝块形成脱落造成血管栓塞，需要配制肝素盐水，导管插入血管后，每隔2～3分钟向血管内推注肝素等渗盐水3～5mL，肝素浓度为5 000U/500mL等渗盐水。

2. 利多卡因。1%利多卡因用做局部浸润麻醉，并可做血管痉挛的解痉药。

（三）器械准备

（1）介入治疗前，护士要根据患者年龄、病变部位准备相应型号的穿刺针、导管、导丝、血管鞘等常规器械。

（2）造影用消毒包一套：①造影手术包：小药杯2个（1个用于装皮肤消毒液，1个用于装造影剂）；弯盘 1 个；小碗 1 个，装肝素盐水；蚊式血管钳 2 把；4 号刀柄 1 个；②消毒孔巾 1 包；③无菌手术衣 1 包。

（四）建立静脉通道

血管性介入治疗的患者常规建立一条静脉通道。

（五）术中常规护理

（1）每次造影后，护士要及时进入机房询问患者有无不良反应，并观察患者皮肤有无潮红、丘疹，以便及时发现造影剂不良反应并进行处理。

（2）术中要经常观察患者静脉通道是否通畅。

（3）根据治疗需要，按医生要求准备好各种更换器材。

（4）在介入治疗过程中，护士要监督操作者及参观者遵守无菌操作原则。

第四节　非血管性介入治疗的护理

非血管性介入治疗是在医学影像设备的监导下对非血管部位做介入性诊治的方法。

一、非血管介入治疗的范围

1. 活检术。抽吸或切割组织或腔内液体组织做细胞学、组织学或生化、免疫组化检查，如肝、肺等器官病变取组织做病理活检。

2. 引流术。将脓腔、积液排空，促使组织恢复新生，避免功能损害。

3. 成形术。因外伤、肿瘤、放射损伤或手术瘢痕等引起的狭窄通道扩大，使之通畅，称为成形术。一般用球囊导管扩张，如食管狭窄的球囊导管扩张成形术。

4. 造瘘术。通常指对受阻的管腔建立与体外相通的瘘口，以便机体暂时得到改道支行，避免因梗阻造成严重功能损害，但它并不建立正常通道，只能做暂时性或永久性姑息治疗，如胆总管梗阻引起肝内胆管扩张、输尿管梗阻引起的肾积水。

5. 支撑架术。将支撑架放在狭窄的腔道处使其扩张，如食管支架等。

6. 灭囊术。通过穿刺针或导管注入无水乙醇，使肿瘤、囊肿或增生组织破坏，如囊肿内囊液抽吸后注入无水酒精，使囊壁黏膜破坏，不再分泌囊液，也称硬化术。

7. 再通术。病变造成的管腔梗阻，通过物理机械方法使之再通，如子宫输卵管再通术。

8. 神经阻滞术。用药物封闭神经节或神经丛，用以镇痛，如腹腔神经节阻滞，用于腹部肿瘤的镇痛。

二、非血管性介入治疗的常用器械

1. 经皮活检针。有抽吸针、切割针和环钻针。抽吸针是一种直径较细的简单的斜面针，只能获得细胞学标本；切割针直径较粗，具有不同形状的针尖，能得到组织芯或组织块；环钻针主要用于骨活检。下面介绍一些常用的活检针。

（1）Chiba 针：又称千叶针，针径 18～23 号，壁薄，针体可弯曲，针尖斜面 75°角，针长 15～20cm。此针用于抽吸活检。

（2）Turner 针：针径 16～22 号，长 15～20cm，针尖斜面 45°角，针口四周锐利，针芯头端尖锐，稍突出于套管。此针既可用于抽吸，也可用于切割取组织碎块。

（3）Trucut 针：切割针，前端有一 20mm 槽沟，套管外径 1.57mm、2.1mm，针长 15cm 或 20cm，尾端有较长的塑料手柄。

（4）Jamshidi 针：针头呈斜面，针口锐利，切割组织，针径 11 号、12 号。常用于骨髓、海绵质骨等活检。

2. 经皮引流管。如下所述。

（1）引流管分内引流管和外引流管。

（2）外引流管有多种规格，根据引流脏器的不同，引流管的头端有猪尾形弯曲，有 Z 形弯曲，还有蘑菇形等。引流管一般都开有 14～32 个侧孔，管径有 5～14F 不等，多由不透 X 射线的聚乙烯等材料制成。

（3）内引流管又称支撑导管，多用于输尿管的支撑，两端呈猪尾状弯曲，一端放置在肾盂内，另一端放置在膀胱内。

三、非血管性介入治疗的护理

（1）患者术前常规查肝功能，肾功能，出、凝血时间，血小板计数，若发现异常，应进行相应治疗，若不能纠正，则为禁忌证。

（2）向患者及家属说明检查目的、治疗步骤及可能发生的并发症，告知术中如何配合，消除顾虑，取得合作，紧张的患者可在治疗前 30 分钟注射镇静剂。

（3）需要用造影剂的患者做碘过敏试验。

（4）根据非血管性介入治疗的不同方法，准备相应的器械。

（5）除穿刺活检的患者外，其他患者均应术前禁食 4～6 小时。

（6）穿刺活检术前应准备好玻片、10% 福尔马林固定液及标本瓶。

（7）治疗过程中护士要观察患者有无不良反应，根据患者出现的不适遵医嘱进行对症处理。

（8）非血管性介入治疗的患者，有部分为门诊患者，对门诊患者治疗结束后要留观 30～60 分钟，无不适方可离开医院。

第五节　肺部病变介入治疗的护理

咯血是呼吸系统常见病，大咯血死亡率高。除了内科保守治疗咯血外，通常采用支气管动脉栓塞治疗咯血。咯血主要因炎症、支气管扩张及肺癌等原因引起，当内科治疗无效时，需要作支气管动脉栓塞术治疗咯血。

原发性支气管肺癌简称肺癌，是最常见的肺部原发性恶性肿瘤。肺癌的介入治疗以往主要是指向支气管动脉灌注抗癌药，也可在支气管动脉灌注化疗药的同时进行栓塞治疗，以进一步提高疗效。近些年来，放射性粒子植入、射频消融、微波消融、冷冻消融等新的治疗方法对肺癌效果也很显著，已在临床广为应用。

本节主要介绍支气管动脉栓塞术治疗支气管动脉出血疾病以及粒子植入术、各种消融术治疗肺癌的护理。

一、咯血的支气管动脉栓塞治疗

（一）病理解剖

咯血最常见的出血动脉源于支气管动脉，对于某些少见疾病，如肺动-静脉畸形、肺动脉瘤等，肺动脉可成为出血的来源。出血原因大致可以分为 3 类：①各种急、慢性炎症侵蚀穿行于其中的动脉管壁，炎症病灶中的肺动脉常常闭塞，而支气管动脉往往扩张后破裂；②各种病灶坏死形成空洞，周围的动脉管壁薄弱形成假性动脉瘤，在剧烈咳嗽或改变体位时破裂出血；③肺循环高压，如二尖瓣狭窄致肺静脉瘀血以及各种先天性血管发育异常等。

支气管动脉起源和走行变异很大，通常有 1～4 支，左侧主要起自胸主动脉和主动脉弓，多数在第 4～6 胸椎平面起于胸主动脉前壁，右侧主要来自第 3～5 右肋间后动脉，而右肋间后动脉起自胸主动脉的右后壁或右壁。此外，约8.6%的左支气管动脉同时分出到右侧支气管，约7.1%的右支气管动脉起自锁骨下动脉、肋颈干、胸廓内动脉等。左右支气管动脉开口彼此接近，其管径80%以上小于2.0mm，大多为0.6～2.0mm，当肺内有癌肿时支气管动脉增粗达0.5～4mm，为选择性支气管动脉造影和灌注化疗提供了途径。另外值得注意的是，约有5%的人脊髓动脉与肋间动脉、支气管动脉等存在交通，如果化疗药物或栓塞剂进入脊髓动脉可引起脊髓损伤。

（二）临床表现

咯血是一种症状，常见于支气管扩张、肺结核、肺癌等疾病，故应有原发病的症状和体征，如肺结核可有午后低热、乏力、消瘦、盗汗、咳痰、胸痛、呼吸困难等；支气管扩张者表现为慢性咳嗽、咳脓性痰，并与体位有一定关系。肺癌患者则有咳嗽、呼吸困难、喘鸣、发热以及转移症状。根据咯血量分为痰中带血、小量咯血、中等量咯血和大量咯血：小量咯血24小时咯血量<100mL，中等量咯血24小时咯血量100～500mL，大咯血24小时咯血量>500mL或一次咯血量超过100mL。大咯血可危及生命，死亡率高达50%～85%，主要死因是窒息和低血容量休克。

（三）影像学诊断

影像学检查对确定咯血的病因、明确出血部位和出血量具有重要的价值。胸部正侧位片在咯血急性期就能发现肺内改变，初步明确病因和病变部位。常规CT和CTA能够明确咯血供血动脉的来源、数目，有效评价咯血相关血管的三维影像特征，在咯血的诊断及治疗中具有重要价值。DSA支气管动脉造影检查出血病灶均表现为：供血的支气管动脉增粗，病变区血管增多、扩张，局部呈团状、网状或丛状，支气管动脉与肺动、静脉有分流现象，对比剂外溢至支气管腔内或病灶内。其中，对比剂外溢是出血的直接征象，当出血的量较少或呈间断性时，常不能显示直接征象。

（四）咯血支气管动脉栓塞的适应证和禁忌证

1. 适应证。

（1）急性大咯血，一次咯血量≥200mL（或300mL/24小时），经内科治疗无效者。

（2）反复大咯血，肺功能差，无法行肺切除者。

（3）不适宜手术或需要手术暂不具备手术条件，必须先控制出血者，以及拒绝手术者。

（4）经手术治疗后又复发者。

（5）经各种检查仍不能明确出血来源，希望行支气管动脉造影明确诊断并做治疗者。

（6）肺癌。

2. 禁忌证。

（1）有严重出、凝血机制障碍和感染倾向者。

（2）严重心、肝、肾功能衰竭，对比剂过敏者。

（3）导管不能牢固地插入支气管动脉内，注射对比剂发现有明显主动脉反流者。

（4）脊髓动脉和支气管动脉有交通开放，导管不能避开脊髓动脉，以免引起脊髓损伤而致截瘫者。

（五）护理

1. 术前护理。

（1）改善肺功能。

1）保持呼吸道通畅：指导患者进行有效咳嗽，以利排痰。对年老体弱、无力咳嗽者，以手自上而下、由内向外轻拍背部协助排痰，及时清除分泌物。若痰液黏稠不易咳出，可进行超声雾化吸入，并注意观察痰液的量、颜色、黏稠度、气味，是否痰中带血，遵医嘱给予抗炎祛痰药物，以改善呼吸状况。

2）戒烟：因为吸烟会刺激肺、气管和支气管，使其分泌物增加，刺激纤毛，使咳嗽加重，增加出血，也容易引起肺部感染。

3）咯血的护理：给予吸氧，静脉滴注止血药物，如垂体后叶素持续静脉给药；小量咯血时协助患者卧床休息，减轻疲劳，并可减轻肺内压力有利于呼吸；大咯血时给予头低脚高俯卧位，及时清除口腔内的血液，改善通气，保持呼吸道通畅，以防窒息；吸痰器连接良好，以备随时使用，专人负责。同时做好气管插管、气管切开等抢救准备；咯血不止时不宜搬动患者。

4）饮食指导：病情许可应给予高蛋白、高热量、高维生素、易消化的清淡饮食，注意食物的色、香、味，做好口腔护理，并提供洁净清新的进餐环境，增进食欲，必要时静脉输液补充营养药物。

（2）术前准备：手术前4小时禁食，训练患者床上排便，备好手术中用药，如对比剂、吸收性明胶海绵、微球等栓塞剂。

2. 术后护理。

（1）体位：为防止穿刺动脉出血，患者需要卧床休息24小时，穿刺侧肢体平伸制动12小时，12小时后可在床上轻微活动，但应避免下蹲、剧烈咳嗽、用力排便等增加腹压的动作。肢体制动期间指导患者在床上翻身，以减轻患者的不适。

（2）休息与饮食：给予高蛋白、高热量、高维生素、营养丰富易消化的饮食，避免冷食物诱发咳嗽，少食多餐。注意休息，保证充足的睡眠。

（3）穿刺部位的观察与护理：穿刺处用绷带加压包扎，次日晨给予拆除绷带，观察穿刺部位有无渗血、出血，有无血肿形成，如有出血应立即压迫止血，应注意压迫部位的准确，根据穿刺的方向，一般在穿刺点的前方0.5cm左右，并通知医师进行处理。

（4）下肢血液循环的观察：严密观察双下肢皮肤颜色、温度及感觉、肌力、足背动脉搏动情况，如出现患侧足背动脉搏动减弱或消失，肢体麻木、肿胀，皮肤温度降低、苍白、疼痛，警惕动脉血栓形成或动脉栓塞的发生，若出现皮肤颜色苍白、皮温下降、感觉异常、肌力减退等现象，应及时报告医师，遵医嘱使用血管扩张剂及神经营养药物，并配合物理治疗。

3. 并发症的观察与护理。

（1）再咯血：由于侧支循环的建立，局部炎症慢性侵蚀及肺动脉损伤破裂，患者可有不同程度的少量暗红色血块及血痰咳出。应避免打喷嚏，用力排便等动作，避免用力咳嗽。观察咳痰的颜色及量，若整口痰均为鲜红色，应通知医生。

（2）脊髓损伤：是支气管动脉栓塞及灌注术较常见且最严重的并发症，其原因一般认为是由于支气管动脉与脊髓动脉有交通，高浓度的对比剂或药物误入脊髓动脉，造成脊髓细胞损伤或脊髓血供被阻断，而致脊髓缺血所引起。其严重程度及临床表现主要取决于缺血的程度、持续时间及神经元的易损性。表现为术后数小时开始出现横断性脊髓损伤症状和体征，损伤平面高时可影响呼吸，3天内发展到高峰，发生率1%～5%。大部分患者栓塞后5小时内出现双膝关节跳动，突然发作，双侧对称，幅度小、频率高、无痛、不自主，可持续10～30分钟。因此，护士应密切观察患者双下肢运动、感觉、肌力及有无尿潴留的发生。一旦出现脊髓损伤症状时，应及时通知医生采取措施。可用生理盐水做脑脊液换洗，遵医嘱使用激素、血管扩张药及脱水治疗。中医针刺治疗等有助于恢复或减轻病情的发展。

（3）异位栓塞：支气管动脉栓塞术后容易发生脑栓塞，所以，应注意观察患者有无脑栓塞的症状，如失语、偏瘫等，也可出现肋间皮肤坏死与食管—支气管瘘，但发生率较少，应观察患者的胸部皮肤情况及进食有无呛咳。如有应及时通知医生处理。

（4）栓塞后综合征：是支气管动脉栓塞化疗术治疗后常见的并发症。是由于动脉被栓塞后器官缺血、水肿和肿瘤组织坏死所致。主要表现为发热、胸闷、胸骨后烧灼感、肋间痛等，体温一般不超过38℃，一周内基本缓解。重者可有高热，体温高于40℃，若持续高热，伴胸痛、咳脓性痰，应警惕有肺脓肿的发生，该并发症较少见。确诊者遵医嘱应用敏感的抗生素及退热药，同时做好患者的心理护理，减轻焦虑。

4. 出院健康指导。

（1）积极治疗原发病，如支气管扩张、肺脓肿、肺结核等，以及某些寄生虫病和急性传染病等。

（2）饮食调理，加强营养，给予高热量、易消化食物，禁油炸、生冷、辛辣等刺激性食物。

（3）早发现、早诊断、早治疗。对于年龄大的患者应每年体检，40岁以上者应定期进行胸部X线普查，对年龄大而久咳不愈，并出现阵发性、刺激性干咳或痰中带血者，应警惕肿瘤的发生，做专科检查。以争取治疗时机和治疗效果。

（4）尽量避免出入公共场所或与上呼吸道感染者接近，注意居住或工作环境，不接触布满灰尘、烟雾及化学刺激的场所。工作上要注意职业防护。

（5）动静脉瘘介入治疗术后的患者要注意休息、减少活动，避免剧烈活动，遵医嘱应用止咳药，以免剧咳导致血管破裂出血。定期复查，如再次出现咯血和缺氧症状或异位栓塞时应及时就诊。

二、肺癌的 ^{125}I 粒子植入治疗

（一）概述

由于肺癌的病理类型十分复杂，恶性程度较高，而且肺癌患者超过半数发生在 60 岁以上，80% 为非小细胞肺癌，由于高龄及基础疾病多，治疗往往非常棘手。对于局限性非小细胞肺癌，首选和最有效的治疗方法仍是外科手术，但由于肺癌临床症状隐匿及早期诊断水平较低，多数患者确诊时已属晚期，或肿瘤浸润重要组织结构，无法进行彻底的手术切除或切除后仍有残存病灶，容易造成肺癌的复发。

^{125}I 植入治疗肺癌是近年来治疗肺癌的新方法，植入的粒子持续释放低能量 γ 射线，破坏肿瘤细胞 DNA 双链结构而不损伤正常组织，从而达到抑制肿瘤生长，控制肿瘤进展，治疗肿瘤的目的。该方法效率高、病死率低、创伤小、特别适用于不适合手术治疗的中晚期肺癌患者。

（二）^{125}I 粒子植入治疗肺癌的适应证与禁忌证

1. 适应证。

（1）未经治疗的原发肿瘤、转移性肿瘤或孤立性转移灶。

（2）失去手术机会者。

（3）肿瘤浸润重要脏器无法完全切除者。

（4）患者肺功能储备差，所需切除的组织超出了患者的耐受。

（5）肿瘤直径 <5cm。

（6）体外放疗效果不佳或失败的病例，或因基础疾病不能耐受或不愿手术者。

2. 禁忌证。

（1）不宜放射性治疗（如血液病等）及有麻醉禁忌者。

（2）病灶范围广泛。

（3）肿瘤末期全身衰竭。

（4）肿瘤部位有活动性出血、坏死或溃疡。

（5）严重糖尿病。

（三）护理

1. 术前护理。

（1）饮食指导：指导患者进食高蛋白、高热量、高维生素清淡宜消化饮食，如牛奶、瘦肉、鱼、鸡汤、蛋羹、菜粥，新鲜水果和蔬菜等。经常变换口味以增进食欲，可少食多餐，饭前及饭后用软毛牙刷刷牙或漱口，保持口腔卫生，避免因口腔异味而影响食欲。必要时可遵医嘱应用提高患者机体抵抗力的药物，为手术做好准备。

（2）呼吸训练：虽然 CT 引导下瘤体内放射性 ^{125}I 粒子植入是一种微创的治疗方法，安全可靠、患者的创伤小，但是仍然可能会发生一些并发症。为了避免并发症的发生，应在术前训练患者的呼吸，让患者每次的呼吸幅度尽量一致，避免因呼吸活动度的影响造成进针方向与预设方向不一致而造成不必要的脏器（如胸膜）损伤。可在术前两日开始对患者的训练，每次训练 20 ~ 30 分钟，直到患者能熟练掌握动作要领。

（3）适当休息：肺部肿瘤患者由于肺部病变，肺通气量和肺活量减低，未分化细胞癌转移较快，肿大的淋巴压迫肺动脉，致使血流量显著减少。因此，肺功能最突出的变化是氧吸收慢和一氧化碳弥散量减少，容易引发患者气急，所以术前要给予足够休息。护士应指导患者卧床休息，减少活动，活动量以病情能耐受，轻度活动后不感到气急、憋闷为限。

（4）一般护理：术前应向患者介绍治疗的基本过程、可能出现的并发症，以及手术的注意事项。术前准备：检查血常规，出凝血时间，肝肾功能，血糖，心电图，询问有无药物过敏史，做抗生素皮试，按部位备皮。术前30分钟遵医嘱给予镇静或止痛药肌内注射，以利于术中配合。测量生命体征，若血压偏高者，应控制舒张压在14.7kPa以下。

（5）准备用物：粒子植入穿刺包、碘附、碘油、吸收性明胶海绵、消毒的粒子装载器及粒子、一次性植入针、常见急救药等，粒子需与第二人确认清点，并且二人进行出库登记。

2. 术后护理。

（1）一般护理：患者返回病房后绝对卧床休息6小时，减少不必要的活动，立即给予心电监护，严密观察患者心率、血压及呼吸频率及节律的变化，注意有无呼吸困难、咯血及缺氧征兆，保持呼吸道通畅。给予持续低流量吸氧，询问患者有无胸闷、憋气、疼痛等，如发现异常，立即报告医生，及时处理。告知患者术后可有痰中带血，24小时内避免剧烈活动和咳嗽，术后第2天患者应进行CT扫描，检查每个粒子的位置和全身情况观察相结合，如发现异常，立即报告。

（2）疼痛的护理：患者术后一周内因粒子异物刺激及放射线杀伤肿瘤细胞致肿瘤组织坏死而引起不同程度的疼痛，一般不需特殊处理，可自行缓解。如患者感觉疼痛明显，遵医嘱应用镇痛剂后疼痛缓解，护理上应密切观察疼痛的变化，做好疼痛的护理包括协助舒适的体位，知道患者使用放松技巧，如按摩、缓慢有节奏的呼吸，分散注意力等方法缓解疼痛。并向患者讲解疼痛的原因及缓解时间，消除患者焦虑紧张的情绪。

（3）粒子脱落的观察：粒子脱落易发生在术后2~7天，植入术后一周内，需收集24小时痰液，稀释并过滤，痰液中一旦发现粒子，应用长柄镊子加入铅罐，记录放入时间，通知医生，送往核医学科处理并登记。

（4）饮食护理：术后当天给予流质饮食，第2天逐步过渡到半流食、普食。对患者及家属进行饮食指导，根据患者具体情况，指导患者进易消化、高蛋白、高热量、高维生素饮食。禁食生、冷、硬，刺激性食物，多饮水，防止便秘。

3. 并发症的观察及护理。

（1）肺栓塞：肺栓塞是放射性粒子植入术最严重的并发症之一。一般术后1~2天粒子可能会脱落，脱落的粒子会随血流进入血管，引起肺栓塞。当患者突然出现呼吸困难、胸痛、咳嗽、咯血并伴心率加快、发绀等症状时，应立即嘱患者绝对卧床休息，勿深呼吸，避免剧烈活动，严密观察生命体征，尤其是呼吸，立即通知医生处理，给予低流量吸氧，建立静脉通道，同时备好急救物品和药品。

（2）气胸、血胸：气胸、血胸一般发生在术后48小时内。对于行胸部放射性粒子植入的患者，术后如患者出现气胸、血胸的临床症状时，应协助患者取患侧卧位，以利于止血和防止吸入性肺炎或肺不张等，嘱患者勿大笑，避免剧烈咳嗽，应注意观察患者有无咳嗽、咯血、发热、胸痛、胸闷、气紧和呼吸困难等症状。如果发生少量气胸可不必处理，嘱患者卧床休息，绝大多数于1周内会自行吸收消失，如肺压缩超过30%者，立即给予氧气吸入，护士应协助医生进行胸腔抽气术，必要时实施胸腔闭式引流术，注意观察排气情况，保持引流通畅。剧烈咳嗽者给予镇咳剂，保持大便通畅。

（3）出血：出血是较常见的并发症，应加强巡视，定期查看患者穿刺点是否渗血，密切观察血压、脉搏的变化。如有出血现象，应明确出血的部位，对症止血，及时处理。咯血时，应让患者头偏向一侧，及时清理口腔内积血，防止窒息，加强口腔护理，注意进行床边交班。

（4）发热：患者术后发热多为以下两个原因：此项治疗为侵入性操作，存在着潜在的感染；术后因机体吸收坏死肿瘤组织而产生吸收热。所以术中要严格执行无菌操作规程，术后遵医嘱给予抗生素预防感染。要注意观察穿刺处有无渗液、红肿、疼痛，定时测量体温。嘱患者2~3天不能洗澡，擦浴时避开穿刺处。对发热患者鼓励其多饮水，加速肾脏对毒素的排泄以降低体温。帮助患者及时更换汗湿衣物，勿着凉，宜进食清淡易消化饮食，一般无需特殊处理。体温高达38.5~39.3℃遵医嘱给予物理降温。

（5）放射性肺炎：一般出现于放射治疗后2~3周，以胸痛、刺激性干咳为特征，严重者可发生广泛肺纤维化，最后导致呼吸衰竭。虽然植入的粒子强度很低，但由直接植入肺组织，正常肺组织仍可能受到损伤而引起炎症反应。应密切观察患者体温及呼吸、咳痰情况，遵医嘱给予皮质激素和抗生素治疗，预防性治疗，以降低炎症反应程度和防止肺部细菌感染。如高热给予物理降温，保持室内空气畅通，环境清洁；若干咳症状明显，给予止咳药，嘱患者多饮水，促进痰液排出。

（四）健康指导

（1）患者回家后仍要继续做好防护工作，患者家属在粒子植入后 6 个月内，不得与患者同一个房间，患者术后半年内死亡应与医院取得联系，及时收回粒子，避免造成环境污染。粒子植入后有效持续时间为 6 个月，这段时间应积极配合医生追踪管理。

（2）饮食应加强营养；进食优质蛋白质，高维生素饮食，饮食应清淡。

（3）注意休息勿过劳，2 周后可轻度活动；不能进行重体力活动，避免粒子外移；注意保暖，防止感冒咳嗽，防止增加胸腔压力的活动等。

（4）粒子长期放置，由于局部长期电离辐射，可引起血细胞异常，应经常复查血常规，注意局部皮肤或黏膜有无破溃，一旦发现，应即回院处理。

（5）嘱患者术后 1 个月、2 个月、6 个月分别行 CT 或纤维支气管镜检查了解肿瘤变化情况，防止粒子丢失和移位。而后每 3 个月随访一次，随访二年，以后每年随访一次，直到 5 年。

（6）对患者家属进行出院后相关的宣传指导，指导家属一些饮食、休息方面需注意的事项，教会家属如何观察患者的病情变化，关于患者病情方面，应多给予患者积极正面的有利于治疗的信息，使其给予患者正面的引导，促进患者机体的康复。

三、肺癌的射频消融治疗

（一）概述

自 2000 年首先报道 3 例 RFA 治疗肺部恶性肿瘤以来，已广泛应用于无手术指征肺癌患者的治疗。将射频治疗用于肺癌，尤其是周围型肺癌，既能原位灭活癌瘤，又能保护正常肺组织，提高免疫功能，具有特殊的治疗优势，为心肺功能差、不能耐受手术的周围型肺癌者，提供了一种新的治疗方法。

（二）射频消融治疗肺癌的适应证与禁忌证

1. 适应证。

（1）不能手术的非小细胞周围型肺癌。

（2）心、肺功能差或合并全身其他疾病，不能耐受手术者。

（3）转移性肺癌，单侧肺内病灶少于 5 个。

（4）手术探查不能切除的肺癌。

（5）放化疗或其他治疗不佳者；病灶离主要血管和气管 1cm 以上。

2. 禁忌证。

（1）重要脏器功能严重衰竭者。

（2）肺门病变伴较大空洞者。

（3）中央型肺癌合并阻塞性肺炎者。

（4）肺癌转移至颈、胸椎，椎体破坏严重有瘫痪风险者。

（5）肺部弥漫性转移病灶者。

（三）护理

1. 术前护理。

（1）术前检查：患者完成各项常规检查，包括血型、血常规、出凝血时间、肝肾功能、心电图等，特别是肺部增强 CT 检查为手术提供可靠依据。

（2）一般护理：术前应向患者介绍治疗的基本过程、可能出现的并发症，以及手术的注意事项，进行屏气训练。

（3）饮食指导：指导患者进食高蛋白、高热量、高维生素清淡易消化饮食，如牛奶、瘦肉、鱼、鸡汤、蛋羹、菜粥，新鲜水果和蔬菜等。术前禁食 3~4 小时。

（4）呼吸训练：应在术前训练患者的呼吸，让患者每次的呼吸幅度尽量一致，避免因呼吸活动度的影响造成进针方向与预设方向不一致而造成不必要的脏器（如胸膜）损伤。可在术前两日开始对患者进行训练，每次训练 20~30 分钟，直到患者能熟练掌握动作要领。

2. 术后护理。

（1）一般护理：患者返回病房后嘱患者平卧 6 小时，卧床休息 24 小时。6 小时后可将床头抬高 30°~50°。适当床上活动，病情平稳后鼓励离床活动，以促进血液循环防止静脉血栓。合理饮食，给予高蛋白、高热量、富含维生素易消化的食物。

（2）病情观察与对症处理：给予心电监护，密切观察患者生命体征及血氧情况。观察穿刺部位有无渗血、血肿及感染。观察咳嗽、咳痰情况，有痰不易咳出者给予雾化吸入，以减少气胸的发生。给予持续低流量吸氧，询问患者有无胸闷、憋气、疼痛等，如发现异常，立即报告医生，及时处理。告知患者术后可有痰中带血，24 小时内避免剧烈活动和咳嗽。常规给予静脉滴注止血药。

（3）并发症的护理：气胸，为常见的并发症，如有中等或以上的气胸予以抽气处理，必要时给予胸腔闭式引流。

（四）健康指导

1. 休息与锻炼。注意休息，避免劳累。

2. 饮食指导。加强营养，宜富含优质蛋白、高热量、高维生素清淡易消化饮食。避免辛辣刺激和过硬食物。

3. 心理指导。保持良好的精神状态，增强治疗疾病的信心。可采取分散注意力方式，如看书报，听音乐，以减轻痛苦。

4. 养成良好的生活习惯。保持良好的心态，正确对待疾病，做到不回避、不惧怕、积极配合治疗。

5. 定期复查。遵医嘱进行下一步治疗，完成所有治疗计划。病情突然变化时及时就诊。

四、肺癌的微波消融治疗

（一）微波消融的原理

微波是指频率在 30~30GHz 之间，波长很短（通常为 1mm~1m）的电磁波。微波消融（MWA）利用频率 >900MHz（通常为 900~2 500MHz）的电磁波，通过微波对生物组织的加热效应，引起肿瘤组织发生变性及凝固性坏死。MWA 的消融范围与微波频率、电磁场强度、介电常数等有关，因此其同时受组织特性及微波天线性能等多方面因素的影响。MWA 除具备射频消融（RFA）的所有优点外，还具有不受电流传导影响，升温速度快，受组织炭化及热沉降效应影响小，单点消融范围大、消融时间短，术中患者痛感更轻，无需接地负极板（双极射频电极针亦不需要）等优点。

（二）微波消融治疗肺癌的适应证及禁忌证

1. 适应证。

（1）因高龄、心肺功能差不能耐受手术、拒绝手术的周围型肺癌。

（2）拒绝手术或手术无法切除的中央型肺癌。

（3）肺部转移瘤，数目一般 <5 个。

（4）合并纵隔淋巴结转移或纵隔型肺癌，有穿刺路径者。

2. 禁忌证。

（1）脑转移瘤，有颅内高压或不同程度的意识障碍。

（2）两肺病灶弥漫或广泛肺外转移的患者。

（3）精神障碍患者及患者拒绝合作。

（4）严重心、肺功能不全。

（5）内科治疗无法纠正的凝血功能障碍。

（6）严重的阻塞性肺疾病或慢性间质性肺疾病，有低氧血症和（或）高二氧化碳血症等。

（7）中等量以上的咯血或咳嗽无法控制者。

（8）胸膜广泛转移者。

（9）中等量以上的胸腔积液或心包积液。

（10）活动性肺部感染或严重的全身感染、败血症、脓毒血症未控制者。

（11）患者已处于疾病终末期，估计生存期＜3个月。

（12）皮层脑电图（ECOG）体力状况评分＞2级。

（13）心脏起搏器植入者、金属物植入者，如行RFA，则须选择双极射频电极针；也可行MWA、冷冻消融或化学消融。

（三）术前准备

1. 常规检查。患者需在2周内接受血型，血、尿、便常规，肝、肾功能，凝血功能，肿瘤标志物等生化检验和感染筛查；肝功能储备检查、心电图等检查，必要时查超声心动图及肺功能等。

2. 影像检查。患者需在2周内行增强CT检查，明确肿瘤位置、大小、数目、形状，与心脏、大血管的关系，指导进针路径，也可行PET-CT检查或全身骨扫描、头部CT/MRI检查，除外转移。

3. 病理检查。为明确诊断，建议行病灶穿刺活检、支气管镜病理检查。

（四）术前护理

1. 体位及呼吸配合训练。根据手术需要选择体位，患者一般采用仰卧位，一侧手上举抱头，另一侧手自然下垂放在身体一侧。告知患者治疗过程中如有不适可以举手示意，双手不可以随意移动，以免碰触微波电极针。呼吸训练时一般要求患者在平静呼吸状态下屏气，保证每次呼吸幅度基本一致，嘱患者不要每次呼吸深浅不一，认真听从手术医生的口令，防止并发症的发生。

2. 皮肤护理。术前1天清洁穿刺部位皮肤，保持治疗区域清洁干燥。多毛者必要时备皮。

3. 饮食护理。嘱患者术前4小时禁食、水，以免手术过程中出现恶心呕吐等不良反应。进入手术室前还应排空肠道，避免术中因排便而污染手术区域。

4. 排便护理。教会患者床上使用便器，以适应卧床的需要。

（五）术后护理

1. 一般护理。绝对卧床休息12小时，保持穿刺部位敷料干燥，密切观察生命体征变化，给予心电监护，每30分钟测血压、心率一次，连续监测6小时，如无异常，12小时后停止监测。并随时做好记录。患者可取适宜的自由体位，减少剧烈活动。因治疗中应用镇静、镇痛药，故应密切监测患者的神志和呼吸状况，嘱家属勤与患者进行简单的语言交流。一旦出现呼吸抑制可遵医嘱给予呼吸兴奋剂等药物进行积极救治。

2. 支持护理。嘱患者术后禁食6小时。因微波治疗中的高温作用，患者往往出汗较多，有明显疲乏感，因此术后应加强基础护理，注意保暖，勤换棉质衣服，适量补液并进行饮食指导，鼓励患者多饮水，进高热量、高维生素、易消化的营养饮食，提高机体抵抗力，利于机体恢复。

3. 对症护理。肺癌微波消融术后可出现低热、延迟性疼痛、咳嗽等，一般持续1～5天。遵医嘱给予对症处理。发热在38℃以上时，可遵医嘱行血常规检查，如白细胞及中性粒细胞明显增高，应及时应用抗生素，并及时行影像学检查。如有胸腔积液、气胸或出血等并发症出现，应及时行经皮穿刺引流及相应的护理。如上述检查均为阴性，则遵医嘱行物理降温或应用退热药。咳嗽是消融后肿瘤组织坏死及其周围肺组织的炎症反应所致，可适当给予镇咳治疗。

（六）并发症的观察及护理

1. 气胸。为术中及术后发生率最高的并发症，可发生在术中或术后一段时间内。少量气胸可不予处置；中至大量气胸可胸腔穿刺抽气或放置胸腔闭式引流装置，必要时嘱患者半卧位。少量气胸3天后可自行吸收；大量气胸行胸腔闭式引流，需观察气泡排出情况，严密观察患者有无憋气等症状，监测血氧饱和度的变化（按胸腔闭式引流护理常规护理）。避免和减轻气胸发生的关键是穿刺技术熟练、进针距离短、避免通过叶间裂、穿刺准确、避免多次穿刺、术中应用镇咳药物等。

2. 肺内出血与咯血。少量肺内出血可无症状，由微波电极针穿刺损伤血管所致，多为自限性，应注意消融针道。一定量的肺内出血表现为咯血，如果大量咯血要防止发生窒息，将患者头偏向一侧，用吸引器吸出血块。观察出血量及性质，给予氧气吸入，心电监护持续监测，观察血压及心率的变化，必要时应用止血药。做好患者的心理护理，放松心态，减轻恐惧感。因为消融本身具有止血作用，所以术中大咯血发生率低于1%。术后2/3患者可出现血痰，可给予止血对症治疗。动态观察血色素的变化，做到早发现早处理。

3. 胸腔积液。与胸膜受刺激有关，多数患者治疗后都有少至中等量的胸腔积液，多可自行吸收，10%左右需要行胸腔引流。行引流者应按照引流管护理常规护理。

4. 肺部感染。多发生于年龄大、体质差、伴有慢性支气管炎、慢性间质性肺疾病的患者，为预防肺部感染，建议术后常规使用抗生素。定时监测患者的体温，发现体温升高时，通知医生采取相应的治疗措施。

5. 皮肤烫伤。微波电极针撤出时消融针道，如消融时间过长，电极针与皮肤接触时极易引起皮肤烫伤，随着应用经验的积累，现已很少发生。如发生皮肤烫伤时，局部可进行消毒后涂抹烫伤膏。

6. 少见并发症。包括空洞形成、血管损伤、支气管胸膜瘘、肺水肿、肺栓塞、肺肿瘤种植转移等。很少发生，如有发生按相关的护理常规护理。

五、肺癌的冷冻消融治疗

氩氦刀属于肿瘤微创冷冻治疗范畴，是传统冷冻治疗与现代科技相结合的高科技冷冻治疗手段，其温度监测系统精确，有利于术中控制冷冻范围。冷冻探针直径最细为1.47mm，更加微创。具有定位精确、治疗精准、创伤小、痛苦轻、疗效确切、适应证广等优点。与传统手术相比，大大降低了手术风险和并发症的发生率。

（一）氩氦冷冻治疗的优势表现

1. 效果显著。靶向治疗，定位精确，超低温可彻底摧毁病变组织。

2. 微创治疗。损伤小，痛苦少，出血少，并发症低，对脏器功能影响小，患者恢复快，住院时间短。

3. 安全性高。利用CT等影像监控探针刺入全过程，避免对重要器官的副损伤；血管热池效应可避免血管损伤；探针只在尖端发生冷冻，不损伤穿刺路径的正常组织。

4. 适应证广。可用于年老体弱患者，其他疗法无法治疗或治疗失败的晚期病例。

5. 实时监控。手术全程影像监控，冰球冻融影像监控，组织温度全程监控。

6. 可重复性。可再次治疗，巩固和增加疗效。

7. 无痛治疗。冷冻有止痛作用，术中患者无痛；手术在局部麻醉下施行，无麻醉条件限制；冷冻后癌症疼痛可长期缓解。

8. 联合应用。可单独施行，也可与放疗、化疗、手术等联合应用，增强放、化疗效果。

9. 绿色治疗。物理治疗，无放、化疗的毒性反应和不良反应，对正常组织细胞无伤害。

10. 免疫调控。能激活宿主细胞抗肿瘤的免疫力，使其自体清除病变细胞及坏死细胞。

（二）氩氦刀冷冻治疗的缺点

（1）冷冻边缘可能残存瘤细胞，成为复发来源。

（2）冷冻范围过大可引起器官开裂、冷休克等严重并发症。

（3）对胆管、胆囊、输尿管等器官有损伤作用。

（三）适应证和禁忌证

1. 适应证。氩氦刀冷冻治疗肿瘤的范围较广，可应用于全身各种实体肿瘤。目前国内应用于肝癌和肺癌的病例较多。氩氦刀冷冻治疗可广泛应用于各系统疾病：

（1）呼吸系统：肺癌、肺部良性肿瘤、咽喉部肿瘤、鼻咽癌。

（2）泌尿系统：前列腺增生、前列腺癌、肾癌、膀胱癌。

（3）消化系统：肝癌、胰腺癌、直肠癌、肝血管瘤、胆囊癌。

（4）骨骼系统：骨骼的良恶性肿瘤。

（5）内分泌系统：甲状腺癌、肾上腺癌。

（6）神经系统：脑膜瘤、神经胶质瘤、脊髓瘤。

（7）生殖系统：子宫肌瘤、子宫癌、卵巢癌、会阴部肿瘤、阴茎癌。

（8）乳腺：乳腺癌、乳腺纤维瘤。

（9）皮肤：皮肤癌、黑色素瘤、血管瘤。

（10）其他：用于癌症止痛、神经纤维瘤、脂肪肉瘤、口腔癌。

2. 绝对禁忌证。不能纠正的凝血系统疾病。

3. 相对禁忌证。

（1）凝血功能异常。

（2）剧烈咳嗽、呼吸困难或难以配合者。

（3）脏器内弥漫性病灶，原发病灶显示不清。

（4）全身情况差，伴大量胸腔积液、腹腔积液，不能耐受手术或不适合手术者。

（5）全身多处转移。肝内外大血管处有癌栓。

（四）护理

下面以肺癌为例，介绍氩氦刀冷冻消融治疗肿瘤的护理。

1. 术前护理。

（1）术前健康宣教：氩氦刀是一项新兴的技术，患者和家属对治疗方法不了解。护士术前做好解释工作，通过视频、图片等健康宣教资料、介绍成功病例等方法介绍氩氦刀靶向治疗的基本原理、优势、操作过程、术中或术后可能出现的不适、并发症及预防方法，消除患者的顾虑、恐惧心理，稳定情绪，争取取得患者的积极配合。

（2）术前常规检查：术前常规完善血型、血常规、出凝血功能、肝功能、肾功能、血糖等生化检验，完善心电图、X光、PEI－CT或CT增强等检查，以明确病变部位、范围。并向患者说明术前各项检查的意义及必要性。

（3）高血压患者术前血压控制在140/90mmHg左右，糖尿病患者血糖控制在10mmol/L以下。

（4）饮食及肠道准备：饮食以清淡为主，禁忌食用辛辣、刺激性食物，术前4～6小时禁食、禁水。盆腔部位的氩氦刀冷冻消融术术前需肠道准备。手术前2天，需开始进行无渣饮食，禁忌暴饮暴食。术前1天，需使用15%甘露醇与温水1 000mL服用，有助于清空肠道。前列腺癌患者术前需留置导尿管。

（5）术前功能训练：训练平静呼吸时屏住气的时间及每次幅度相同，以减少由呼吸运动造成的穿刺误差。指导肺癌患者有效咳嗽和呼吸功能锻炼，以利于术后肺功能的恢复和肺部分泌物的排出。

（6）术前用药：使用一次性静脉留置针开放静脉通道，选择直且粗的右侧上肢静脉，保证抢救过程中能够用于输血等治疗；术前30分钟按医嘱给予肌内注射地西泮10mg、静脉滴注曲马朵、静推巴曲酶等镇静、止痛、止血药物以减少术中并发症的发生。

（7）术前仔细核对患者姓名、性别、年龄、手术部位，协助患者平卧于CT检查床上，躯体下垫有温控毯（控制在恒温38℃），注意保暖。

2. 术后护理。

（1）转运患者：术后转运途中用棉毯覆盖患者进行保暖，回病房后4小时内遵医嘱给予静脉输注的液体尽量用恒温加温器加温至38℃后输注，以减少体温丢失。

（2）为患者提供安静、舒适、清洁的环境，保持室内温度在22～24℃，湿度在50%～60%。

（3）术后患者卧床休息，尤其是肝癌患者。

（4）严密监测生命体征，常规床边心电监护6~8小时，必要时给予低流量吸氧。

（5）饮食护理：给予高蛋白、高碳水化合物、高维生素、低脂肪普通饮食或半流质饮食，进食量少可给予补液。

（6）常规药物治疗：术后常规预防性使用巴曲酶静推1~2天，常规使用抗生素3~5天。检测尿常规、肝肾功能、电解质等生化检查，及时纠正水电解质、酸碱紊乱。

（7）伤口护理：保持伤口敷料干燥无渗血，密切观察伤口有无皮肤冻伤。

3. 并发症的观察及护理。

（1）早期并发症。

1）寒战、发热：多于术后次日出现，体温一般在37.5~38.5℃，最高39℃，持续3~5天。患者因手术创伤和手术中冷热刺激以及肿瘤组织的坏死，产生肿瘤坏死因子所致，发热程度及持续时间与冷冻坏死的范围有关，冷冻坏死的范围大，则发热时间长，温度高。发热为非细菌性感染所致，多为机体对坏死组织吸收而产生的吸收热，单用抗生素无效，需予退热药物治疗，对于年老体弱患者，应严格控制用药剂量。患者出汗多时应及时更换被服以保持皮肤干燥、舒适，注意保暖。

2）疼痛：多数患者疼痛与手术创伤局部水肿、止血物填塞、穿刺针道刺激肝包膜及肿瘤坏死有关，但晚期癌性疼痛也不可忽视。手术当日及术后第一天较明显，一般3天后逐渐减轻。护理：提供安静舒适的病室环境；选择舒适的体位；指导患者学会放松，如缓慢地呼吸、全身肌肉放松、听音乐等；疼痛剧烈者可适当给予止痛剂（如曲马朵、芬太尼贴、哌替啶等），观察止痛药效果及不良反应。避免过多使用镇痛药物。

3）恶心、呕吐：多为使用麻醉药、镇痛药物引起的不良反应和治疗过程中肿瘤组织水肿，肝包膜受刺激所致。一般发生在手术后4~8小时，24小时后可缓解或消失。可给予昂丹司琼等止吐药物治疗。护理：应协助患者保持口腔清洁，及时擦拭呕吐物，按压足三里、合谷等穴位有助于减轻恶心、呕吐等不适症状，给予心理疏导，减轻患者紧张情绪。

（2）晚期并发症：氩氦刀冷冻消融治疗的并发症主要与手术方式、冷冻范围及肿瘤患者病情有关，通常发生率低。氩氦刀冷冻消融治疗属于微创治疗，对患者的创伤较小，术后恢复较快。

1）胸腔积液：当肿瘤靠近胸膜时，冷冻可伤及邻近胸膜，胸膜毛细血管通透性增加或破裂，淋巴管损伤，淋巴回流受阻，术后出现少量至中等量胸腔积液，多数情况下是渗出液，少数为漏出液，部分为血性积液。患者出现胸膜性胸痛和气促。CT引导下氩氦刀冷冻治疗后，拔出冷冻探针后要常规行胸部扫描，观察有无胸腔积液。少量或无症状的胸腔积液，可以不予处理，1周左右可自行吸收。中等量积液可穿刺抽液或行胸腔闭式引流。

2）气胸：气胸为常见的胸部穿刺并发症，发生率为20%~40%，需要治疗者不足10%。气胸发生后，患者有突发胸痛，为尖锐持续性刺痛或刀割痛，吸气时加重，多在前胸、腋下部，可放射到肩、背、上腹部，随之出现呼吸困难。冷冻治疗结束时，常规CT扫描，可明确有无气胸发生。气胸一般会在术后2~3天发生，少量气胸不予处理，能够自行吸收；大量气胸，在CT引导下穿刺抽气，为有效地持续排气，通常需要放置胸腔闭式引流。插管部位一般多取锁骨中线外侧第2肋间，或腋前线第4~5肋间。导管固定后，另端连接水封袋，使胸膜腔内压力保持在1~2cmH$_2$O或以下，呼吸时若胸腔内积气超过此正压，气体便会通过导管从水面逸出。

3）肝出血：肝出血是肝癌氩氦刀冷冻消融术后严重并发症，多发生在术后12小时内。肝癌病灶在肝表面时，冷冻可能会引起肝包膜破裂造成术后出血。护理：①术后绝对卧床24小时，协助患者生活护理；②术后12小时内密切监测生命体征的变化，尤其是观察心率和血压的变化，如无明显诱因引起的血压下降、心率加快、脉搏细速，应注意有无肝脏出血的可能。在肝脏出血的早期，血压常无明显变化，最早表现为心率加快、脉搏细速，对心率加快的患者应警惕，严密监测，早发现、早处理；③注意观察腹部有无明显膨隆，有无皮下瘀斑等，必要时可给予床边超声检查，了解腹腔积液情况，亦可行诊断性腹穿；④如复查B超发现肝肾间隙、胆囊窝等处有积液，即采取紧急预案，如经皮肝穿刺处加压按压、加快输液速度、输冷沉淀、红细胞、介入治疗、手术治疗。

4）肌红蛋白尿：常因冷冻区域血管内细胞冷凝破坏，红细胞溶解释放血红蛋白所致。部分中晚期癌症患者在冷冻后的 1～3 天出现酱油色尿，发生血红蛋白尿，严重者出现尿量减少，伴有肾功能不全。为防止肾小管堵塞，可应用碳酸氢钠以碱化尿液，给予足量输液，适当给予利尿剂，定期复查尿常规及肾功能、电解质等生化检查。护理：观察患者尿液的颜色、量、pH，尿量不少于 30mL/h，24 小时尿量保持在 2 000mL 以上。

5）肝功能损害：冷冻消融治疗可引起肿瘤周围肝组织坏死，同时坏死组织的吸收加重肝脏的负担，术后肝功能有不同程度损害，以转氨酶的升高及黄疸指数升高为主，对肝功能较差者冷冻范围广可引起肝细胞性黄疸或腹腔积液。给予保肝、降黄、利尿治疗，一般经短期治疗后，可恢复正常。护理：①指导患者注意休息；②鼓励患者多食高蛋白、高热量、高维生素食品；③使用利尿剂患者，记录 24 小时尿量，密切观察腹腔积液的消长情况；④观察患者皮肤、巩膜有无黄染，定期进行肝功能及电解质的监测。

6）胆瘘：肝肿瘤压迫肝总管导致肝内胆管扩张，压力增大，氩氦刀冷冻治疗时，刺伤扩张的胆管，引起胆瘘。主要表现为术后第二天有黄色液体从穿刺点渗出，周围无明显红肿热痛等感染征象，经渗出液检测确诊为胆瘘。因胆汁的渗出，伤口愈合慢，伤口敷料需及时更换，保持无菌干燥。护理：需做好基础护理，保持床单清洁、整齐，定时为患者翻身、叩背，协助患者斜坡卧位，既有利于呼吸，又有利于渗漏胆汁的引流，有效预防坠积性肺炎的发生。密切观察腹部体征变化，保持瘘管通畅，预防胆汁逆流入腹腔引起急性腹膜炎。

7）咯血：肺肿瘤氩氦刀冷冻治疗术中多次穿刺并冷冻支气管黏膜所致，部分支气管受肿瘤侵犯的患者出现咯血可能与肿瘤坏死组织排出有关，大多数表现为痰中带血，2～4 天可缓解或消失。向患者解释咯血原因，嘱患者不要紧张，咯血量较多时应及时报告医生给予止血治疗。

8）皮肤冻伤：冷冻治疗时，若皮肤保温措施不到位，可造成穿刺点局部皮肤冻伤。冻伤一般可分为三度。Ⅰ度冻伤损伤在表皮层，表现为皮肤苍白、麻木，进而皮肤充血、水肿、发痒和疼痛；Ⅱ度冻伤损伤达真皮层，除皮肤红肿外，出现大小不等的水疱，水疱破溃后流出黄水，自觉皮肤发热，疼痛较重；Ⅲ度冻伤损伤达全皮层，可深至皮下组织、肌肉、骨骼，局部皮肤及皮下组织坏死，出现血性水疱，皮肤呈紫褐色，局部感觉消失。术后密切观察局部皮肤颜色、温度、有无渗出及水疱形成。①Ⅰ度冻伤局部充血水肿者予以硫酸镁湿敷，有渗出时保持创面干燥，并给予安尔碘消毒、无菌纱块包扎；②Ⅱ度冻伤的水疱伴有周围组织红肿、皮温升高，护理是除按Ⅰ度冻伤的常规措施护理之外，较大的水疱在无菌操作下，安尔碘消毒后用注射器抽出水疱内的液体，创面予磺胺嘧啶银等冻伤膏外涂，应用抗生素预防感染，已经出现感染的创面按感染创面正规处理。

9）冷休克：冷休克的发生率极低，约 1%，系指冷冻治疗后组织有效血流量减少，组织缺血、缺氧引起的多器官功能衰竭，严重时出现弥漫性血管内凝血等一系列临床综合征。冷休克发生的因素有：①术中局部温度在 -140℃ 左右，局部超低体温的过程约 30 分钟，冷冻局部吸收机体的热量；②冷冻冰球接近大血管附近且冷冻面积大、树脂能够冷冻组织周边的血流带走"冷量"后，体温出现下降变化；③术中冷冻探针及形成冰球大小有关。患者在 2 次的冷冻过程后至术后 1 小时内患者体温明显下降。

预防冷休克，对于大肿瘤临床上需采用多针联合、分次冷冻治疗，以确保肿瘤细胞被彻底杀灭及保证手术的安全性；对于肿瘤靠近纵隔或冷冻时间较长的患者，术中应密切观察生命体征及心电图变化，注意保暖，给予低流量吸氧，必要时应用糖皮质激素，积极预防冷休克的发生。一旦发生冷休克，积极进行抗休克治疗，补充血容量，使用血管扩张药，增强心肌收缩功能。

护理：加强保暖，围术期使用棉毯覆盖身体；调节手术室室温 25℃；术中应用温毯机垫于患者躯体下方，设置温毯温度为 38℃；术中、术后静脉输液使用恒温加温器加温至 38℃；术后嘱患者饮温热水，补充充足的血容量。

4. 出院健康指导。

（1）注意休息，加强营养。多食营养丰富、富含维生素的食物，如新鲜的蔬菜水果等，以清淡、易消化为宜。

（2）保持情绪稳定、心情舒畅、劳逸结合，在病情和体力允许的情况下可适量活动。切忌过度活动。

（3）定期复查：每月复查血生化，进行 CT 检查。以了解病情复发情况，不适随诊。

第六节　肺栓塞介入治疗的护理

一、疾病概述

肺动脉栓塞（Pulmonary Embolism，PE）是指各种栓子阻塞肺动脉系统时引起的一组以肺循环和呼吸功能障碍为主要临床和病理生理特征的临床综合征，当栓子为血栓时，称为肺血栓栓塞症（PTE）。大多数 PE 由血栓引起，其余为少见的羊水、新生物细胞、脂肪滴、气泡、静脉输入的药物颗粒，偶见原发性肺动脉血栓形成阻断肺血管。肺动脉发生栓塞后，如其所支配的肺组织因血流受阻或中断而发生坏死，称为肺梗死（Pulmonary Imfarction，PI）。由于肺组织接受支气管动脉和肺动脉双重血供，而且肺组织和肺泡间也可直接进行气体交换，所以大多数肺栓塞不一定引起肺梗死。PE 在急性期内可能是致命的，尤其是发生大面积的 PE。

二、病理解剖

大多数急性肺栓塞可累及多支肺动脉。就栓塞部位而言，右肺多于左肺，下叶多于上叶，但少见栓塞于右或左肺动脉主干或骑跨在肺动脉分叉处。当大块血栓栓塞于肺动脉左或右一侧主干时易引起对侧肺动脉主干反射性痉挛而引起猝死。血栓栓子机化差时，在通过心脏途径中易形成碎片栓塞小血管。若纤溶机制不能完全溶解血栓，24 小时后栓子的表面即逐渐被内皮样细胞覆盖，2～3 周后牢固贴于动脉壁，血管重建。早期栓子退缩，血流再通的冲刷作用，覆盖于栓子表面的纤维素、血小板凝集物及溶栓过程，都可以产生新栓子进一步栓塞小的血管分支。栓子是否引起肺梗死由受累血管大小，栓塞范围，支气管动脉供给血流的能力及阻塞区通气适当与否决定。肺梗死的组织学特征为肺泡内出血和肺泡壁坏死，很少发现炎症。原来没有肺部感染或栓子为非感染性时，极少产生空洞。梗死区肺表面活性物质减少可导致肺不张。胸膜表面常见渗出液，1/3 为血性。若能存活，梗死区最后形成瘢痕。

三、病因及发病机制

PE 由来源于下腔静脉径路、上腔静脉径路或右心腔的血栓引起其中大部分血栓来源于下肢深静脉，约占 90%。由于近年来颈内静脉和锁骨下静脉内插管或置管和静脉内化疗的增加，使来源于上腔静脉径路的血栓较以前增多。

1. 危险因素。形成血栓的主要原因为静脉血流淤滞、静脉血管内皮损伤和血液高凝状态。常见的高危因素包括：长时间不活动，如长期卧床、治疗性制动、长途旅行等；大手术后；有静脉血栓栓塞史；下肢骨折；恶性肿瘤；妊娠。对于长期卧床、大手术后的患者，肺栓塞常发生于首次离床或排便后站立起来时，可能是由于下肢肌肉的运动促使卧床时血流淤滞产生的血栓脱落并随血流到达肺动脉，患者可发生猝死。

2. 发病机制。外周静脉血栓形成后，一旦血栓脱落，即可随静脉血流移行至肺动脉内，形成肺栓塞。急性肺栓塞发生后，可以导致一系列呼吸和循环功能的改变。

（1）对呼吸功能的影响。

1）通气/血流比例失调：栓塞部位因血流减少，肺泡无效腔量增大，导致通气/血流比例增大，而非栓塞区由于血流重新分布使通气/血流比例减小。

2）肺不张：肺动脉栓塞后，局部肺组织的血流灌注减少，出现区域性低氧血症，导致局部毛细血管通透性增高；同时栓子通过肺动脉可引起血管内皮损伤和血小板激活和脱颗粒现象，释放各种炎性介质和血管活性物质，使支气管痉挛和毛细血管通透性进一步增加，导致通气受限、间质和肺泡内液体增多；栓塞部位血流终止使肺泡表面活性物质分泌减少，导致肺泡萎陷、呼吸面积减小和肺顺应性下降。上述因素的综合作用可导致肺不张。

3）肺梗死：肺组织接受肺动脉、支气管动脉和肺泡内气体弥散三重氧供，且由于阻塞远端肺动脉压力降低，肺静脉血（富含氧气）可逆行滋养梗死区，所以 PTE 患者中发生肺梗死者不足 15%，只有当患者同时存在心肺基础疾病或病情严重影响到肺组织的多重氧供时，才可导致肺梗死。

（2）对循环功能的影响。

1）肺动脉高压和右心功能障碍：栓子阻塞肺动脉及其分支后，由于机械阻塞作用及由此引发的神经、体液反射和低氧血症，造成肺血管床面积减少，肺动脉阻力增大，导致肺动脉高压，右心室后负荷增高，使体循环回心血量减少，静脉系统瘀血，出现急性肺源性心脏病。

2）左心功能障碍：肺动脉的机械性堵塞和神经、体液因素引起的肺血管痉挛可使肺静脉回心血量减少，左室充盈压下降，导致心排出量下降，进而可引起低血压和休克。

3）心肌缺血：主动脉内低血压和右心房压升高，使冠状动脉灌注压下降，心肌血流灌注减少，加之肺栓塞时心肌耗氧增加，可致心肌缺血，诱发心绞痛。

四、临床表现

（一）突发呼吸困难和气短

尤以活动后明显，是 PE 最重要也是最常见的临床表现。由于肺动脉栓塞后通气血流比例失调，产生低氧血症所致。呼吸困难和气短表现为栓塞后即可出现，并可进行性加重。

（二）胸痛

PE 引起的胸痛有两种性质，包括胸膜性疼痛和心绞痛样胸痛。当栓塞部位靠近胸膜时，由于胸膜的炎症反应可导致胸膜炎性疼痛，发生率为 40% ~70%，呼吸运动可加重胸痛。心绞痛样胸痛的发生率仅为 4% ~12%，因冠状动脉血流减少、低氧血症和心肌耗氧量增加导致，不受呼吸运动影响。

（三）晕厥

PE 导致的晕厥主要表现为突然发生的一过性意识丧失，多伴有呼吸困难和气促表现。可有晕厥前症状，如头晕、黑矇、视物旋转等。

（四）惊恐、烦躁及濒死感

是 PE 常见症状，主要是由于严重的呼吸困难和剧烈胸痛所引起。

（五）咯血

常为小量咯血，所谓"肺梗死三联征"，即呼吸困难、胸痛和咯血。

五、临床检查

（一）实验室检查

动脉血气分析表现为低氧血症、低碳酸血症，血浆 D－二聚体（D－dimer）测定升高。

（二）影像学检查

1. CTA。即 CT 血管成像，是螺旋 CT 问世后产生的一种无创、快速的血管检查技术，尤其是 64 层螺旋 CT 问世后，因覆盖范围大，扫描速度快，Z 轴分辨率高，目前已应用到血管成像中并被临床广泛接受。CTA 检查不仅能显示血管各个断面的图像，而且能显示血栓性质并能测量其厚度及范围，对临床具有重要参考价值，同时其出众的后处理能力可很好地显示病变血管的形态。

2. X 线胸片。显示斑片状浸润、肺不张、膈肌抬高、胸腔积液，尤其是以胸膜为基底凸面朝向肺门的圆形致密阴影（Hamptom 驼峰）以及扩张的肺动脉伴远端肺纹理稀疏（Westermark 征）等对肺栓塞的诊断都具有重要价值。

核素肺通气/灌注扫描是诊断肺栓塞最敏感的无创性方法。特异性虽低，但有典型的多发性、节段性或楔形灌注缺损而通气正常或增加，结合临床、诊断即可成立。

3. 肺动脉造影。是诊断肺栓塞最特异的方法，适用于临床和核素扫描可疑以及需要手术治疗的病例。表现为血管充盈缺损、动脉截断或"剪枝征"。造影不能显示直径 2mm 及以下的小血管，因此多发性小栓塞常易漏诊。

六、介入治疗的适应证和禁忌证

肺动脉置管溶栓术和血栓清除术是目前介入治疗肺栓塞的主要方法。

（一）适应证

欧洲心脏病协会 2008 年公布了最新急性肺栓塞诊治指南提出肺栓塞的治疗应根据肺栓塞的严重程度及危险分级，"肺栓塞的严重程度"应依据肺栓塞早期死亡风险的评估，而不是依据肺动脉内血栓形状、分布及解剖学分布。

高危患者应给予急诊溶栓或手术取栓，中危患者可以给予住院或溶栓治疗，低危患者可以给予抗凝或门诊治疗。

介入治疗因其安全性和有效性，已在急性肺栓塞的治疗中呈现出广阔前景。1998 年在日本召开的国际 PE 学会上，巴黎大学的 Sors 提出导管介入治疗的适应证：

（1）广泛型 PE。

（2）血流动力学不稳定。

（3）静脉溶栓疗效不佳或禁忌。

（4）经皮心肺支持（Percutameous Cardiopulmonary Support，PCPS）禁忌或不能实施者，特别是对心源性休克或重度右心功能不全，应由经验丰富的导管操作组采用紧急救治疗法。

（二）禁忌证

（1）有出血和易出血的病变。

（2）中枢神经系统障碍。

（3）最近有外伤、手术、分娩、活检、胸腹腔穿刺或动脉造影等。

（4）妊娠、严重高血压、肝肾功能不全或凝血系统异常。

（5）左心系统血栓或细菌性心内膜炎。

七、护理

（一）术前护理

1. 环境和体位。将患者置于安静、空气流通的病房。肺栓塞在急性期绝对卧床休息，指导患者练习床上排便。合并下肢深静脉血栓患者，如血流动力学平稳，予以抬高患肢 20°~30° 并制动，膝关节屈曲 15°，有利于静脉回流、减轻肢体水肿。患肢严禁挤压、按摩、冷热敷，防止血栓脱落。

2. 氧疗。根据缺氧程度、血气分析结果及时调整给氧流量和方式，合并肺水肿出现明显呼吸困难者，给予端坐位，高流量、经 20%~30% 乙醇湿化氧气吸入，及时备好各种急救物品和药品，建立静脉通路，积极做好抢救准备。

3. 术前观察。

（1）一般情况观察：严密观察患者神志、生命体征、血氧饱和度等情况。了解患者一般资料、既往史、过敏史等。

（2）专科情况观察。

1）有无意识模糊、烦躁不安、嗜睡、定向力障碍等脑缺氧的表现。特别是循环衰竭，常表现为意识不清和（或）低血压。

2）肺栓塞患者中仅 16% 无呼吸困难和呼吸急促（呼吸频率 >24 次/分钟），既无呼吸困难同时又无胸痛者仅为3%。应注意观察患者咳嗽、咳痰、呼吸困难，胸痛的部位、性质和程度，有无咯血及咯血的量与性质。

3）尿量、血气分析、D-二聚体的动态变化及重要脏器的功能状态。一旦发生心跳呼吸骤停，立即行心肺复苏术。

4）溶栓前出血风险评估：溶栓前充分评估患者有无活动性内出血、出血性疾病、手术史、其他抗凝药物使用史等溶栓禁忌证。

5）双下肢循环的观察：多数肺栓塞患者合并下肢深静脉血栓，表现为下肢疼痛、肿胀、浅静脉曲张、皮肤色素沉着。准确测量并记录双下肢周径（大腿，距髌骨上缘15cm处测量；小腿，距髌骨下缘10cm处测量），观察肢体皮肤颜色、温度、感觉、运功及双侧足背动脉搏动情况。

6）患者行跌倒评分，Braden评分、疼痛评分，并给予相应的护理措施。

4. 急诊术前准备。

（1）术前检查：术前常规检查尿粪血常规、凝血常规、心肌酶谱、肌钙蛋白、血型鉴定、交叉配血、心电图、胸片、超声；必要时行下肢B超、肺动脉CT等。

（2）术前为患者腹股沟区备皮。

（3）协助患者更换清洁病服，除去饰物、义齿等。术前半小时嘱其排空大小便或遵医嘱给予留置导尿。

（4）建立有效的静脉通道，烦躁患者必要时予以镇静治疗。

（二）术后护理

1. 穿刺部位的护理。由于术中穿刺损伤、加压包扎不当、抗凝治疗、血管壁弹性差、过度活动等因素，易引起穿刺部位渗血、出血、皮下瘀斑、血肿、假性动脉瘤。术后穿刺部位应加压包扎，嘱患者保持肢体伸直位制动6小时，绝对卧床24小时。手术后6小时内若需更换体位，指导患者用手按压穿刺部位向健侧转身。如术后穿刺点渗、出血严重，应立即用三指压迫法局部压迫止血并重新加压包扎。术后48小时拆除加压包扎敷料，并注意观察局部皮肤情况。发现皮下瘀血、肿胀或有小血肿，则延长加压包扎时间。非急性血肿者48小时后局部热敷、理疗。若局部有搏动性肿块，可行血管超声检查以鉴别单纯血肿和假性动脉瘤、动静脉瘘。

2. 休息。肺栓塞急性期需绝对卧床休息2~3周，下肢深静脉血栓患者继续保持患肢抬高20°~30°。

3. 饮食护理。饮食宜低脂、清淡、易消化，保持大便通畅。抗凝期间饮食宜细软、无骨无刺。

4. 穿刺侧肢体的护理。观察双下肢皮肤颜色、温度、感觉、运功及双侧足背动脉搏动情况。如穿刺侧足背动脉搏动减弱或消失、肢端发凉、感觉麻木，提示绷带包扎过紧，造成下肢动脉供血不足，立即通知医生给予相应处理。必要时抽出几块纱布，减轻包扎压力，继续动态观察肢体循环情况，症状未缓解者需警惕股动脉血栓形成，必要时可行血管超声检查。

5. 病情观察。

（1）术后监测血压、脉搏、呼吸、血氧饱和度；观察氧疗效果，注意血气分析、凝血常规、尿量、D-二聚体的动态变化。

（2）咳嗽、咳痰、胸闷、气促、胸痛的情况，术后患者持续胸闷、氧饱和度低于正常，应注意有无胸腔积液等情况。胸部剧痛者可遵医嘱给予吗啡、哌替啶等镇静药，但对于有循环衰竭的患者应慎用。

6. 留置溶栓导管的护理。

（1）妥善固定：配合医生使用自粘性伤口敷料、安全的固定留置的导管。每次输液前检查导管连接处是否紧密，三通开关是否处于关闭状态。对于躁动、不配合的患者采取预防保护措施，必要时使用约束带，或遵医嘱应用镇痛剂。

（2）穿刺部位轻度加压包扎，如有潮湿、污染、松动时要及时更换。正压接头、三通每周更换一次，如有回血立即更换，更换时需仔细检查连接是否牢固，确认没有松脱。溶栓期间更换输液时，应先关闭三通再更换液体，避免血液反流入导管或鞘管内形成血栓。

（3）观察并记录导管置管时间、导管末端位置等，注意是否有脱出、堵塞、打折、受压等情况。密切监测体温、血常规及置管局部皮肤外观。对体温骤升，伴有寒战、血白细胞增高等，而临床又无其他原因可以解释者，提示有导管感染的可能性，应立即汇报主管医师考虑是否需要及时拔除导管，拔管后需行细菌学培养及药敏试验，据此给予有效的抗感染治疗。

（4）溶栓导管用药的护理：尿激酶为常用的溶栓药物。按医嘱准时、准确的用药，尿激酶应现用现配，应用输液泵将尿激酶匀速安全的经导管注入体内，用药时要注意区分导管及鞘、三通开关状态，尿激酶注入结束后用 30mL 肝素生理盐水封管（配制方法：0.9% 氯化钠注射液 250mL + 肝素注射液 12 500 单位），严格执行无菌技术操作。如导管部分和完全脱出应嘱患者勿动，立即通知医生，根据情况无菌操作下缓慢送入或去导管室处理。

（三）并发症的观察和护理

1. 出血。皮下注射抗凝药物应采用改良注射法，轮换选择注射部位，避免皮下瘀斑的产生。抗凝溶栓治疗期间应根据所使用药物严密监测患者凝血因子时间（PT）及其国际标准化比值（PT – INR）、部分凝血活酶时间（APTT）、纤维蛋白原和（或）纤维蛋白降解产物（FDP）变化。注意观察注射部位、牙龈、皮肤黏膜有无异常出血、有无肉眼及显微镜下血尿、血便、异常阴道出血、血痰或小量咯血、呕血，询问患者有无视力模糊、头痛、胸腹部疼痛等。若发生严重出血，如大量咯血或消化道大出血，腹膜后出血及颅内、脊髓、纵隔内或心包出血等，应立即停止抗凝溶栓，遵医嘱输血。如患者出现发热、恶心、呕吐、头痛等症状，可能与使用尿激酶有关，可遵医嘱给予糖皮质激素和抗组胺药治疗。

2. 迟发型过敏反应。尿激酶、对比剂可引起过敏反应，绝大多数在 15 分钟内发生，即速发型；而极少数患者的过敏反应发生于相关操作后 1 小时至 1 周以上，则称为迟发型过敏反应。迟发型过敏反应常表现为皮肤反应（瘙痒、斑丘疹、荨麻疹），神经性水肿和发热。注意倾听患者主诉，观察皮肤有无皮疹、颜面、口唇有无水肿，尤其是眼睑部。护理时应嘱咐患者勿抓破皮肤，以免感染。遵医嘱给予抗过敏治疗。

3. 穿刺静脉血栓形成。主要与滤器置入鞘较粗、下肢深静脉血栓、高脂血症、自身免疫性疾病、恶性肿瘤患者血液高凝状态有关。当患者穿刺部位疼痛、穿刺侧肢体肿胀或原有下肢深静脉血栓患者肢体肿胀、压痛症状和体征加重，应予以制动，行双侧肢体的超声检查。

4. 下腔静脉阻塞。下腔静脉滤器置入对下腔静脉血栓形成不起主要作用。患者处于高凝状态，下腔静脉内血压较低、血流缓慢，滤器置入后，可使腔内高凝状态加重，诱发下腔静脉阻塞，故术后常规抗凝治疗。术后若下肢深静脉血栓症状复现或加重及新出现的双下肢肿胀、会阴部水肿、腹壁浅静脉曲张、腰背酸痛等，应立即通知医师，必要时急诊行下腔静脉造影术治疗。

5. 其他滤器置入相关性并发症。滤器变形、折断、移位、肾功能损伤等。滤器移位大多数无临床症状。若刺破心肌膜可出现致命性心包填塞。术后患者心悸、胸闷并发心律失常，排除器质性疾病时，应警惕滤器移位到右心，X 线摄片可确诊，必要时急诊介入或外科手术取出。术后应观察血肌酐、尿素氮、尿量的变化，如腰背酸痛、肾功能异常伴有血尿、少尿等，与下腔静脉阻塞影响肾静脉回流、滤器损伤肾盂有关。

（四）出院健康指导

1. 休息与锻炼。指导患者进行适当的体育锻炼，如散步、抬腿、打拳等活动。避免长时间走、坐、卧；长途乘车，乘飞机者应至少 4 小时活动肢体 1 次。教会患者正确使用弹力袜，下床活动时需穿着弹力袜。

2. 饮食指导。进食低脂、适量蛋白、高维生素的饮食，避免进食维生素 K_1 含量高的食物，如牛肝、鱼肝油、蛋黄、牛奶、大量绿叶蔬菜等。保持大便通畅，避免负重、剧烈咳嗽等腹内压增加的因素。严格禁烟，因为烟草中的尼古丁刺激会引起血管收缩。

3. 用药指导。指导患者遵医嘱服用华法林，按时服药，勿擅自增减剂量。指导患者及家属自我监测，教会患者观察出血现象，如牙龈出血、皮肤破溃流血不止及皮肤瘀斑、皮下出血点等。告知患者用药的注意事项及与食物的相互影响，如菠菜、动物肝脏可降低药效，阿司匹林、二甲双胍合用增加抗凝作用等。

4. 定期复查。出院后两周、1 个月、3 个月、6 个月、1 年门诊复诊，复查凝血功能，PT – INR 维持在 2.0 ~ 2.5 为宜，定期复查下肢 B 超、肺动脉 CTA 等。

第七节 腹主动脉病变介入治疗的护理

一、疾病概述

腹主动脉动脉瘤（abdominal aortic aneurysm，AAA）是因为动脉中层结构破坏，动脉壁不能承受血流冲击的压力而形成的局部或者广泛性的永久性扩张或膨出，最大直径扩张至正常腹主动脉直径 1.5 倍以上。腹主动脉瘤是严重威胁生命的最常见的动脉瘤，因累及内脏动脉的不同，可分为肾动脉水平以下的腹主动脉瘤和胸腹主动脉瘤，90% 的 AAA 发生于肾动脉水平下方。AAA 多见于老年男性，尤其是 65 岁以上，发病率为1.3% ~2.7%。女性发病率在 60 岁左右。男性与女性的比率为 5∶1。AAA 破裂后死亡率极高，直径大于 5cm 的 AAA，破裂的可能性为 25% ~41%，直径大于 7cm 时，破裂概率增至 72% ~83%。一般认为，当 AAA 直径达到 5cm 时，即使无症状也应手术治疗。80% 的动脉瘤体积呈进行性生长，部分动脉瘤可以数年无变化而后突然快速增大。与传统的开腹手术治疗 AAA 相比，腹主动脉瘤腔内隔绝术的创伤小，避免了传统手术带来的巨大创伤和痛苦，缩短了住院时间，降低了患者心、肺等重要脏器的严重并发症和死亡率。

二、解剖

腹主动脉在膈的主动脉裂口处续接于胸主动脉，沿脊柱左前方下降至第 4 腰椎下缘水平分为左右髂总动脉。按分布区域，腹主动脉可分为壁支和脏支。壁支主要有腰动脉、膈下动脉、骶正中动脉等，分布于腹后壁、脊髓、膈下和盆腔后等处。脏支分为不成对脏支和成对脏支。不成对脏支有腹腔干、肠系膜上动脉和肠系膜下动脉；成对脏支有肾上腺中动脉、肾动脉、睾丸动脉或卵巢动脉。腹主动脉与胸主动脉有相同的主动脉壁结构，从内到外即为：内膜层：由内皮和内皮下层组成，有较厚的内皮下层，内皮下层之外为多层弹性膜组成的内弹性膜。中膜层：成年人中膜大动脉有 40 ~70 层弹性膜，各层弹性膜由弹性纤维相连，弹性膜之间有环形平滑肌和少量胶原纤维和弹性纤维。外膜层：外膜较薄，由结缔组织构成，没有明显的外弹性膜。外膜逐渐移行为周围的疏松结缔组织。

三、病理病因及分类

（一）病理病因

导致腹主动脉瘤形成的直接原因是动脉壁弹性纤维和胶原纤维降解、损伤，使得腹主动脉壁的机械强度显著下降，致使动脉壁局限性膨出而成瘤。引起弹力纤维和胶原纤维损伤的因素很多，现归纳如下：

1. 动脉硬化。为最常见的原因。多见于老年男性，男女之比为 10∶1 左右。部位主要在腹主动脉，尤其在肾动脉起源至髂部分叉之间。由于缺乏滋养血管，腹主动脉壁的营养供应主要来自管腔内血液的弥散，而动脉硬化斑块及其附壁血栓的形成，势必造成营养弥散障碍，使血管壁力量薄弱，易形成动脉瘤。

2. 结构缺陷。腹主动脉壁薄弱，修复能力差，弹力蛋白层数少，滋养血管也较少，主要的供血来源于管腔内血液弥散。一旦由于各种原因导致血液弥散障碍，会导致内膜、中膜坏死，进而导致动脉瘤形成。

3. 遗传学因素。腹主动脉瘤具有家族遗传的倾向。腹主动脉瘤遗传主要为 X 染色体的伴性遗传以及常染色体显性遗传。弹力蛋白和胶原蛋白的遗传缺陷，会直接引起主动脉壁的薄弱，而各种酶的遗传变化，则使动脉壁基质结构蛋白的失活和降解增加，以及其间的整合联合受到破坏，从而间接导致动脉壁的薄弱，如 Marfan 综合征发生的胸腹主动脉瘤。

4. 其他危险因素。吸烟、炎症、反应、创伤、高血压、高龄的影响等危险因素在动脉瘤的发生发展中起了促进作用。

（二）分型

Siegfried 根据 AAA 发生的部位，将其分为三型：

1. 肾上型。瘤体累及到肾动脉开口或开口以上者。

2. 肾型。瘤体在肾动脉下方，近端瘤体长度小于 15mm。

3. 肾下型。瘤体在肾动脉下方，近端瘤颈长度大于 15mm。

根据 AAA 发生的结构，可分三型：

1. 真性 AAA。多继发于主动脉粥样硬化，瘤壁包括内膜、中膜、外膜全层。

2. 假性 AAA。多种原因引起的血管壁破裂，在其周围形成局限性纤维包裹性血肿，与受损伤的血管相沟通，瘤壁的成分为纤维组织而不是血管壁结构。

3. 主动脉夹层动脉瘤。由于主动脉内膜撕裂，血液经裂口进入主动脉中膜所形成的夹层血肿。

四、临床表现

大多数患者缺乏明确症状，常于体格检查时发现。

（一）搏动性包块

是最典型的体征，偶尔患者自己或被医生检查时发现位于脐周或中上腹有搏动性肿块。有些患者仅感腹部有搏动感、轻度不适。有人自觉心脏下坠到腹腔或胸、腹腔内有两颗心脏同时在搏动。

（二）腹痛、腹胀

少数患者诉有腹痛或胀痛不适。当腹痛明显并涉及腰背部时，提示动脉瘤已压迫或侵袭邻近组织；如腰椎体或瘤后壁破裂渗血形成血肿；如腹痛突然加剧，往往是动脉瘤破裂的先兆或已破裂。

（三）压迫症状

胃肠道压迫症状最为常见，表现为上腹胀满不适，食量下降；压迫肾盂、输尿管，可出现泌尿系统梗阻等相关症状；压迫下腔静脉，可引起双下肢深静脉血栓形成；压迫胆管，可导致梗阻性黄疸。

（四）瘤体破裂

最严重的并发症。多数动脉瘤破裂入腹腔或腹膜后间隙，导致大出血伴休克，极少数动脉瘤破裂入十二指肠或空肠并发上消化道大出血，如破入下腔静脉或髂静脉，则形成主动脉–下腔静脉瘘。

（五）下肢动脉栓塞

瘤体的附壁血栓脱落常可引起远端动脉的栓塞，出现下肢缺血症状，严重时可引起下肢坏死。

五、影像学诊断

（一）腹部平片

有时可见动脉瘤壁的椭圆形钙化影，即"蛋壳征"可提示诊断，但大部分患者无此表现，目前较少使用。

（二）超声

直径 3cm 以上的腹主动脉瘤即可被检出，能显示瘤体的大小、有无斑块及血栓，还可提供血流动力学参数。该法无创、方便、经济，特别适用于作为初步筛选性检查以及对小动脉瘤的随访。其缺点是无法直观地显示瘤体的结构，并且较难辨别瘤体与内脏动脉的关系。特别是肥胖以及肠道积气的患者，常显示不清楚。对于手术的指导意义有限。

（三）CT

是目前诊断腹主动脉瘤最理想的方法之一。增强时能清晰地显示瘤体及附壁血栓。CT 对炎性腹主动脉瘤及破裂的腹主动脉瘤有很大的价值。经三维重建后能非常直观地显示动脉瘤的外观及其与内脏动脉的关系，极大方便了腔内移植的术前测量工作，对手术有很大的指导意义。缺点是造影剂对部分患者肾脏功能有影响。

（四）磁共振

磁共振也是诊断腹主动脉瘤理想的方法。核磁成像显示更清楚，和 CT 一样能够明确指导手术。缺点是成像时间长，部分患者无法耐受，而且体内有磁性金属的患者禁忌此项检查。

（五）血管造影

能明确诊断腹主动脉瘤，是诊断腹主动脉瘤的金标准。对于胸腹主动脉瘤、多发性动脉瘤和主动脉夹层瘤有重要的诊断价值。但创伤大，目前不作为常规检查手段。腔内技术治疗腹主动脉瘤过程中需要反复进行造影，并且作为测量的最终依据。

六、腹主动脉腔内隔绝术的适应证和禁忌证

（一）适应证

（1）适合经典 AAA 手术切除术者。

（2）瘤体位于肾动脉开口以下 2cm。

（3）瘤体无明显成角的腹主动脉瘤伴肠系膜下动脉闭塞或狭窄者。

（4）瘤体未累及主动脉分叉和髂动脉。

（5）有较好的瘤颈。

（6）无碘对比剂过敏反应。

（7）肌酐水平小于 221μmol/L。

（二）禁忌证

（1）急性腹主动脉瘤破裂者。

（2）肠系膜上动脉严重狭窄或小肠为肠系膜下动脉优势供血者。

（3）存在粗大的开口于瘤壁的副肾动脉，其供应 1/3 以上的肾脏血流。

（4）瘤内有附壁血栓。

（5）瘤近端颈部严重迂曲（>60°）。

（6）髂总动脉严重迂曲，成角 >90°。

（7）动脉瘤累及双侧髂外动脉。

（8）严重心、肾功能障碍。

（9）严重出血倾向。

七、护理

（一）术前护理

1. 密切监测生命体征。监测血压，2~4 次/天。保持血压的稳定，避免因血压波动过大造成腹主动脉瘤破裂。

（1）遵医嘱按时给药，术前收缩压控制在 130mmHg 以下，血压稳定是预防动脉瘤破裂的关键。对于口服药物血压控制不佳者，应用静脉微量泵输入降压药物时，应配合心电监护，密切观察血压变化并及时调整药量，同时注意尿量，以免血压过低造成心、脑、肾等重要脏器的损伤。

（2）卧床休息，应限制患者活动，尤其是剧烈活动，告知患者不要突然起身、坐下或转身等，平卧应取自动体位，避免任何碰撞、外伤，并协同患者进行术前检查。

（3）减少引起腹压增高因素，预防感冒，防止咳嗽，保持排便通畅，避免用力过猛、屏气等，戒烟，防止烟雾刺激呼吸道产生呛咳，引起腹压增高而诱发动脉瘤破裂。

（4）若出现明显的剧烈腹痛则预示动脉瘤可能趋于破裂，应详细观察患者腹痛情况、血压的改变及有无面色苍白、大汗淋漓、皮肤湿冷等休克表现，及时通知医生调整治疗方案，做好抢救准备。

2. 疼痛的观察与护理。疼痛的部位及程度改变均与病情变化息息相关，应密切观察疼痛的性质、部位、持续时间等，通过心理护理或给予降压治疗无效的情况下，可遵医嘱予以镇痛剂。

3. 饮食护理。进食高蛋白、高维生素、中等热量、易消化的食物，合理配餐。多食蔬菜水果，少食动物内脏、猪油等脂肪和胆固醇高的食物。肾功能不全者给予低蛋白饮食，蛋白质限制在40g/d。

4. 观察下肢循环。因 AAA 患者多伴有下肢动脉硬化、闭塞及动脉瘤附壁血栓脱落所致的不同程度的下肢缺血，故应观察双下肢足背动脉、腘动脉及胫后动脉搏动情况，并监测踝肱指数（肱动脉和胫后动脉收缩压之比）以便与术后比较，指导患者在床上进行下肢屈伸活动，预防术后下肢深静脉血栓形成。

5. 避免对下肢动静脉进行有创性操作。如禁止在下肢进行动脉穿刺抽血检查，尽量避免进行下肢静脉输液治疗等。

6. 做好呼吸功能训练。由于患者多数高龄，肺功能相应下降，术前应指导患者练习深呼吸及有效咳嗽，预防术后肺部感染的发生。

（二）术后护理

1. 常规护理。按血管性介入术后护理常规。

2. 全身麻醉术后。未清醒的患者给予平卧位，头偏向一侧，清醒后，给予低坡卧位休息，双下肢平伸制动8小时，穿刺处弹力绷带压迫6小时。24小时后拔出导尿管，术后第48小时可适当下床活动。术后3周内避免剧烈活动，有利于血管内、外膜的生长。

3. 饮食护理。局部麻醉术后即可进食，全身麻醉患者当日禁食，第2日可进流食，以后视情况逐渐半流质、普食。术后因发热时间较长可影响食欲，应给予清淡、营养丰富、易消化的食物，保证每日所需热量的供给。

4. 心电监护。心电监护24~48小时，严密监测生命体征，给予低流量吸氧，特别要注意血压的波动情况。

（1）血压过高可增加心脑血管意外的危险性，可遵医嘱静脉滴注硝酸甘油控制血压90~140mmHg/60~80mmHg，24小时后常规口服降压药维持血压稳定。

（2）血压过低则使肾血流量减少而影响肾功能，要尽快找出血压过低的原因，观察是否有内出血、补液量不足或降压药滴速过快等情况，并给予及时处理。

5. 预防感染。术后常规给予抗生素预防感染，对患者实施保护性隔离，限制家属探视。卧床期间鼓励患者做深呼吸运动，不宜翻身叩背，给予雾化吸入，预防肺部感染；下肢被动进行全关节活动及小腿肌肉收缩运动，预防下肢深静脉血栓形成。

6. 基础护理。协助患者勤翻身，保持衣被整洁、干燥，防止压疮及呼吸道并发症。

7. 抗凝药的使用。覆膜支架植入患者体内后属于异物，为预防血栓形成，术中及术后均应使用抗凝血药物。

（1）输注抗凝血药物时，应使用输液泵，以确保药物匀速、安全、准确的输入到体内。

（2）术后遵医嘱给予肝素2万~3万U/d静脉滴注，持续2~3日，然后改用阿司匹林每日100mg口服，持续3~6个月。如果发生血栓，应根据病情进行溶栓治疗。

（3）注意有无出血倾向，如穿刺部位有无青紫或血肿，测量血压后袖带绑扎处有无出血点，有无鼻腔或牙龈出血，切口有无渗血，排尿、排便颜色是否异常及有无颅内出血症状等。

（4）定时复查出、凝血时间，调整抗凝血药的用量。

8. 观察腹部体征。手术成功后，动脉瘤搏动应减弱乃至消失，腹部包块变小。每日做 1~2 次腹部检查，观察动脉瘤的体积变化及搏动情况。若发现仍有搏动，腹部包块无变化甚至增大，可能为修复不全或内漏；若出现疼痛突然加剧，面色苍白、血压下降，则提示有动脉瘤破裂的可能。应立即报告医生，积极组织抢救。

（三）并发症的观察及护理

1. 支架植入后综合征。

（1）发热：体温 38~39.7℃，持续 4~10 天，无感染证据。

（2）白细胞计数升高：$(9.8~29.5) \times 10^9/L$。

（3）C-反应蛋白升高（40~341mg/L）：遵医嘱用广谱抗生素静脉滴注 3~6 日预防感染；体温 <38.5℃ 者给予物理降温，经常更换衣裤，保持床单清洁舒适；体温 >38.5℃，物理降温效果欠佳，遵医嘱给予药物降温，鼓励患者多饮水。

2. 内漏。指植入内支架后仍有血液流入动脉瘤腔内，为最常见的并发症。根据发生原因将内漏分为三型。Ⅰ型内漏为覆膜支架附着部位内漏。因覆膜支架的近端或远端与瘤颈之间未能完全封闭，导致血流持续性流入动脉瘤腔内。Ⅱ型内漏为反流性内漏，是因为腰动脉、肠系膜下动脉和其他侧支动脉中的血流持续反流造成的。Ⅲ型内漏是覆膜支架结构破坏引起的内漏，包括连接部漏、骨架脱节、覆膜破裂。

3. 血栓形成、狭窄。可发生于内支架或髂动脉、远端肢体等部位。经使用抗凝药一般可以避免。

4. 支架移位。多因操作时定位不准确、主动脉严重迂曲所致。支架向上移位，覆盖肾动脉或肠系膜上动脉，可引起急性肾衰竭、高血压、低血压和急性肠坏死。术后应严密观察血压、尿量、尿色，记录出入量，如患者出现少尿、无尿、血尿、剧烈腹痛、血便等应立即通知医生处理。

5. 血栓脱落。腹主动脉瘤常合并动脉粥样硬化及附壁血栓，特别是动脉钙化严重者，术中很容易出现栓子脱落，最常见的是肢体栓塞，导致下肢急、慢性缺血。术后每 2 小时观察 1 次双侧足背动脉搏动，记录双下肢皮温、感觉、色泽的变化。若肢体温度降低，皮肤苍白，末梢循环不良，应与术前进行对比，及时处理下肢急性动脉栓塞，防止肢体坏死。发现异常报告医生，明确诊断后给予抗凝、祛聚、扩血管及手术取栓治疗。

6. 股动脉切开处血肿。观察伤口渗血情况，如大量渗血，经常规加压包扎无效者应行外科手术治疗。

7. 血液成分改变。以血红蛋白和血小板明显减少为主，少数患者出现血胆红素升高现象。注意观察有无因血红蛋白、血小板减少而造成的供氧不足或出血等情况。

8. 截瘫。是主动脉腔内隔绝术罕见的严重并发症。可能是脊髓根大动脉被移植血管覆盖，也可能因为脊髓根大动脉发生了栓塞或急性血栓。故移植物应选用能起到完全隔绝效果的最短长度。

（四）出院健康指导

1. 出院后。控制血压，使血压稳定在（130~150）/（80~90）mmHg，教会患者血压监测方法，患者可自备血压计，以便随时监测，注意休息，保持情绪稳定；活动应循序渐进，劳逸结合，避免剧烈活动，防止腹部受外力撞击。

2. 讲解吸烟与动脉硬化的相关性。劝患者戒烟、忌酒，以减少呼吸道分泌物。

（1）吸烟与动脉硬化密切关系：①吸烟可导致一氧化碳升高和低氧，引起血管渗透性增加，促使胆固醇沉着；②吸烟使血小板存活时间缩短、血小板聚集和消耗增加，而血小板的聚集可促使动脉内膜损伤；吸烟亦可直接引起动脉内膜损伤而成为动脉粥样硬化的起始原因；③吸烟可使高密度脂蛋白明显降低，而高密度脂蛋白结构改变可导致动脉丧失抗粥样硬化的能力。

（2）饮酒可加重高脂血症。

3. 饮食指导。

（1）可进食高蛋白、高维生素、中等热量营养均衡的食品，注意食物搭配，可进食豆制品、鱼肉等低胆固醇、低动物脂肪性食物，多食蔬菜、水果、杂粮，保持排便通畅；少食动物脂肪及胆固醇含量较多的食物，如动物内脏、猪油、蛋黄、鱼子等。

（2）高血压患者应给予低盐饮食，盐量控制在2g/d左右；肾功能不全者应给予低蛋白饮食，蛋白质量限制在40g/d左右。

（3）伴有糖尿病或高脂血症的患者，宜给予低胆固醇、低脂肪及低糖饮食。

（4）宜少量多餐，忌大量饮水、喝刺激性饮料，以免增加心脏负荷。

4. 坚持按医嘱服药。向患者讲解用药的目的及重要性，指导患者正确服用降血压、降血糖和抗凝血药物等。服用抗凝血药物者应定期复查凝血因子时间，调整药物用量。定期门诊随访。

5. 复诊。指导患者学会自我检查腹部的方法，每6个月进行一次彩色多普勒超声检查，每年做一次CT扫描，以了解动脉瘤情况和支架是否移位或脱落。

第八节　肾动脉狭窄介入治疗的护理

一、解剖结构

肾动脉多在肠系膜上动脉的下方由腹主动脉发出，对称分布于腹主动脉两侧于肾静脉后上方横行向外，经肾门入肾。右肾动脉走行于下腔静脉后方和肾静脉的后方，左肾动脉位于左肾静脉的后方稍上。肾动脉经肾门入肾，一般为一条总干，但约有1/4的肾脏接受多余一条来自主动脉的分支供应。进入肾门后分为前支和后支，前支走行于肾盂的前方，分出上段动脉、下前段动脉和下段动脉，分别供应肾的上段、上前段、下前段和下段，供应肾脏3/4的范围；后支则走行于肾盂的后方，入肾后延续为后段动脉，有时上段动脉也可发自后支。肾动脉在肾内的分支可分为分散型和主干型，肾前半部分主要是分散型，后半部多为主干型。肾动脉在肾内的分布成节段性，绝大多数分为5支肾段动脉，每支肾动脉分布到一定的区域的肾实质，称为肾段。肾动脉间无明显交通支。

二、病因及病理

病因：肾动脉狭窄（RAS）常由动脉粥样硬化、纤维肌性发育不良及大动脉炎引起。青年患者多见后两种病，而老年患者以动脉粥样硬化为主；西方国家常见前两种病，而中国大动脉炎发病率高。

发病机制：肾动脉狭窄患者常呈现肾血管性高血压。这是由于肾脏缺血后肾素分泌增加，体内肾素－血管紧张素－醛固酮系统活化，致使外周血管收缩、阻力增加，钠水潴留、血容量扩张，而形成高血压。但是，部分动脉粥样硬化所致肾动脉狭窄患者却血压正常，仅呈现缺血性肾脏病，缺血逐渐导致肾小球硬化、肾小管萎缩及肾间质纤维化。

三、临床表现

1. 高血压。患者可出现头晕、头痛，使用降压药效果不明显。青壮年可在体检时发现，平时无自觉症状。

2. 急性肾衰竭。血肌酐进行性升高，特别是在应用血管紧张素转换酶抑制剂（ACEI）和利尿剂以后。

3. 慢性肾衰竭。可出现尿量异常减少，血钾低，应用血管紧张素转换酶抑制剂（ACEI）后病情未见缓解反而加重、单侧肾脏萎缩。

4. 肺水肿。左心室肥厚、左心室舒张期顺应性下降，充血性心力衰竭时可引起容量负荷过重，血管紧张素Ⅱ产生过多，引起肺毛细血管压力增加，导致肺水肿的发生。

5. 常规降压药物不起作用。伴有严重视网膜病变及反复发作性肺水肿。反复发作性急性肺水肿的发生与高血压程度和肾衰竭程度不成比例，而与冠状动脉狭窄程度成正比。

四、影像学诊断

1. 肾血管超声。是目前诊断肾动脉狭窄最常用的方法，不仅能显示肾动脉的管径，而且能描述血管收缩期和舒张期的血流速度、主动脉和肾动脉压力比、阻力指数、肾血流加速指数，其敏感性和特异性可达98%，而且能判断肾脏大小。

2. CTA 最大的优点是能够利用旋转技术从不同角度观察肾动脉开口处狭窄，且能诊断远端肾小动脉狭窄。

3. 造影是诊断肾动脉狭窄的金标准。根据病因不同，肾动脉病变的动脉造影表现也不同。

4. MRI 无创伤，但不能判断远端小血管。

5. 放射性核素肾显像检查。肾动态显像是无创性筛选肾血管性高血压的理想技术，它可以提供有关肾脏形态和结构方面的信息，准确反映肾脏灌注功能情况，方便、省时，并且价格相对低廉，是目前临床常用检查手段中唯一能同时评估形态学和功能学的方法，其影像特点：患侧肾血流灌注降低，影像延迟，肾实质影像小，多伴有不同程度的肾功能受损。

卡托普利介入肾动态显像和肾图可以显示患侧肾功能异常或原有异常明显加剧，而健侧肾脏功能则无明显变化。这种双侧肾功能的不对称性改变，可以明显提高肾动脉狭窄的检出率。卡托普利介入试验诊断单侧肾动脉狭窄的灵敏度在80%左右，特异性95%以上，假阳性极少。但严重肾动脉狭窄（狭窄超过90%）者，由于肾功能严重下降，对卡托普利反应已不敏感，可出现假阴性。

五、肾动脉成形术的适应证及禁忌证

（一）适应证

（1）动脉粥样硬化性肾动脉狭窄。

（2）肾动脉肌纤维发育异常。

（3）大动脉炎性肾动脉狭窄。

（4）肾移植、肾血管手术、放射治疗等引起的肾动脉狭窄。

（5）腹主动脉 – 患侧肾动脉收缩压差 >5.3kPa（40mmHg）。

（二）禁忌证

（1）严重肾动脉狭窄或完全阻塞，导丝、导管不能通过的患者。

（2）由主动脉斑块引起的肾动脉开口部狭窄。

（3）凝血功能异常。

（4）肾动脉段以下分支狭窄。

（5）狭窄段过长，病变广泛。

（6）大动脉炎活动期、病变部位钙化。

（7）患侧肾严重萎缩或肾功能丧失患者。

六、护理

（一）术前护理

1. 介入术前护理常规。

（1）护理评估。

1）评估患者血压情况，血压高者对其生活或工作有何影响。

2）评估患者有无颈动脉、桡动脉、肱动脉搏动减弱或消失等体征。

3）评估患者有无头痛、头晕、心悸、恶心、视物不清等症状，有无尿量改变，以了解疾病的发展程度，为手术前后提供依据。

4）了解患者对疾病拟采取的治疗方法、对手术及可能导致并发症的认知程度、家庭经济承受能力，以提供相应的心理支持。

（2）配合完成各项检查，必要时记录尿量。

（3）术前准备：完善术前各项检查，做好健康教育。血压过高者术前遵医嘱服用降压药。手术前常规准备。

2. 血压监测。每日二次测血压，根据血压的程度可增加测量频次。对于可以测量到肾功能降低的患者降压目标是小于 130/80mmHg。密切观察患者有无头晕头痛、恶心、视物模糊等高血压脑病的症状。手术当日停服降压药，避免术后血压下降幅度过大或骤降而引起不适。同时测量四肢血压并做好记录，便于与术后比较。

3. 饮食。患者应进食低盐饮食，多食新鲜蔬菜、粗纤维、易消化的食物，忌酒及辛辣食物。鼓励患者多饮水，保持大便通畅，嘱患者勿用力排便，避免高血压引起脑出血。

4. 药物应用。许多肾血管疾病的患者适合于使用血管紧张素转换酶抑制剂（ACEI）和（或）血管紧张素受体拮抗剂（ARB），对肾血管性高血压的患者部分使用。ACEI 通常用于肾性高血压但肾小球滤过率（GFR）下降不是很低的患者。手术当天口服负荷量的波立维 300mg 和拜阿司匹灵 300mg。（术前 1 周已服波立维 75mg/d 和拜阿司匹灵 100mg/d 者可不用负荷量）。肾功能不全者及 70 岁以上的老年人，术前水化治疗：术前 24 小时静脉补充生理盐水 1mL/（min·kg），术后也要维持 12~24 小时。肾功能不全者：血肌酐 >108μmol/L，可选用等渗造影剂，并尽量减少造影剂用量。

（二）术后护理

1. 严密监测血压。肾动脉扩张成功后，肾脏组织血流灌注改善，肾素的分泌减少，部分患者血压明显下降，如不及时调整用药，就会引起低血压，甚至休克。因此要做到术后 24 小时持续床旁心电、血压监测。术后急性低血压是常见而极危险的并发症。已对较高血压耐受的患者，注意其血压降低后有无头昏、恶心症状，嘱其勿剧烈活动。如术后无需服用降血压药物，舒张压 <90mmHg 为高血压治愈；如降血压药物剂量不变或减少的情况下，舒张压 <90mmHg 或下降 15mmHg 即为高血压好转，一般术后 24~48 小时有明显改善，可下降至 140/90mmHg。也有些患者延长数周后血压才下降。密切观察意识及呼吸的变化，准确记录生命体征，严格交接班，发现异常及时处理。

2. 术后鼓励患者多饮水或适量输液。密切观察尿的颜色，询问患者有无腰部剧烈疼痛。一般在最初的 6~8 小时饮水 1 000~2 000mL，以保证肾灌注，促进注入体内的造影剂通过肾脏排泄，减少造影剂对机体的不良影响。术后 4 小时尿量 <800mL 即刻报告医生，以防造影剂对肾脏的损害。若术后出现肾功能进行性恶化，继续给予小剂量多巴胺加水化疗法，必要时可进行透析治疗。

3. 用药护理。术后抗凝药物按医嘱采用皮下注射低分子肝素，服用波立维、拜阿司匹灵联合抗凝。在用药过程中，注意观察黏膜、皮肤等处有无出血点，穿刺点有无渗血及血肿，有无呕血、便血等情况，尽量避免有创性检查。监测出凝血时间，将凝血因子时间（PT）控制在正常值的 1.5~2.0 倍为宜。应用抗生素预防感染 3 天。

4. 并发症的观察。

（1）异位栓塞：少见，但很严重，造成小动脉闭塞。异位栓塞是发生在介入过程中最严重的并发症。典型症状为疼痛，皮肤见紫斑区，或肾功能损害，血管造影常无异常表现。

（2）肾动脉闭塞、夹层或瘤：肾动脉狭窄介入过程中发生急性肾动脉闭塞的主要原因是肾动脉夹层形成，一般发生在单纯球囊扩张术后，主要表现为肾区的酸胀和疼痛。

（3）肾动脉分支末端穿破、包膜下出血：是肾动脉狭窄介入治疗过程中较严重且较常见的并发症。表现为患者肾区有不同程度的疼痛。疼痛的持续时间因出血的停止而终止。疼痛的严重程度因出血的加重而加剧，随出血的停止而好转。出血量较大时患者可出现生命体征异常和血红蛋白下降，严重者可发生失血性休克，甚至死亡。

七、健康指导

1. 告知患者。肾动脉支架置入术后有出现再狭窄或闭塞的可能，出院后应继续口服抗血小板聚集药物及抗凝药物，口服波立维75mg/d至少3个月，拜阿司匹灵100mg/d口服3～6个月。遵医嘱进行长期、严格、系统的抗凝治疗，请务必遵医嘱用法用量，不要自行加减，定期复查。注意观察有无出血倾向，如鼻腔出血、牙龈出血、黑便、皮肤不明原因的出血点或片状瘀青。如有上述症状，应先停药，尽早就诊。

2. 行为指导。戒烟及防止被动吸烟；控酒，控制体重，适当锻炼。

3. 饮食指导。告知患者进食低盐（食盐≤3g/d或酱油≤20mL/d，忌食咸菜、酱豆腐、甜面酱、咸肉、腊肠及各种荤素罐头）、低脂（大米、小麦、瘦肉、鸭肉、草鱼、鲫鱼、大黄鱼、海蜇头、脱脂奶、豆制品）、清淡饮食，少量多餐，避免过饱和进食刺激性食物。多食富含钾盐的蔬菜和水果，适量的钾、钙摄入可降低心血管系统对钠盐的敏感性，从而降低血压。食物烹调可采用蒸、卤、煮、烩等，少用油或不用油的方法来改善食物的色、香、味。忌食油炸食物、肥肉、猪油及油脂糕饼、奶油糖果等。保持大便通畅。

4. 活动指导。保持良好心态，避免情绪激动；适当休息，合理运动，促进血液循环，可以正常从事工作及一般性的家务劳动，也可进行适量的运动（如散步等），避免剧烈运动及重体力劳动，防止内支架的滑脱移位。采取正确的姿势，避免长时间维持同一姿势，以免阻碍动脉血流。

5. 复查指导。告知患者术后1个月、3个月、6个月、12个月各进行1次超声检查，以后每年做1次超声检查。定期检查凝血功能、生化全项和体征检查（血压控制情况、尿量）。

第九节　肾及前列腺病变介入治疗的护理

一、肾肿瘤

（一）概述

肾肿瘤发病率较低，但多为恶性，良性少见。恶性肾肿瘤最常见的是肾癌，约占成人恶性肿瘤的2%～3%。其余为肾盂癌、肾母细胞瘤、肉瘤、转移性肾肿瘤等。良性肾肿瘤以肾血管平滑肌脂肪瘤多见。肾动脉化疗栓塞对不可切除肾癌可以获得二期手术切除机会，对肾癌破裂出血可急诊栓塞控制出血并栓塞肿瘤，也可对肾癌行姑息性治疗。另外，射频消融治疗肾癌目前已经积累了较为丰富的临床经验，尤其射频消融联合肾动脉化疗栓塞治疗肾癌安全可行、疗效确切。

（二）解剖结构

肾脏左右各一，形似蚕豆，长9～11cm，宽5～6cm，厚4～5cm，左肾上端平11胸椎体下缘，下端平2～3腰椎椎间盘平面；右肾上端平3腰椎体上缘，下端平3腰椎体上缘。肾脏位置不固定，可随呼吸略有上下移动，其范围不超过1个椎体；由卧位转为站立位，肾可降1～3cm。肾脏由肾实质及收集系统组成，肾实质包括皮质和髓质，肾皮质为肾实质外层，富含血管。皮质深入髓质肾锥体的部分称为肾柱，内含叶间动脉和静脉。髓质位于肾实质内侧，主要由15～20个肾锥体构成。椎体尖端为肾乳头，突入肾小盏肾脏有7～9个肾小盏，2～3个肾小盏合成1个肾大盏，肾大盏2～3个再合成肾盂。肾盂出肾门后向下弯行，移行为输尿管。肾动脉多在肠系膜上动脉的下方由腹主动脉发出，于肾静脉后上方横行向外，经肾门入肾。右肾动脉走行于下腔静脉后方和肾静脉的后方，左肾动脉位于左肾静脉的后方和稍上方。

（三）病理表现

肾癌可发生于肾脏的任何部位，有1%～2%双肾同时或者先后出现肾癌。一般为单个圆形，大小不一，多为 3~10cm，肿瘤无组织学包膜，但有被压迫的肾实质和纤维组织形成的假性包膜。病理分型：透明细胞癌、未分化癌、乳头状腺癌、小细胞癌。

肾盂癌发生于肾盂和肾盏上皮细胞，多为乳头状结构，有 3 种细胞类型：移行细胞癌、鳞状细胞癌和腺癌，可单发或多发。由于肾脏血运丰富，因此是其他实质性脏器肿瘤如肺癌、乳腺癌、黑色素瘤、胃癌、结肠癌、淋巴瘤、白血病等好发的转移部位，常为多发和双侧，少数为单发，多数位于包膜下肾皮质，转移灶直径小，常为 2cm 以下，临床上常无症状。

（四）临床表现

肾癌常见症状可以归纳为三类：

1. 局部肿瘤引起的症状。

（1）血尿：约 60% 患者为无痛性血尿、可间断出现。

（2）腰痛：占 50%，多为局限性钝痛。

（3）肿块：1/3 患者首诊时可发现肿大的肾脏。

2. 全身症状。低热、贫血、血沉增快等。

3. 内分泌紊乱。由癌细胞产生的各种内分泌激素引起，常见症状为高血压、红细胞增多等。

（五）临床检查

1. 临床生化检查。10%~40% 的肾癌患者出现副瘤综合征，表现为高血压、贫血、体重减轻、恶病质、发热、红细胞增多症、肝功能异常、高钙血症、高血糖、血沉增快、神经肌肉病变、淀粉样变性、溢乳症、凝血机制异常等改变。

2. 影像学检查。

（1）超声：肾癌患者可见肾局部隆起和外形异常，可引起弧形压迹杯口征，部分患者可见肾积水，淋巴结肿大，下腔静脉肾静脉癌栓。

（2）CT：可准确地了解肾盂、肾盏、周围淋巴结、血管受累情况，评价肿瘤侵犯的程度，为临床分期、手术方式的选择提供重要的信息，同时也是术后追踪复查的重要方法。肾转移癌多数是少血供，故病灶轻度强化，密度均匀，边界较光滑；双侧肾脏见多发小占位灶。

（3）X 线平片：肿瘤较大时可表现为患侧肾影增大，局限性隆起，肾脏的位置可发生变化，肾轴偏转；5% 的肾癌可发现散在的、点片状或弧形钙化，当肿瘤巨大时可发生胃肠道及胰腺的受压移位、腰大肌影不清。

（4）静脉肾盂造影：肿瘤组织压迫肾盏，使之伸长变形、分离或移位聚拢，也可使肾盏不显影。肾盏颈部狭窄，远端积水，受侵肾盏边缘残缺不齐；肾盂内可出现边缘不齐的充盈缺损，或肾盂伸长移位或旋转，多数肾盂变形呈"蜘蛛脚"样，若肾盂内充满癌组织，逆行肾盂造影可见肾盂输尿管交界处梗阻。少数病例肿瘤范围广泛而泌尿系统造影正常，这是因为肿瘤位于肾实质并未涉及肾盂肾盏系统。

（5）MRI：与 CT 检查相同，临床分期 MRI 和手术结果一致者占 82%。

（6）血管造影：肾癌的供血动脉为肾动脉和肾包膜动脉，当肿瘤体积较大时肠系膜上、下动脉和肝动脉也可参与供血。造影可显示肾动脉增宽、分支移位，肿瘤染色；瘤内血管侵蚀、中断、压迫移位；寄生血管；动静脉瘘；静脉内癌栓；药物性血管造影示肿瘤内血管无收缩功能等。

（六）肾动脉化疗栓塞治疗肾肿瘤

1. 肾癌肾动脉化疗栓塞适应证和禁忌证。

（1）适应证：①无手术指征患者的姑息治疗；②对于已经无法手术切除的肾癌患者，肾动脉栓塞能够使得肿瘤在相当时间内体积缩小、并能够有效控制肾癌引起的出血及内分泌症状。

（2）禁忌证：①碘过敏患者；②严重心、肺、肝功能不全者；③严重凝血功能障碍患者；④双侧肾脏病变患者或肾功能不全患者；⑤全身情况差或恶病质患者；⑥严重泌尿系统感染患者。

2. 术前护理。

（1）全面评估患者，详细了解过敏史，月经期间禁做介入治疗。

（2）完善各项常规检查及特殊检查项目，包括三大常规、生化检查、出凝血系列检查、胸片、心电图、腹部 B 超等，必要时行 CT、MR、骨扫描检查。

（3）穿刺部位备皮，穿病员服入手术室，术前 2 小时禁食。留置静脉通路，一般是左手或左脚。

3. 术后护理。

（1）床旁交接：患者绝对卧床 6 小时，必要时穿刺部位压沙袋，该侧肢体平伸 6 小时，观察穿刺部位有无渗血、出血，观察该肢体远端血液循环情况。术后 24 小时可下床轻微活动。

（2）严密观察生命体征：遵医嘱给予患者心电血氧饱和度监测，24 小时内应严密观察患者的体温、脉搏、血压和呼吸，观察患者肾区疼痛的程度。

（3）疼痛：癌痛是恶性肿瘤患者常常伴随的一个痛苦症状。介入治疗后，由于栓塞（或化疗药物）使肿瘤组织缺血、水肿和坏死可引起不同程度的暂时疼痛，加之患者精神上的过度紧张和焦虑，常使疼痛加重。护士应观察疼痛的性质，程度，时间，发作规律，伴随症状及诱发因素，分散患者的注意力，如听音乐，看电视，谈心等，并帮助调整舒适的体位，指导患者应用松弛疗法，控制疼痛要严格按照三阶梯止痛法用药，定时给药，联合给药，并观察记录用药后效果。

（4）发热：发热大多是由于化疗药物或栓塞剂注入肿瘤组织使癌组织坏死，机体吸收坏死组织所致，一般在栓塞化疗后 3 天内出现，通常在 38℃ 左右，经过处理后 7～14 天可消退，对栓塞化疗患者，术后三天内应予每日 4 次测量体温，当腋温为 38.5℃ 以上时应嘱患者卧床休息，保持室内空气流通，并给予清淡易消化的高热量，高蛋白，含丰富维生素的流质或半流质饮食，鼓励患者多饮水、汤、果汁，选择不同的物理降温法如冰敷、温水或乙醇擦浴、温盐水灌肠，若无效则按医嘱使用解热镇痛药，必要时加用地塞米松等。患者高热时还要保持口腔清洁，注意保暖，出汗后及时更换衣服，不要盖过厚的被子，以免影响机体散热，遵医嘱给予输液和抗生素，记录降温效果，高热致呼吸急促者给予低流量吸氧，若体温持续在 38.5℃ 以上不退，应给予抽血进行细菌培养及药敏试验。

（5）消化道反应：由于部分化疗药物进入胃、十二指肠、胆囊、胰腺动脉，导致化疗后大部分患者出现不同程度的胃肠道反应，可持续一周左右，如食欲缺乏、恶心呕吐、胃部不适、腹泻、便秘、厌食及味觉改变等。对呕吐严重者要按医嘱给予对症治疗。呕吐频繁和腹泻者给予支持疗法，静脉补充足够的营养液及电解质，保持水电解质平衡，注意观察呕吐物及粪便的性质，颜色和量，防止消化道出血，便秘者给予通便药物，如杜密克、果导、番泻叶等，同时合理调节饮食，多进食高蛋白、高热量、高维生素、易消化的食物，同时保证舒适的环境和体位，使患者能够得到充分的休息，保持良好的精神状态，提高治疗信心。对于患者出现的不同程度的恶心、呕吐、腰痛、腰胀及发热等不适，健康教育加心身放松训练可以减轻患者的不适。

（6）肾脏的毒性反应：有些抗癌药物如顺铂对肾脏有较强的毒性，术前应向患者解释清楚，术后三天之内应鼓励患者多饮水，增加输液量，并适当应用利尿剂，检测肾功能，尿常规和尿量，保证每日入液量在 3 000mL 以上，尿量在 2 000mL 以上，碱化尿液，加速药物从肾脏排泄，减轻毒性作用。

（7）肝脏的毒性反应：许多药物不同程度损害肝脏，出现肝功能损害，故介入前后均应常规检查肝功能，介入后先行保肝治疗。

（8）骨髓抑制：化疗药物可不同程度的引起骨髓抑制，以白细胞减少为严重，血小板和红细胞也可受到一定程度的影响。护士要协助医生做好血常规的监测工作，如白细胞 $< 2.0 \times 10^9/L$ 则要对患者进行保护性隔离，按医嘱应用升白细胞药物，嘱患者尽量不要外出。对血小板减少的患者注意是否有皮下出血现象，及时给予输注血小板，应用止血药，红细胞减少者则给予输注红细胞并服用补气养血的中药，注意做好自身保护，避免外力撞击以防出血。

（9）局部皮肤的损伤：因肿瘤内毛细血管丰富，血流缓慢，在介入治疗过程中高浓度的化疗药物和栓塞剂局限于某一区域时会对正常的皮肤黏膜造成损伤，表现为皮肤红、痛、肿、灼热，严重时出现水疱，溃烂，当皮肤出现红肿时即予冰敷，以减少药物的吸收，或用 33% 硫酸镁冷湿敷，切忌热敷。

如果出现水疱或已溃烂时要防止感染，每日换药，保持患处清洁干燥，必要时应用抗生素。

（10）如发生尿潴留，可以采取以下办法：平静呼吸，稍用力排尿；用热毛巾敷于下腹部；按摩下腹部；听流水声；用温水冲洗会阴部；必要时导尿。

4. 并发症的观察及护理。

（1）非靶器官的栓塞：出现非靶器官如下肢动脉以及肠系膜上、下动脉及肺动脉的栓塞，常见原因是造影未能明确观察到有动静脉瘘和推注栓塞剂时力量较大致栓塞剂的反流。

（2）栓塞综合征：介入治疗后，患者均有一过性的腰痛、腹痛、发热、嗳气和呕吐，是机体对栓塞物的异物反应和肿瘤变性肿胀及坏死所致，并发症状一般在7天内消失，做相应对症处理即可，如使用镇痛剂、解热剂、糖皮质激素等。

（3）一过性的高血压：偶发，均应在栓塞治疗几小时后消失。

（4）肾脓肿：栓塞治疗后化脓性感染，术后常规使用广谱抗生素能够预防术后感染。

5. 出院健康指导。大部分患者在治疗后4~6天即可出院。出院时嘱咐患者在没有疲劳感的前提下适量劳动，进食高蛋白、高维生素、高碳水化合物低脂饮食，禁烟酒、辛辣等刺激性饮食，保持良好的心态，正确对待疾病。并按医嘱定期接受化疗，1个月后复查B超及肝肾功能，以了解肿瘤复发情况，每3~6个月复查CT。

（七）射频消融治疗肾肿瘤

随着影像技术的发展，作为微创治疗，经皮射频消融（RFA）治疗肾肿瘤已广泛应用于临床。

1. 肾癌射频消融适应证和禁忌证。

（1）适应证：当前根治性肾切除术仍然是肾癌治疗金标准。RFA技术主要应用于不能耐受手术以及拒绝手术的肾癌患者。例如：高龄患者、孤立肾、伴有其他严重疾病（如冠心病，糖尿病，慢阻肺等）、肾功能不全患者等。①通常适用于单发肿瘤，最大径≤5cm；或肿瘤数目≤3个，且最大直径≤3cm；②手术后复发者或TACE治疗后残留肿瘤；③无血管和邻近器官侵犯以及远处转移；④对于不能手术切除及不愿手术者，局部消融可以作为姑息性综合治疗的一部分。

（2）禁忌证：RFA属于微创治疗，比较安全，禁忌证相对较少，以下情况仍视为禁忌。①肿瘤巨大或多发癌；②合并肾静脉主干及下腔静脉癌栓、邻近器官侵犯或远处转移；③不可纠正的凝血功能障碍和明显的血常规异常，具有明显出血倾向者；④顽固性大量腹腔积液、恶病质；⑤合并急性感染；⑥肝、肾、肺等重要脏器功能衰竭；⑦肾血管畸形（如动脉瘤）；⑧近期发生的急性心肌梗死或不稳定性心绞痛。

2. 术前护理。术前禁食6~8小时，患者手术前一晚需保证充足的睡眠。手术前一日训练患者在床上解大小便，提前练习可避免术后因改变体位造成排尿困难而出现尿潴留。术前2小时为患者留置静脉穿刺针，便于术中用药。术晨测量生命体征，核对患者腕带。

3. 术后护理。

（1）观察穿刺处有无渗血及感染，保持局部敷料的清洁干燥。遵医嘱给予静脉滴注抗生素及止血药。叮嘱患者绝对卧床休息。如果生命体征平稳、一般情况良好，平卧2~6小时可自行轻微活动。

（2）常规护理：术后常规禁食，监测生命体征4小时，常规吸氧。

（3）疼痛：大多数为穿刺部位的疼痛，因肿瘤坏死所致。护士应密切观察疼痛的性质、部位、范围、强度及持续时间，向患者做好解释工作，说明疼痛的原因及缓解时间。疼痛较剧烈者，应及时告知医生查看患者。护士在遵医嘱给予止痛药物的同时，给予人文关怀，提供安静舒适的环境、协助患者取舒适卧位，通过分散注意力等措施舒缓患者的紧张心理，学会放松如听音乐、深呼吸，家属、医护人员给予鼓励和安慰性的语言等。

（4）发热：射频术后的发热，大多数是机体对肿瘤坏死组织吸收而产生的吸收热，一般术后次日出现，体温在39℃以下，持续3~5天，应向患者说明发热原因，消除患者的顾虑。术后密切观察体温变化。对体温持续超过38.5℃，给予抗生素预防感染，同时鼓励患者多饮水，建议每日饮水在2 000mL以上，温水擦浴及大血管处敷冰块等物理降温方法，必要时补液治疗。在发热期间要鼓励患者进食高蛋白、高热量、高维生素饮食，保持口腔的清洁卫生，使患者感觉舒适，增加食欲，从而增强机体抵抗力。寒战时注意保暖，减少患者的不适感。出汗多时要注意及时更换衣物，及时擦干皮肤，保持皮肤清洁干燥，避免受凉。如体温持续≥39℃，要注意有无感染迹象。

（5）排尿异常：由于患者改变了以往的生活方式，不习惯在床上排尿而引起尿潴留。发现排尿困难可诱导排尿，如热敷下腹部，效果差者可给予留置导尿。观察尿量，24小时后拔除导尿管，协助患者多饮水，促进排尿，冲洗尿道，预防泌尿道感染。尿量是观察肾功能的最有效方法之一，若尿量异常，应遵医嘱及时调整输液量。

4. 并发症的观察与护理。

（1）出血：是RFA术后的主要并发症，肿瘤越大，与周围器官的距离越近，并发症发生率越高，中央型肾肿瘤并发症发生率较外生性大。主要表现为肾周血肿、血尿（镜下或肉眼），多为自限性，无需治疗。肾周血肿的发生率为2%～5%，术后密切观察生命体征的变化是预防和早期发现出血并发症的主要方法。术后24小时内进行特别护理，每半小时监测一次生命体征，重点是心率、血压变化，心率异常加快或血压降低，都要排除是否伤口出血，后再进行常规护理。术后叮嘱患者48小时内卧床静养，家属做好日常生活护理。观察穿刺点体征，有血肿、渗血都要查明原因，高度重视其危险性。血肿小者无症状，可给予理疗或用50%硫酸镁湿热敷，2次/d，或外敷消炎止痛膏，每日更换一次；大血肿可伴局部疼痛，严重时可影响肢体活动，从而延迟恢复。加强基础护理，保持口腔及皮肤完整。若短时间内或持续大量出血，或经输血输液后，患者血压持续下降，应立即行手术止血。

（2）血尿：高温消融使流经肿瘤部位血液中红细胞破坏，释放血红蛋白，导致蛋白尿。患者术前需做尿常规检查，肾功能检查，术后要观察尿量、颜色及性质。当尿少时应快速补充血容量，同时使用利尿剂，保持24小时尿量2 000mL。当出现血红蛋白尿时，为防止肾小管被堵塞可应用碱性药物如碳酸氢钠，以碱化尿液，减少对肾小管的损伤。

（3）肾衰竭：RFA治疗使癌细胞坏死，大量蛋白分解，其产物被吸收入血液后可产生蛋白尿，再加上治疗前禁食、术中出汗较多，易发生水和电解质平衡失调，此类并发症发生率低。术后护理应密切观察意识、血压脉搏、尿量、尿液颜色及性质，记录出入量，鼓励患者多饮水，同时术后加强补液。

（4）尿瘘：如术中射频消融区域涉及肾集合系统，则术后有发生尿瘘可能。术后要注意观察尿液的量、色和性状。尿瘘可引起发热，但多为低热，观察体温变化也可帮助医生确诊是否有尿瘘。

5. 出院健康指导。告知患者术后1个月、3个月、6个月和1年随访复查腹部增强CT或MRI了解肿瘤有无残留和复发。随时根据复查的情况及时进行治疗或调整随访方案。按医嘱定期接受化疗；补充营养，进食高热量、优质蛋白、富含维生素的食物，以清淡、易消化的食物为宜，多吃新鲜蔬菜水果，忌辛辣、刺激性食物，如酒、咖啡、油炸食品；保持心情舒畅，情绪稳定，劳逸结合，在病情允许情况下可适量活动，但切忌过度运动。

二、前列腺肿瘤

（一）概述

20世纪60年代末，纽约纪念医院用^{125}I治疗B、C期前列腺癌，当时由于对粒子低剂量率的了解不够，对B、C期前列腺癌的外侵情况也无可靠依据，治疗后总体疗效并不满意。1972年，Whitmore首次报道通过切开耻骨植入^{125}I粒子治疗局部和转移性前列腺癌，奠定了近距离治疗的基础。植入治疗后发现多数病例前列腺肿块明显消退，部分病例肿瘤完全消失，可是植入治疗会使患者排尿困难加重。自1981年Holm医生首次应用在经直肠B超引导下，通过经会阴的前列腺穿刺，将核素粒子植入前列腺的方法，这使得近距离放疗发生了一次革命。1987年，Blasko等利用计算机治疗计划系统和超声引导下会阴部模板植入技术相结合，先经直肠超声确定靶区、固定会阴模板，计算机系统计划植入计划，这样就使前列腺癌粒子植入达到靶区剂量分布更均匀，对周围重要器官损伤更小，从而使该项技术更趋于成熟。20世纪80年代后，随着各种植入粒子研究的深入，粒子植入治疗前列腺癌也开辟了新局面。特别是对最佳照射剂量有了一定认识，如对^{125}I处方剂量达到^{160}Gy，用该剂量治疗后疗效明显提高。20世纪90年代中期，随着影像学、放射物理学的进一步发展以及计算机治疗计划和分析系统的使用，使^{125}I粒子植入治疗技术迅速发展并不断完善成熟。

（二）粒子植入方法

放射性粒子植入的方式有盲插法和模板立体定位法，现在大多在经直肠B超、直肠内螺旋CT、MRI引导、内镜引导等方式经会阴穿刺植入。目前，多数医院采用的是经直肠B超引导下经会阴粒子植入。具体操作方法：首先通过超声经直肠确定植入范围，提供的肿瘤及周围器官信息，测出肿瘤的二维径线，而后将数据输入三维治疗计划系统，经计算机制定所计算粒子的放射总剂量，每个部位植入粒子的数量、粒子种植的准确部位以及粒子间距，按计划将穿刺针经会阴刺入前列腺（各穿刺针在固定架上平行排列），再用粒子植入枪将粒子推送入前列腺的不同部位。边缘粒子应至少位于肿瘤表面下0.5~1.0cm，以便最大限度地减少周围器官及正常组织的照射剂量。植入过程见模拟图。

（三）影像验证

术后以X线片和CT来确定粒子种植的情况，一般可以清楚显示治疗部分与周围正常组织的关系，得出粒子的放射剂量分布图，从而验证粒子种植后剂量分布是否与治疗计划一致。

（四）前列腺癌粒子植入治疗的效果

前列腺癌的^{125}I粒子植入是治疗早期前列腺癌的方法，早期患者应用永久性粒子植入可达到和前列腺癌根治术和外放疗类似的效果。该手术尤其适于T_1~T_2期、PSA<10ng/mL、Gleason评分<6分的患者。放射粒子植入后常采用PSA（前列腺特异性抗原）生化控制来判断疗效，包括PSA无进展生存率及最低PSA，前者指连续3次检测PSA无升高，而最低PSA小于0.2ng/mL，被认为PSA生化控制成功，治疗效果满意。

（五）前列腺^{125}I粒子植入适应证与禁忌证

1. 适应证。

（1）病理证实为前列腺癌。

（2）拒绝手术的患者。

（3）预计生存期>10年。

（4）局限期前列腺癌肿瘤未超过包膜，即TNM分期的T_1~T_2期或者ABCD系统的A~B期、Gleason分级8~10级，同时PSA<10ng/mL。

（5）无远处转移。

（6）无经尿道前列腺电切除（TURP）史。

（7）前列腺大小<60g。

2. 绝对禁忌证。

（1）前列腺癌患者预计生存期<5年。

（2）经尿道前列腺电切除术后缺损较大或预后不佳。

（3）有预测的严重手术风险。

（4）伴远处转移。

3. 相对禁忌证。

（1）前列腺中叶较大。

（2）美国泌尿学会（American Urological Association，AUA）评分较高。

（3）既往有盆腔放疗史。

（4）既往多次盆腔手术史。

（5）严重糖尿病致伤口难以愈合。

（6）前列腺大小>60g。

（六）术前护理

1. 术前评估。评估患者一般情况，包括血压、脉搏、一般状况；既往病史，有无高血压、糖尿病、心脏病、肾病及甲亢；过敏史，包括药物、食物；患者心理状况评估，包括文化程度，对疾病的理解能力，对压力的承受能力。

2. 常规检查。血常规、凝血机制、血生化、免疫检查、心电图、胸部 X 光片、肿瘤病理检查

3. 术前 2 周。嘱患者停服非激素类抗菌药物。

4. 体位训练。前列腺癌患者粒子植入手术需采取截石位，协助患者进行体位训练。对患者进行深呼吸、屏气、咳嗽及咳痰训练。

5. 术前抗生素过敏试验。会阴部备皮，备皮范围应手术野外扩 5cm。

6. 禁食禁饮。术前 24 小时进流质饮食，12 小时禁食，4 小时禁饮水。

7. 排空肠道。术前 1 天傍晚患者服用泻药，如效果不好，手术当日早晨给予灌肠清洁肠道，术前给予留置导尿。

（七）术后护理

1. 病情观察。回病房后立即给予心电监护，密切监测生命体征的变化，患者腹部放置冰块以减少疼痛、肿胀，注意观察患者穿刺部位，会阴部有无触痛、肿胀或出血，如有渗出及时更换敷料。

2. 尿管的护理。患者术后保留尿管，连续冲洗，注意观察尿管引流是否通畅及尿液的颜色、性质、量的变化，并进行尿液过滤检查，防止粒子丢失。

3. 饮食指导。因食物中的氨基酸和酸性食物可以增加膀胱刺激症状，应在术后 6~8 小时，指导患者进流质或半流质饮食，术后 1 天即可进普食，应选择营养丰富易消化的食物，鼓励患者多饮水，多吃蔬菜和水果，忌食辛辣刺激食物。但在拔出尿管后应避免夜间大量饮水，限制引用含咖啡因的饮料，避免刺激膀胱收缩，引起排尿困难。

（八）并发症的观察和护理

1. 放射性尿道炎。因尿道位居前列腺中心，不可避免地受一定剂量的粒子辐射，术后可能会出现一些泌尿系统症状，如会阴部肿胀、尿道刺激征。为了预防此类现象发生应制订合理的个体放化疗方案，使照射量低于尿道组织的耐受量，医生术中手法应轻柔、精准。

2. 放射性肠炎。临床以放射性结肠炎、直肠炎多见。放射性肠炎的发生个体差异较大，症状的轻重及出现的时间均无明显规律，一般在放疗后 2~3 周后出现，主要表现为：腹泻、体重下降、腹痛、里急后重、便秘、便血、肛门刺痛、慢性迁延性炎症，溃疡形成、狭窄、瘘管或穿孔。治疗非常棘手，因此预防和早期发现十分重要。一旦出现并发症，应及时对症处理并应进行综合治疗，卧床休息。急性期应禁食水，后期加强营养，给予高蛋白和富含维生素和微量元素、少纤维素的食物为主，注意水、电解质和酸碱的平衡，纠正贫血，加强抗感染治疗，及时给予药物保留灌肠。可以给与增强免疫功能的药物，增强自身的免疫力。

3. 放射性肠瘘。常发生的部位是乙状结肠和直肠，多在放射治疗后半年至两年发病，如果患者在放射性肠炎的基础上发生放射性肠瘘，治疗更加困难。这一类瘘除具有营养不良，内稳态失衡、感染等外，还常有以下症状：组织愈合能力差，腹腔粘连严重，难以松解，单发肠瘘发生后，肠液长期侵蚀周围黏着的已有放射性损伤的器官（回肠、直肠、膀胱、阴道等），导致复杂瘘发生。

4. 粒子脱落。植入术后的 2 天内常发生粒子脱落现象，术后 1 周内应进行尿液过滤检查和稀释粪便溶液检查，以防粒子丢失污染环境。如发现粒子滤出后，立即戴好铅眼镜、穿好铅衣或铅围裙，使用长镊子将其夹起放入特制铅盒内，立即送核医学科处理。

5. 肺栓塞。放射性粒子植入后可能出现粒子游走，当脱落粒子游走进入种植器官附近较大的血管内时，可随血液流动进入肺部，栓塞肺动脉或其分支而致肺栓塞。因此术后除常规照射 X 线胸片外同时还要监测生命体征，尤其是呼吸的变化。当患者突然出现呼吸困难、胸痛、咳嗽、咯血伴心率加快、发绀等症状时，应立即指导患者绝对卧床，立即给予吸氧，同时通知医生，安抚患者紧张情绪，嘱患者

勿深呼吸、不要剧烈咳嗽或用力活动，避免引起更严重并发症，遵医嘱给予相应处置。

（九）出院健康指导

（1）患者术后 2 天可拔除尿管，观察无异常后可以出院。嘱患者出院后应多休息，勿从事重体力劳动，可参加适当体育锻炼，加强营养，提高免疫力。

（2）可恢复性生活，建议使用安全套，2 周后可放弃使用。粒子植入治疗可能损伤生育能力，在术前应进行告知。

（3）在医生指导下根据病情适当服药，要定时定量，并教会患者注意观察服药后的反应，如果出现恶心、呕吐、乳房胀痛、头晕及体位性低血压等症状，应及时电话咨询或到当地医院进行就诊，做出相应预防治疗措施，增强健康知识。

（4）放射防护：患者回家后仍要继续做好防护工作，患者家属在粒子植入后 6 个月内，不得与患者同一个房间，条件不允许，不得不同住一房间者床间距最好在 2 米以上，孕妇和未成年不得与患者同住一室。患者术后半年内死亡应与医院取得联系，及时收回粒子，避免造成环境污染。粒子植入持续时间需为 3 个半衰期，这段时间应积极配合医生追踪管理。

（5）定期复查：进行前列腺 CT 扫描，检查每个粒子在前列腺内的精确位置。因放射性粒子可以通过前列腺外周静脉丛进入肺内，还应定期进行胸部 X 线检查，3 个月 1 次，2 年后 6 个月随访一次，终生随诊。检查包括 X 线，普通的数字型直肠检查（DRE）和前列腺特异性抗原检查（PSA）。半年内每月 1 次，半年后每 3 个月回院检查血常规、进行免疫功能测定。

第十节 盆腔肿瘤介入治疗的护理

一、疾病概述

随着人类寿命的延长及自然界致癌因素的不断增加，妇科恶性肿瘤的发病率呈逐年上升趋势，严重危害妇女的生命健康。妇科恶性肿瘤中最常见的是子宫癌，卵巢癌居第二位，其他还有恶性滋养细胞瘤、阴部和阴道癌以及盆腔的转移性肿瘤。子宫颈癌 95% 为鳞状上皮癌，子宫内膜癌位居第二位，80% 为腺癌。卵巢癌早期无症状，其死亡率居妇科常见肿瘤之首。临床上对晚期、复发性和转移性妇科恶性肿瘤多采用外科手术、化疗和放疗等综合手段治疗，达到减轻患者痛苦、延长生存时间的目的。但因肿瘤盆腔转移广泛使手术无法切除：患者体质差，免疫功能低下，静脉化疗全身反应大，往往难以耐受化疗毒性；瘤体大、血供不好、放射治疗不敏感等原因致使放射治疗效果较差。妇科恶性肿瘤的介入治疗主要指经动脉内灌注化疗栓塞术，以其微创、靶向性强、疗效显著而逐渐深入到妇科恶性肿瘤治疗的各个方面，并不断普及和推广。

二、解剖结构

妇科恶性肿瘤的血供主要来源于髂内动脉，还有卵巢动脉、子宫动脉和阴道动脉，经髂内动脉等肿瘤供血动脉局部应用大剂量、高浓度、有效的化疗药物可提高抗癌药物在肿瘤组织内及邻近器官组织内的浓度，可控制肿瘤病灶，减少淋巴结转移及亚临床播散的机会，创造较好的手术时机，进而提高手术切除率。

三、临床表现

妇科恶性肿瘤临床诊断的症状主要包括：腹部疼痛肿胀、由肿瘤引起的阴道不规则出血、肛门坠胀、腰骶痛、阴道分泌物异常以及大小便改变等。

（一）子宫颈癌

早期可能无任何不适，常常在体检、普查时发现。不少患者因为有接触性阴道出血而就医，早期多为接触性出血（性生活后或妇科检查后少量出血），后期则为不规则阴道流血，出血是因为肿瘤破溃所致。外生型癌出血较早而量多，内生型出血较晚。少数患者阴道分泌物增多，由肿瘤表面渗出所致，可为白色或血性排液。若有坏死感染则排液可呈泔水样或脓性，有恶臭。晚期累及邻近器官或组织时可出现相应症状，如尿频尿急、便秘、下肢肿胀疼痛等，可出现恶病质等全身衰竭表现。

（二）卵巢癌

腹部包块是卵巢癌常见的症状，肿块多为双侧，实性或囊实性，表面凹凸不平，不活动，常伴有腹腔积液，若有盆腔内播散则可触及子宫直肠窝种植结节。远处转移时出现相应部位的表现。肿瘤若向周围组织浸润或压迫神经，可引起腹痛、腰痛或下肢疼痛；若压迫盆腔静脉，出现下肢水肿；若为功能性肿瘤，产生相应的雌激素或雄激素过多症状。晚期可表现消瘦、严重贫血等恶病质征象。

（三）子宫内膜癌

绝经后阴道出血是大部分患者的症状，未绝经者表现为经量增多、经期延长或经间期出血。绝经者表现为绝经后阴道流血，量可多可少，大量出血者少见。部分患者诉阴道排液增多，早期多为浆液性或浆液血性排液，晚期合并感染则有脓血性排液，并有恶臭，晚期出现疼痛。因癌瘤浸润周围组织或压迫神经所致，可向下肢及足部放射。癌灶侵犯宫颈，堵塞宫颈管导致管腔积脓时，出现下腹胀痛及痉挛样疼痛。晚期患者常伴全身症状，如贫血、消瘦、恶病质、发热及全身衰竭等。

四、影像学诊断

（一）超声

B超检查具有价格低，操作简单等优点，它既可了解肿瘤的位置、大小、形态，又可以观察内部结构及来源脏器，与周围组织的关系，又可鉴别肿瘤的物理性质。B超诊断盆腔肿瘤的准确率达90%以上，因此，B超诊断是已被公认为妇科疾病诊断与普查的首选方法。

（二）DSA影像学检查

1. 宫颈癌和子宫内膜癌。子宫动脉及颈部螺旋血管增粗、扭曲及移位，毛细血管增多、紊乱、形成肿瘤血管团。造影剂浓密积聚，出现肿瘤染色，有时可有动静脉瘘及静脉早现。

2. 卵巢癌。卵巢癌的实质性部分血管丰富，排列不规则，可见肿瘤染色现象。囊性区血管较少，但周围血管紊乱，邻近血管变形移位。

3. 滋养细胞疾病。良性葡萄胎两侧子宫动脉间隙增宽，子宫肌层的螺旋弓状动脉变直，绒毛间隙呈片状模糊，其间可见充盈缺损，静脉早期显影。恶性葡萄胎子宫动脉明显增粗，直径大于2.5mm，血管分支增多紊乱，肌壁血窦呈斑片状或圆形充盈缺损，肿瘤区造影剂呈头发团样潴留，子宫弓形动脉直接与肌壁间的血管相连，静脉早显，形成动静脉瘘。绒毛膜癌的血管造影表现和恶性葡萄胎相似，但绒毛膜的血管病变中常有少血管区出现，多为病灶中央坏死组织和血凝块。

五、盆腔肿瘤化疗栓塞的适应证和禁忌证

（一）适应证

1. 妇科恶性肿瘤的术前。放疗前辅助化疗主要适用于具有高危因素的患者，如分期较晚或组织细胞分化不良的患者。

（1）消灭癌灶周边的微小病灶，使手术切除更彻底，提高患者的生活质量和生存率。

（2）对失去手术机会的妇科肿瘤，通过介入化疗使肿瘤缩小，降低临床分期，达到可手术切除之目的，为后续治疗创造条件。

（3）放疗患者的化疗增敏（同步放化疗）。

2. 对症治疗。

（1）子宫颈癌、内膜癌等肿瘤引起出血的止血，如癌灶的坏死出血及宫颈癌手术后阴道残端的出

血等。

（2）妇科恶性肿瘤所引起的髂内动静脉瘘的栓塞治疗。

（3）妇科恶性肿瘤术后防止肺动脉栓塞置入下腔静脉滤器等。

3. 妇科恶性肿瘤术后，辅助治疗。

4. 姑息治疗。

（1）不能手术切除的中晚期妇科恶性肿瘤的姑息治疗。

（2）手术或放疗后复发的治疗。

（二）禁忌证

（1）全身转移的患者及出现全身衰竭的患者。

（2）严重肝、肾、心、肺功能不全。

（3）已有骨髓抑制、肝功能损害等化疗禁忌证者。

（4）碘过敏者。

（5）妇科急、慢性炎症未能控制。

（6）穿刺部位感染。

（7）严重凝血机制异常。

（8）白细胞减少（$< 3.0 \times 10^9 / L$）。

六、护理

（一）术前护理

1. 术前检查。详细了解患者的体温、脉搏、呼吸、血压、心电图、血常规、肝肾功能、出凝血时间、彩超、CT、MRI，必要时协助完成肿瘤标记物的采集，为动脉介入化疗疗效评估提供依据。异常白细胞过低者、体温过高者应暂停手术，择期手术。

2. 手术视野准备。备皮范围：脐部以下至大腿上 1/3，双侧至腋中线，包括外阴部，为了预防感染，于手术前三天开始用 1:15 碘附液灌洗/擦拭阴道。每天一次，为患者进行擦洗时应注意动作轻柔，避免损伤病灶引起出血增多。注意双侧穿刺部位动脉搏动强弱，有无皮肤破损以及下肢肢体皮肤温度、颜色有无疾患，以确定穿刺部位。

3. 胃肠道准备。术前 24 小时进易消化的流食、半流食，避免肉类及难消化的油炸食品，术前 4～6 小时禁食禁饮，并服泻药或灌肠。

4. 留置导尿。为避免术中膀胱充盈影响手术操作，需留置导尿管，术前 30 分钟排空膀胱。若使用球囊导尿管，球囊内注入无菌注射液以 3～4mL 为宜，因为注入过多溶液将会使尿管前端开口位置过高导致引流不通畅并影响术野的造影效果，术毕应将球囊内无菌注射液补充到 10mL，以免术后导尿管脱出。

5. 其他。术前应建立有效的静脉通道，应用留置针，以备术中用药。

（二）术后护理

1. 生命体征。每 30 分钟监测一次。如化疗药阿霉素对心脏毒性较大可引起心律失常。因此心率、脉搏的监测尤为重要。由于抗癌药对机体的毒性作用或局部癌组织坏死液化吸收致体温升高，一般不超过 39℃，必要时给予物理降温或退热药。

2. 肢体血运。预防穿刺点出血及血肿形成，进行床旁交接班。由于术中使用扩张器及肝素，穿刺局部不易止血而形成血肿。术毕拔除导管后穿刺部位需要压迫止血 10～15 分钟，解除压迫不再出血时用无菌纱布块加弹力绷带固定包扎 12 小时，并用沙袋加压 2 小时，绝对卧床休息 24 小时，穿刺侧肢体制动 6～8 小时，嘱患者勿做增加腹压的动作，防止穿刺点出血及血肿形成。密切观察肢体血供情况及皮肤颜色、感觉的变化。如足背动脉搏动明显减弱甚至消失或肢体麻木多为动脉痉挛，或异位栓塞所致，应及时上报医生处理。

3. 水化。为预防大量铂类抗癌药对肾脏的毒害，可于化疗的前 1 天和术后 4 天给予大量的静脉水化和尿液碱化。水化时注意输液速度不可过快，避免引起肺水肿等意外发生。注意患者术后 12 小时内排尿情况，尿量正常与否可反映造影剂及化疗药物的降解产物排泄情况，因此准确记录尿量，保持每日尿量不少于 2 500mL，以加速药物的排泄从而保护肾脏。

4. 疼痛。过度的疼痛不但增加患者的心理负担，也影响患者的体力恢复。一般认为疼痛与栓塞后组织缺血有关。栓塞材料颗粒越小，栓塞血管越接近末梢，缺血程度越明显，疼痛也越重。术前、术后可遵医嘱给予止痛药，如术前给予止痛栓剂和镇静剂，术中、术后给予肌内注射吗啡或哌替啶等，同时可以口服非类固醇类抗炎药如吲哚美辛，改善循环有助于减轻局部水肿，加快患者恢复。

5. 预防压疮。卧床期间协助定时翻身，协助及时床上小便，保持床单位干燥、整洁和室内通风，24 小时后鼓励患者下床活动，预防感染。

（三）并发症的观察及护理

1. 动脉灌注化疗的不良反应。发热、恶心、呕吐、食欲缺乏、白细胞及血小板减少、局部疼痛等，以上均是化疗药物的毒副反应。与口服或全身静脉用药相比较，动脉化疗出现的副反应症状较轻微，这也正是动脉灌注化疗的优越性所在，出现以上症状后应给予必要的对症治疗如抗炎、止吐、镇痛等，使其症状控制在最低程度。

2. 栓塞综合征。介入化疗后，大多数患者都有不同程度的疼痛和恶心、呕吐。疼痛主要是由于动脉栓塞后导致供血区组织的缺血缺氧产生的疼痛，疼痛部位可以是下腹部、臀大肌、下肢等。疼痛多表现为下腹部轻、中度阵发性胀痛，或持续剧烈的绞痛，可给予硬膜外自控镇痛（patient controlled epidural analgesia，PECA）12H 或肌内注射哌替啶 75～100mg 对症处理。恶心呕吐往往影响进食，如得不到控制，可出现营养不良和脱水，严重者则出现电解质紊乱，体重减轻甚至衰竭，影响后期手术。因此护理中密切观察患者的进食量、呕吐量及性质，及时倾倒呕吐物，消除不良环境因素。及时给予温水漱口，协助舒适卧位，以清淡易消化的流食和半流食为主。根据情况给甲氧氯普胺或恩丹西酮、地塞米松及地西泮复合镇吐。

3. 血栓形成。由于动脉插管损伤血管内膜，以及化疗药物刺激血管壁加之应用栓塞剂使血液黏性改变，血流缓慢，已导致血栓形成。术后 24 小时内应密切观察足背动脉搏动情况及 5P 征，及时发现血栓形成，每天应指导患者进行下肢锻炼，卧床时下肢抬高，注意局部保暖，必要时用热水袋。

4. 尿频、尿急、尿痛。与栓塞后肿瘤充血水肿刺激膀胱以及少量栓塞剂向耻骨下方反流有关，此现象一般维持 1～2 周，改善微循环后可自行消失。

5. 出血。阴道少量出血与栓塞后子宫壁充血渗出有关，此种情况不会对患者构成影响，随着渗出减少，积液自行吸收，阴道流血亦自行停止。向患者解释术后有黄白色分泌物排出，2～4 天时量较多，注意观察分泌物的量及性质，保持外阴清洁，另外，化疗药物可致阴道黏膜溃疡，每天观察阴道黏膜情况。

6. 预防误栓发生。误栓是将栓塞剂栓入其他血管，通常是髂内动脉的分支或子宫动脉的分支，或过量栓塞引起栓塞剂反流造成误栓。可出现下肢麻痹、臀部疼痛、膀胱坏死等罕有的严重并发症发生，应密切观察患者是否出现异常症状，及时报告医生。

7. 其他。栓塞侧附件缺血坏死、盆腔水肿、输尿管蠕动障碍及臀部瘀血斑等。其临床表现类似子宫肌瘤栓塞治疗中出现的栓塞后综合征。原因可能为短时间灌注化疗药物浓度高、靶动脉分出异常的皮支、插管过深、栓塞颗粒太小、动脉侧支不够丰富及局部小静脉引流不畅。细小微粒状吸收性明胶海绵在强大压力作用下，栓塞剂沿子宫动脉上行支与卵巢动脉吻合支逆行，使卵巢血供完全阻断，导致附件缺血坏死。

（四）出院健康指导

1. 提供预防保健知识。普及防癌知识，开展性卫生教育，大力宣传导致妇科恶性肿瘤的高危因素，积极治疗和预防癌前病变。如出现腹部疼痛肿胀、阴道不规则出血、肛门坠胀、腰骶痛、阴道分泌物异常、大小便改变等症状，应及时去医院就诊，30 岁以上的妇女应定期进行盆腔检查，一般每年进行妇科体检 1 次，发现癌前病变，及时治疗。

2. 做好随访工作。嘱患者介入术后 3~6 个月避免体力劳动和性生活。出院后患者应定期随访，鼓励患者及家属积极参与出院计划的制订过程，以保证出院计划的可行性，并说明随访的重要性，出院后 1、3、6、9、12 个月回院复查，坚持治疗。出院后如有不适，应及时来院就诊。

参考文献

［1］王爱平．现代临床护理学．北京：人民卫生出版社，2015.

［2］徐燕，周兰姝．现代护理学．北京：人民军医出版社，2015.

［3］黄人健，李秀华．现代护理学高级教程．北京：人民军医出版社，2014.

［4］李淑迦，应兰．临床护理常规．北京：中国医药科技出版社，2013.

［5］尹安春，史铁英．内科疾病临床护理路径．北京：人民卫生出版社，2014.

［6］唐少兰，杨建芬．外科护理．北京：科学出版社，2015.

［7］史淑杰．神经系统疾病护理指南．北京：人民卫生出版社，2013.

［8］黄素梅，张燕京．外科护理学．北京：中国医药科技出版社，2013.

［9］丁淑贞，丁全峰．骨科临床护理．北京：中国协和医科大学，2016.

［10］宁宁，朱红，陈佳丽．骨科护理手册．2版．北京：科学出版社，2015.

［11］章新琼．精神科护理学．北京：中国医药科技出版社，2016.

［12］田姣，李哲主．实用普外科护理手册．北京：化学工业出版社，2017.

［13］裴星，全胜，严彩红．外科护理．武汉：华中科技大学出版社，2017.

［14］束余声，王艳．外科护理学．北京：科学出版社有限责任公司，2017.

［15］范保兴，张德．外科护理学．3版．北京：科学出版社有限责任公司，2017.

［16］周会兰．急危重症护理学．2版．北京：人民卫生出版社，2013.

［17］李建民，孙玉倩．外科护理学．北京：清华大学出版社，2014.

［18］朱建英，叶文琴．创伤骨科护理学．2版．北京：科学出版社，2017.

［19］李俊华，曹文元．成人护理（上册）——内外科护理．北京：人民卫生出版社，2015.

［20］丁淑贞，李平．实用特殊科室护理管理．北京：中国协和医科大学出版社，2014.

［21］肖书萍．介入治疗与护理．北京：中国协和医科大学出版社，2016.

［22］李麟荪，徐阳，林汉英．介入护理学．北京：人民卫生出版社，2015.

［23］尤黎明，吴瑛．内科护理学．6版．北京：人民卫生出版社，2017.

［24］黄人健，李秀华．内科护理学高级教程．北京：人民卫生出版社，2016.

［25］黄人健，李秀华．妇产科护理学高级教程．北京：中华医学电子音像出版社，2018.

［26］安力彬，陆虹主．妇产科护理学．6版．北京：人民卫生出版社，2017.

［27］崔焱，仰曙芬．儿科护理学．6版．北京：人民卫生出版社，2017.

［28］李麟荪．介入护理学．北京：人民卫生出版社，2015.